生命科学实验指南系列

医学微生物学实验指南

胡晓梅　饶贤才　主编

科 学 出 版 社

北 京

内 容 简 介

　　实验课是微生物学教学过程的重要一环。本书的内容分为 5 篇，包括细菌学实验、病毒学实验、真菌学实验、其他病原微生物实验和基本分子微生物学技术，共计 71 项实验内容。每项实验具体介绍了实验目的、实验原理、实验材料、实验方法与步骤及注意事项，具有良好的可操作性。书后的附录列出了微生物学实验室常用的试剂配制方法、培养基制备方法、菌种保藏方法，以及实验动物管理的相关内容，便于广大师生查阅参考。

　　本书主要供高等医药院校的本科、专科学生使用，也可作为医学微生物学专业青年教师和实验技术人员的参考用书。

图书在版编目（CIP）数据

医学微生物学实验指南/胡晓梅，饶贤才主编. —北京：科学出版社，2017.6
（生命科学实验指南系列）
ISBN 978-7-03-053137-7

Ⅰ. ①医…　Ⅱ. ①胡…　②饶…　Ⅲ. ①医学微生物学–实验–指南
Ⅳ. ①R37-33

中国版本图书馆 CIP 数据核字(2017)第 128119 号

责任编辑：岳漫宇　刘　晶 / 责任校对：李　影
责任印制：赵　博 / 封面设计：刘新新

科 学 出 版 社 出版
北京东黄城根北街 16 号
邮政编码：100717
http://www.sciencep.com

北京中石油彩色印刷有限责任公司印刷
科学出版社发行　各地新华书店经销
*
2017 年 6 月第　一　版　　开本：787×1092　1/16
2025 年 1 月第四次印刷　　印张：18 1/2
字数：420 000
定价：98.00 元
(如有印装质量问题，我社负责调换)

《医学微生物学实验指南》编委会

主 编 胡晓梅 饶贤才

副主编 李 明 丛延广 黎 庶

编 者（按姓氏笔画排序）

王 竞	第三军医大学基础部	卢曙光	第三军医大学基础部
申梦宇	第三军医大学基础部	丛延广	第三军医大学基础部
乐 率	第三军医大学基础部	朱军民	第三军医大学基础部
李 刚	第三军医大学基础部	李 明	第三军医大学基础部
杨 杰	第三军医大学基础部	杨雨卉	第三军医大学基础部
沈 伟	第三军医大学基础部	张俊磊	第三军医大学基础部
张骁鹏	第三军医大学基础部	陈 炜	第三军医大学基础部
陈志瑾	第三军医大学基础部	尚伟龙	第三军医大学基础部
赵 岩	第三军医大学基础部	胡 珍	第三军医大学基础部
胡启文	第三军医大学基础部	胡晓梅	第三军医大学基础部
饶贤才	第三军医大学基础部	姜 北	第三军医大学基础部
袁吉振	第三军医大学基础部	彭华刚	第三军医大学基础部
谭银玲	第三军医大学基础部	熊 坤	第三军医大学基础部
黎 庶	第三军医大学基础部		

前　言

医学微生物学是一门技术性很强的实验学科，其独树一帜的实验技术在学科发展中占有突出的位置。实验课是微生物学教学过程的重要一环。医学微生物学实验课的目的在于帮助学生理解、验证和巩固医学微生物学的理论知识，树立无菌观念，学习和掌握医学微生物学基本操作技能；在实验过程中培养学生严肃认真的科研态度和严谨求实的科研作风。

好的实验教材是教好和学好实验课的关键，因此，我校微生物学教研室始终保持及时编写和更新实验课教材的优良传统。《医学微生物学实验指南》是在我室 2005 年版《医学微生物学实验教程》的基础之上，吸取近年来微生物学技术的新进展，并借鉴国内外最新的医学微生物学实验教材的内容，重新编写而成，内容上注重理论性、实践性、系统性和综合性。

全书分为 5 篇，包括细菌学实验、病毒学实验、真菌学实验、其他病原微生物实验和基本分子微生物学技术，共计 71 项实验内容。每项实验具体介绍了实验目的、实验原理、实验材料、实验方法与步骤、注意事项，具有良好的可操作性。书后的附录列出了微生物学实验室常用的试剂配制方法、培养基制备方法、菌种保藏方法及实验动物管理的相关内容，便于广大师生查阅参考。

《医学微生物学实验指南》一书主要供高等医药院校基础、临床、预防、检验、口腔、药学、护理、生物技术等专业的本科、专科学生使用，也可供从事医学微生物学教学的青年教师和实验技术人员参考使用。

本书的编写出版，得到了科学出版社的大力支持和帮助；各位编者精益求精、团结协作，付出了辛勤的劳动，在此一并表示衷心的感谢！

限于我们的水平和各院校实际开设实验课的差异，书中难免存在疏漏及不完善之处，恳请各位使用者和同行批评指正。

胡晓梅

2017 年 3 月于重庆

目　　录

第一篇　细菌学实验

第二篇　病毒学实验

医学微生物学实验室生物安全

实验室生物安全（laboratory biosafety）通常是指防控因管理不善或者操作不当致使有害生物从实验室意外泄漏而导致环境释放、跨国转移所形成的危害，重点关注对"意外事故"的防控。医学微生物学（medical microbiology）是研究与医学有关的病原微生物的生物学特性、致病性与免疫性、微生物学检查及防治原则的科学，医学微生物学实验的操作对象为具有致病性的病原微生物，对这些微生物的操作必须符合生物安全要求。实验室生物安全的核心是防扩散和防感染。实验室的生物安全条件和状态不低于容许水平，实验室工作人员在安全的实验室中使用安全的方法从事与病原微生物菌（毒）种、样本有关的研究、检测、诊断、教学等活动，是维护实验室工作人员和公众健康的基本要求。

一、病原微生物的危险度评估与管理

病原微生物（pathogenic microorganism），也称病原体（pathogen），是指能引起疾病的微生物的统称，包括细菌、病毒、螺旋体、衣原体、立克次体、支原体、真菌和放线菌等八大类。病原微生物的危害主要是引起传染病，因此国际上通行的管理模式是对病原微生物的危险度进行评估，即对微生物种类导致潜在传染病危害的危险度进行评估，在此基础上实施分类管理。管理的最有效办法之一就是依据人们对病原微生物的认识、病原微生物的表现、对应的预防控制措施与效果等列出微生物的危险度等级，再按不同等级进行分类和管理。对病原微生物进行危险度分类时主要考虑以下因素：微生物的致病性和感染数量；暴露的潜在后果；自然感染途径；实验室操作所致的其他感染途径（非消化道途径、空气传播、食入等）；微生物在环境中的稳定性；所操作微生物的浓度和浓缩标本的容量；适宜宿主（人或动物）的存在；从动物研究和实验室感染报告或临床报告中得到的信息；计划进行的实验室操作（如超声处理、气溶胶化、离心等）；可能会扩大的微生物宿主范围或改变微生物对于已知有效治疗方案敏感性的所有技术；当地是否能进行有效的预防或治疗干预；等等。

二、病原微生物的分级与种类

通过对病原微生物的危险度评估，国际上通行的做法是将病原微生物分成四级进行管理。一级病原微生物的危险度最低，一般不太可能引起人或动物致病，对个体或群体的危险性无或者极低；二级病原微生物能够对人或动物致病，但对实验室工作人员、社区、牲畜或环境不易导致严重危害，实验室暴露也许会引起严重感染，但人们已经掌握了对该类微生物感染的有效预防和治疗措施，并且疾病传播的危险有限；三级病原微生物通常能引起人或动物的严重疾病，但一般不会发生感染个体向其他个体的传播，并且对感染有有效的预防和治疗措施；四级病原微生物的危险度最高，病原体通常能引起人或动物的严重疾病,并且很容易发生个体之间的直接或间接传播,对感染一般没有有效的预防和治疗措施,一旦感染发生,极易引发人类恐慌。

我国于 2004 年 11 月颁布了《病原微生物实验室生物安全管理条例》,根据病原体传染性、感染后对个体或者群体的危害程度,分为第一类病原体、第二类病原体、第三类病原体和第四类病原体。其中,第一类、第二类病原体统称高致病性病原体(表1)。

表1 我国对病原微生物的分类

危险度分类	个体危险性	群体危险性	微生物的危险性特征
第一类	高	高	能够引起人类或者动物非常严重疾病的病原微生物,以及我国尚未发现或者已经宣布消灭的微生物
第二类	高	低	能够引起人类或者动物严重疾病,比较容易直接或者间接在人与人、动物与人、动物与动物间传播的微生物
第三类	中等	低	能够引起人类或者动物疾病,但一般情况下对人、动物或者环境不构成严重危害,传播风险有限,实验室感染后很少引起严重疾病,并且具备有效治疗和预防措施的微生物
第四类	无或极低	无或极低	通常情况下不会引起人类或者动物疾病的微生物

我国国家卫生部及国务院有关部门制定、调整并于 2006 年 1 月公布的《人间传染的病原微生物名录》对 380 种病原微生物进行了分类,病毒的最高危险度为第一类,细菌的最高危险度是第二类(表2)。

表2 380 种人间传染病原微生物分类

类别	合计	病毒(朊)	细菌	真菌
第一类	29	29(—)	—	—
第二类	69	51(4)	10	4
第三类	277	75(2)	145	55
第四类	6	6(—)	—	—
合计	380	160(6)	155	59

三、病原微生物实验室生物安全防护水平及容许操作对象

生物安全工作的核心是对病原微生物的危险度进行评估。危险度评估是《微生物和生物医学实验室生物安全通用准则》的重要要求,通过评估可帮助生物安全实验室设计者与使用者确定实验室的规模设施与合理布局,帮助使用者和操作者正确选择生物安全防护水平(biosafety level,BSL),评估职业性疾病风险,制定相应的操作程序与管理规程,采取相应的安全防护措施以减少危险性事件发生,减少工作人员暴露(直接或间接接触传染性病原微生物),使环境污染降到最低程度。根据实验室对病原微生物的生物安全防护水平及实验室生物安全国家标准,实验室生物安全防护水平分为一级、二级、三级和四级,即 BSL-1~BSL-4(表3)。

一级、二级实验室不得从事高致病性病原微生物实验活动。三级、四级实验室可从事高致病性病原微生物实验活动,但从事高致病性病原微生物相关实验活动应当由 2 名以上的工作人员共同进行。在同一个实验室的同一个独立安全区域内,只能同时从事一种高致病性病原微生物的相关实验活动。对我国《人间传染的病原微生物名录》中列出的 155 种细菌进行的实验操作和动物实验所需的实验室安全水平下需要在 BSL-3 中进行

表3 病原微生物实验室生物安全防护水平分级

级别	进入要求	退出要求	处理的病原微生物对象
BSL-1	操作时应穿工作服,戴手套,必要时戴防护眼镜	工作服等在实验室内使用,不得穿入办公区	对人、动植物或环境的危害度较低,不具有对健康成人、动植物致病的致病因子
BSL-2	在 BSL-1 基础上附加下列要求:加穿罩衫或防护服,戴工作帽,戴口罩。在生物安全柜外操作时,要使用面部防护装备	工作服等在实验室内脱下,不得穿入办公区	对人、动植物或环境具有中等危害或具有潜在危险的致病因子,对健康成人、动植物和环境不会造成严重危害,具备有效的预防和治疗措施
BSL-3	在 BSL-2 基础上附加下列要求:2 层防护服,2 层手套,专业防护口罩。必要时(加)戴眼罩、更高级别呼吸防护装备。室内方便之处备有消毒剂、洗眼剂或生理盐水	不准穿戴装备离开实验室。可重复使用装备,防护服等遵循先消毒后清洗、再消毒后使用的原则	对人、动植物或环境具有高度危险性,主要通过气溶胶使人传染上严重的甚至是致命的疾病,或对动植物和环境具有高度危害的致病因子。通常有预防和治疗措施
BSL-4	在 BSL-3 基础上附加下列要求:①更换全套服装;②防护服型和混合型要穿正压服;③接触灵长类动物时,要戴防护眼镜和面部防护器具;④易产生气溶胶的操作,要同时使用防护设备和个人防护装备;⑤无法限制气溶胶时,要使用更高级别呼吸防护装备	脱下所有服装,淋浴后退出	对人、动植物或环境具有高度危险性,通过气溶胶途径传播或传播途径不明或未知的危险的致病因子。没有预防和治疗措施

操作的仅有 9 种,即炭疽芽胞杆菌、布鲁菌属、鼻疽伯克菌、伯氏柯克斯体、土拉热弗朗西斯菌、牛型分枝杆菌、结核分枝杆菌、立克次体属、鼠疫耶尔森氏菌;列出的 59 种真菌中需要在 BSL-3 中进行操作的有 4 种,即粗球孢子菌、马皮疽组织胞浆菌、荚膜组织胞浆菌和巴西副球孢子菌;列出的 166 种病毒(含朊病毒)中需要在 BSL-3 中进行操作的有 9 种,即黄病毒科的圣路易斯脑炎病毒、黄热病毒、蜱传脑炎病毒,布尼亚病毒科的克里米亚-刚果出血热病毒、裂谷热病毒,披膜病毒科的东方马脑炎病毒、委内瑞拉马脑炎病毒、西方马脑炎病毒,以及疱疹病毒科的猿疱疹病毒。尤其重要的是,有 18 种烈性病毒需要在 BSL-4 中进行操作,包括:痘病毒科类天花病毒、猴痘病毒,丝状病毒科的埃博拉病毒、马尔堡病毒,黄病毒科的卡萨诺尔森林病病毒、跳跃病病毒、鄂木斯克出血热病毒、Hanzalova 病毒、Hypr 病毒、Kumlinge 病毒,沙粒病毒科的拉沙热病毒、鸠宁病毒、马秋波病毒、Mopeia 病毒、Sabia 病毒、Tacaribe 病毒,以及副黏病毒科的尼巴病毒、亨德拉病毒。对我国尚未发现或者已经宣布消灭的病原微生物,应经相应的主管部门批准后才能从事相关实验活动。

四、病原微生物材料的采购、运输与保藏

病原微生物菌毒种采购与交流须经相关部门批准。第一类、第二类菌毒种的领取、采购,要经过省级以上卫生主管部门批准。从国外菌毒种保藏机构的采购、科研机构的交流与赠送,还要按照《中华人民共和国生物两用品及相关设备和技术进出口管制条例》,提供最终用户承诺和供应国的批准文件,并取得国家卫生部、商业部批准。

病原微生物的运输应符合国际规范。按国际民航组织文件《危险品航空安全运输技术细则》的分类包装要求,将相关病原微生物和标本分为 A、B 两类,对应的联合国编号分别为 UN2814 和 UN3373。A 类中传染性物质特指菌株或活菌培养物,应按 UN2814

的要求包装和空运，其他相关样本和 B 类的病原及相关样本均按 UN3373 的要求包装和空运。两类传染性物质的包装分三层，即内层容器+第二层包装+外层包装，其基本要求：①内层容器，装载标本，必须防水、防漏并贴上指示内容物的适当标签；内层容器外面要包裹足量的吸收性材料，以便内层容器打破或泄漏时，能吸收溢出的所有液体；②第二层包装，包裹并保护内层容器，要能防水、防漏，包装好的内层容器可以放在独立的第二层包装中；③第三层包装，保护第二层包装在运输过程中免受物理性损坏。

微生物菌毒种实施国家统一管理，指定保藏单位和主管部门。例如，国内医学相关菌毒种主要保藏机构有：①CMCC（中国医学微生物菌种保藏管理中心）；②CACC（中国抗生素菌种保藏管理中心）；③CGMCC（中国普通微生物菌种保藏管理中心）。

五、实验室生物安全管理体系

医学微生物学实验室应建立生物安全管理体系；实验室工作人员应经过培训，掌握实验室技术规范、操作规程、生物安全防护知识和实际操作技能；实验室应配备符合要求的防护用品，建立健康档案，进行预防接种。

建立实验室生物安全管理体系即是在质量方针的指导下，为达到质量目标而编写的一系列控制实验室的管理文件体系，如生物安全管理手册、程序文件、操作指南、操作记录等，进而规范实验室的行为。

（饶贤才）

医学微生物学实验的目的与要求

医学微生物学是一门技术性很强的学科，其独树一帜的实验技术在学科发展中占据着突出的位置。实验课是医学微生物学教学的一个重要环节。医学微生物学实验课的目的主要在于：

1. 帮助学生理解、验证和巩固医学微生物学的理论知识，培养学生医学微生物学操作的基本技术和技能。

2. 培养"有菌观念"和"无菌操作"意识，为后续临床医学、预防医学和军事医学等课程打好基础。

3. 在实验过程中培养学生独立操作、独立观察思考、独立分析问题和解决问题的能力，培养学生严谨的科研作风和严肃认真的科研态度。

《医学微生物学实验指南》在我室 2005 年出版的《医学微生物学实验教程》的基础上重新编写，吸取近年来医学微生物学实验方面的新进展，注重理论性、实践性、系统性和综合性。全书分为细菌学实验、病毒学实验、真菌学实验、其他病原微生物实验、基本分子微生物学技术和附录 6 个部分，具体介绍了 65 个医学微生物学实验以及 6 个基本的分子微生物学技术。每一个实验的内容包括：实验目的、实验原理、实验材料、实验方法和步骤、实验结果观察以及注意事项。实验课的形式主要包括教师讲授、示教，学生自己动手操作，观看实验教学录像等。

为了保证实验课的教学质量和学习效果，特对学生提出如下要求：

1. 实验课前做好预习，明确本次实验的目的、内容、方法，以及操作中的注意事项。

2. 实验过程中，要严格遵守操作规程和实验室规则，树立"有菌观念"，掌握"无菌操作"技术，防止微生物的播散和感染，并注意合理分配和运用时间。

3. 认真记录实验结果，联系理论知识加以分析，得出结论。当实验结果与理论知识不相符时，应探讨其原因，训练科学思维和解决问题的能力。

4. 积极参与课堂讨论，认真撰写实验报告。

（胡晓梅）

医学微生物学实验室规则

医学微生物学实验的对象多为病原微生物，具有传染性。因此，学生进入实验室必须严格遵守以下规则：

1. 进实验室必须穿着工作服（白大褂），离开时脱下反折叠好。白大衣要经常清洗消毒。

2. 与实验课无关的物品一律不得带入实验室，以免发生污染。

3. 实验室内严禁饮食、吸烟及用嘴含铅笔或标签等；也不得用手抚摸头面部，以免发生感染。

4. 实验室内应保持安静，遵守教学秩序；不得高声喧哗，不准打闹嬉笑，以免影响他人实验和安全。

5. 实验过程中，必须避免任何有菌材料的溅出。如不慎发生吸入菌液、划破手指、培养物破损致传染物外溢时，应立即报告教师，及时进行消毒处理。

6. 实验材料应按指定位置妥善放置，沾有传染性材料的吸管、滴管、玻片等物品用后应立即投入指定的消毒缸内，不得随意乱放或用自来水冲洗。不得将实验室内任何物品特别是菌种带出室外。

7. 爱护实验室内的仪器设备，严格按照使用规则操作，不得随意拨动电器开关；显微镜使用后要擦拭干净，各功能部件复位后，放入显微镜柜内。注意节约使用水、电和实验耗材。如有器材损坏，须及时报告老师，并按规定进行登记处理。

8. 实验完毕，将所用物品归放指定地点。需要培养的标本要标记好组别、姓名、时间等，送入孵箱培养。

9. 实验结束后，应轮流值日，值日生负责打扫实验室卫生，关好水、电、门窗。

（胡晓梅）

第一篇

细菌学实验

第一章　细菌的染色与形态、结构观察

实验一　油镜显微镜的使用及细菌形态结构的观察

细菌属原核细胞型微生物，个体微小，无色半透明，肉眼不能看到，借助显微镜以及适当的染色，可获得对细菌的大小、形态、排列及染色性的认识。根据不同的研究目的和要求，可分别选用普通光学显微镜、相差显微镜、暗视野显微镜、荧光显微镜和电子显微镜等。在医疗实践中最常用的是普通光学显微镜。

【实验目的】

1. 正确掌握油镜显微镜检查技术。

2. 掌握油镜的识别、使用和保养方法。

【实验原理】

光线从标本玻片经过空气进入镜头时，由于介质密度不同而发生折射，光线不能全部进入物镜中。使用低、高倍物镜时，透镜的孔径较大，影响尚不显著。油镜头透镜的孔径很小，进入的散射光线会更加不够，因而视野较暗，物像不清晰。这时在油镜头与载物玻片之间加入与玻片折射率（n=1.52）相近的香柏油（n=1.515），就能减少光线的折射，从而增加亮度，提高显微镜的分辨率，获得清晰的物像（图 1-1）。

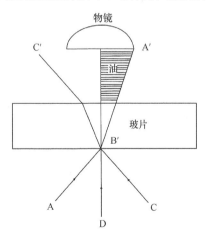

图 1-1　光线通过干燥系物镜（左侧）和油镜系物镜（右侧）的途径

光线 AB'A'是通过载物片经香柏油折射的情况，油镜加香柏油后，使光线进入物镜中的量较不加香柏油的多；
光线 CB'C'是通过载物片经空气的折光情况，光线没有进入物镜中

【实验材料】

1. 仪器和试剂：显微镜（microscope）、香柏油（cedar wood oil）、二甲苯（xylol）、擦镜纸（1ens paper）。

2. 各种细菌染色标本片：球菌、杆菌、螺形菌、真菌、衣原体、支原体、立克次体、螺旋体。

3. 细菌特殊结构染色标本片：荚膜、芽胞、鞭毛、异染颗粒。

【实验方法和步骤】

一、油镜显微镜的检查技术（oil-immersion microscopic examination）

1. 位置：将显微镜平稳地放在实验台上，使用者必须端坐，凳和桌的高低要配合适宜。

2. 光源：显微镜使用的光源，可采用自然光（间接日光）、日光灯光或钨丝灯光，不能采用直接阳光作为光源，因其光线过强反而不易看清；使用钨丝灯光时，应在聚光器下加一蓝色滤光片，滤去黄光。若是天然光源或较强的光线，宜用平面反光镜；若是普通灯光或较弱的光线，则用凹面反光镜。

3. 调光：转动反光镜，使光线集中反射向集光器。根据需要调节集光器的高低和光圈的大小，以获得最适的光度。一般染色标本油镜检查时，光度宜强，可将光圈全部打开，集光器上升与载物台平齐；检查未染色标本时，光线宜弱，此时应当缩小光圈，降低集光器。

4. 加油：将标本片放在载物台上，用弹簧夹固定，移动玻片推进器将欲检部分置接物镜下。先用低倍镜对好光，调至视野最亮，找到标本的视野，然后滴加香柏油一小滴，再换油镜检查。首先正确识别油镜头，如标有 100×、刻有"HI"或"oil"等字样，其孔径也较其他物镜小。使用油镜时，不要把镜柱弯曲，以免香柏油流溢。

5. 调焦：换用油镜后，先从侧面注视物镜头，轻轻向下转动粗螺旋调节器，使油镜头下降浸入油滴中，直到接触标本片为止（注意勿用力下降过度，否则有压碎玻片和损坏油镜头的危险）；然后用左眼看目镜，一面观察，一面用右手缓慢转动粗螺旋调节器，使油镜慢慢上升，待看到模糊视野时，换用细螺旋调节器转动至物像清晰为止。

6. 观察标本：观察标本时，两眼同时睁开，切忌一睁一闭，否则眼睛容易疲劳。在观察时，只准调节细螺旋调节器，使镜筒微微上升或下降以调节焦点，绝对不可将油镜头下降过度，以免造成破损。看清物像后，如果想观察其他视野，可调节移动架，使标本片向前后、左右移动。如果没有看清视野物像，再照上法重试。

7. 用毕处理：镜检完毕，转动粗调节将镜筒向上升起，取下标本片，用擦镜纸蘸少许二甲苯拭净镜头油滴，然后再用干的擦镜纸拭去二甲苯。最后旋转物镜呈"八"字形，下降集光器，以免物镜与集光器相碰受损。罩上镜套，用右手握镜臂，以左手掌托镜座将显微镜放入镜箱内，对号归位。

二、细菌形态结构的观察（observation of bacterial structures）

细菌个体微小，种类繁多，但仍具有一定的形态。在适宜的条件下，其正常的形态主要分成球菌、杆菌和螺形菌三类。细菌细胞的基本结构主要由细胞壁、细胞膜、细胞质和核质组成。有些细菌尚有芽胞、荚膜、鞭毛及菌毛等特殊结构。在细菌形态学检查时，由于细菌微小，且为无色半透明体，故需要用显微镜放大或经合适的染色后，才能较清楚地观察。而各种特殊结构则必须经相应的特殊染色后才可看到。根据细菌的形态、大小、排列方式、特殊结构和染色性，可对其进行鉴别。

1. 按上述方法用油镜观察细菌的基本形态特征，并注意其排列形式

（1）球菌：双球菌、链球菌和葡萄球菌。

（2）杆菌：球杆菌及呈链状排列的杆菌。

（3）螺形菌：弧菌与螺菌。

2. 用油镜观察细菌的特殊结构

（1）荚膜（capsule）：注意菌体形态及荚膜着色特点。

（2）芽胞（spore）：注意芽胞在菌体中的位置及形状、芽胞直径与菌体的比例、着色情况及有无游离芽胞。

（3）鞭毛（flagellum）：注意鞭毛的数量及位置。

（4）异染颗粒（metachromatic granule）：旧称极体（也称迂回体），在菌体的一端或两端，与细菌其他部位染色不同。注意颗粒染色与菌体染色的区别，以及颗粒在菌体中的位置。

3. 其他微生物形态的观察

（1）真菌（fungi）：注意菌丝与孢子的形态及位置。

（2）衣原体（chlamydiae）：注意包涵体的形态及位置。

（3）支原体（mycoplasma）：注意菌落的形态（像油煎荷包蛋样）。

（4）立克次体（rickettsiae）：注意染色和在细胞内的位置。

（5）螺旋体（spirochete）：注意螺旋的疏密及两端的形态。

【注意事项】

1. 镜检时，白天使用自然光源，夜间使用人工光源（毛玻璃电灯或日光灯）。用人工光源时要以蓝色玻片滤去黄色光线。

2. 不染色标本镜检时，用凹面反光镜，将光圈缩小或下降集光器，使用高倍镜检查。如用油镜检查，需要在标本上加盖玻片，然后加香柏油，要适当调节光圈或上升集光器，使视野中光线合适。镜检染色标本时，用平面反光镜如光源中有窗影时，则用凹面反光镜，上升集光器，打开光圈，滴加香柏油，用油镜检查。

3. 使用显微镜时，物镜最好用高倍（油镜），目镜最好用低倍放大，否则物像欠清晰。

4. 镜检时坐姿须端正，胸背挺直，高低不适时，可适当调节坐凳高度。

5. 镜检时应两眼同时睁开，用左眼看目镜，右眼看着纸张绘图，切忌一睁一闭，这样容易使眼疲劳。

6. 油镜头使用后应立即用擦镜纸拭净镜头上的油。擦镜头时，应顺其直径方向擦，不要转圈擦。

7. 显微镜是贵重精密仪器，使用时要精心爱护，不得随意拆散和碰撞，防止与强酸、强碱、乙醚、氯仿、乙醇等化学药品接触。

【学生实验记录】

1. 请将显微镜下所见到的几种细菌形态及特殊结构绘于实验记录卡上（用彩色铅笔，按各自大小比例绘出，并注意镜检放大倍数）。

2. 记录油镜使用过程中应注意的问题。

（胡晓梅）

实验二　细菌涂片标本的制备及简单染色法

细菌微小而透明，在普通光学显微镜下不易识别，只有经过染色才能观察清楚。用显微镜检查细菌或其他微生物的形态结构时，首先需要将被检查的材料制成涂片标本，经过固定、染色后，再用显微镜查看。因此，细菌涂片标本的制备及染色是细菌形态学检查的一项基本技术。

染料有碱性、酸性及中性三类，细菌染色通常都用碱性染料，碱性染料带有正电荷，一般细菌在高于其等电点时皆带负电荷，易与这类染料结合而被着染。碱性染料有美蓝（methylene blue）、碱性复红（basic fuchsin）、结晶紫（crystal violet，未完全甲基化者称为龙胆紫 gentianviolet）、硫堇（thionin）等。另一类染料是酸性染料，离子带有负电荷，不能使细菌着色，如伊红（eosin）、酸性复红（acid fuchsin）及孔雀绿（malachite green）。第三类染料是中性染料，是将酸性染料与碱性染料混合而成，如瑞氏染液（Wright's stain）、吉姆萨染液（Giemsa's stain），可用于染色血液涂片中的细菌、螺旋体、立克次体及病毒包涵体等，在细菌简单染色中不用此染料。

一、涂片标本的制备（preparation of smear）

【实验目的】

掌握细菌涂片标本的制备方法和染色的基本技术。

【实验原理】

细菌是胶体性物质，检查时必须将它们固定在玻片上，经过轻烤脱水使菌体黏附在玻片上，经随后染色、水洗等步骤也不易脱落。染色前必须将细菌固定，固定的目的一是杀死细菌；二是使细菌与玻片黏附牢固；三是使细菌蛋白凝固后保持其固有的形态；同时改变对染料的通透性，因活的细菌一般不让多种染料进入细胞内。常用加热法。

【实验材料】

细菌培养物、载玻片（slide）、牙签（toothpick）、生理盐水（normal saline solution）、接种环（inoculating loop）、酒精灯或煤气灯（alcohol or gas lamp）、火柴（match）等。

【实验步骤】

（一）无菌取材法

1. 取材之前先将接种环的末端垂直在火焰中（图 2-1A）烧红，随即倾斜接种环不断旋转通过火焰，逐步烧灼灭菌直至接种环的金属棒前半部。

2. 用右手小指和手掌拔去培养管棉塞，在拔塞时，须将管口靠近火焰，拔塞后，则将管口通过火焰灭菌（图 2-1B），随即将火焰灭菌且已冷却了的接种环插入管内挑取少量细菌培养物（图 2-1C），然后再将管口通过火焰灭菌，塞好棉塞。

3. 涂片完毕后，将接种环在火焰中灭菌。灼烧接种环时，先将靠近环处的接种丝置火焰中烧灼，让热传导至接种环，以使圈上细菌被烤干，再将接种环以垂直方向于火焰中烧红灭菌。当接种环上尚有细菌时，不宜直接先烧接种环，因为突然加热，易使圈上细菌团块爆碎四溅，有散布传染的危险。

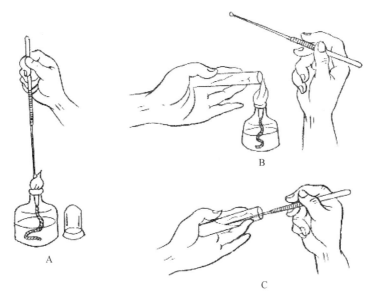

图 2-1　无菌取材的基本步骤

A. 接种环经火焰烧灼灭菌；B. 拔出棉塞，管口通过火焰灭菌；C. 用接种环醮取细菌培养物，然后同 B，塞上棉塞

（二）涂片标本的制备

1. 擦拭玻片：取载玻片先在火焰上微微加热，随即用清洁纱布擦拭洁净，务必除去玻片面上的油脂。

2. 涂片：将接种环在火焰上灭菌后取菌液一环均匀涂于玻片上。取固体培养基（如斜面）上的细菌时，应先在玻片上滴一滴生理盐水，然后刮取菌苔在盐水中乳化，涂成直径 1 cm 大小的菌膜。再将接种环在火焰上灭菌后，放回原处。

3. 干燥：涂片最好置室温中自然干燥。必要时可在远离火焰上方微微烘干。但切勿靠近火焰以免烤焦标本，不堪检视。

4. 固定：取已干燥的涂片，将涂抹面向上，通过火焰来回 3~4 次，可使细菌菌体脱水和蛋白质凝固而被粘贴固定于玻片上，以免菌膜在随后染色和水洗时被冲掉。玻片通过火焰时用一般速率即可，不要停留过久，以防将涂抹部菌体烤焦。

5. 涂片标本制成后可按所需要的方法进行染色，然后再进行镜检。

二、简单染色法（simple staining method）

【实验原理】

实验室使用的染料都是人工合成的，是苯的衍生物，其带色基团与染料分子中不饱和双键的存在有关，含双键的部位化学性质极不稳定，故易吸收光线而显色。细菌的等电点较低，为 pI 2~5，在中性、碱性或弱酸性溶液中，菌体带负电荷，易与碱性染料结合而着色。所谓碱性染料，是指电离后带正电荷的染料。在微生物学实验中多采用结晶紫、美蓝、碱性复红等碱性苯胺类染料，这些染料对菌体的核蛋白或胞壁成分有特别的亲和性。简单染色就是用单纯的一种染料进行染色,多数采用美蓝、结晶紫或稀释的石炭酸复红等碱性染料。此法仅能显示细菌的形态,而不能鉴别细菌。

【实验材料】

吕氏碱性美蓝液(Loeffler's alkaline methylene blue)、显微镜、香柏油等。

【实验步骤】

染色→水洗→干燥→镜检

1. 染色:取美蓝染液滴在固定好的涂片面上,使染液盖满整个涂抹面为宜,静放3~5 min 待其充分着染。

2. 水冲:将涂片上的染液倒掉,用细缓的流水自玻片的一角轻轻冲去染液,然后用手挥动以甩去玻片上过多的水滴。

3. 干燥:将载玻片在手中挥动或放在实验台上待其自然干燥,也可用滤纸吸干或放在火焰上高处微微加温以加速干燥。

4. 镜检:待载玻片干燥后,在涂抹面上滴加香柏油一滴,然后按实验一中"油镜显微镜的检查技术",用油镜仔细观察。

【注意事项】

1. 不可将被检材料溅撒至载玻片以外的地方,以防散播沾染。

2. 载玻片要洁净无油,否则菌液涂不开,不宜选用厚载玻片。

3. 制备涂抹标本时,涂片要匀而薄。被检物如果是纯菌材料或菌数过多时,只需挑取极微量材料混在一滴生理盐水或蒸馏水中涂匀即可。若取菌量过多,则很多细菌堆积,不利镜下观察辨别。

4. 当涂片制成后,须经固定才可染色,否则细菌会被染液及水冲时冲脱。

5. 用水冲洗染液时水流不可过急,用细缓的流水自玻片的一角轻轻冲去染液,以防止被检材料飞溅。

【学生实验记录】

1. 将上述染色镜检的结果绘于实验记录卡上,绘图时要选择有代表性的细菌,并注明染色方法和放大倍数。

2. 说明涂片中细菌均染成蓝色的原因,并解释简单染色法的局限性。

(胡晓梅)

实验三 细菌的革兰染色法

【实验目的】

革兰染色法（Gram's staining method）是微生物学中最常用、最经典的鉴别染色法，由丹麦医生汉斯·克里斯蒂安·革兰（Hans Christian Gram，1853—1938）于 1884 年所发明。细菌经革兰染色后，不仅可以观察其形态，而且可根据染色结果将细菌分为两大类，即革兰阳性菌和革兰阴性菌。这样不仅有助于对细菌的鉴别，同时还为分析细菌的致病性和选用抗菌药物提供参考依据。

【实验原理】

革兰染色法是先将细菌经结晶紫初步染色，再加碘液媒染，继而用乙醇脱色，最后以复红复染。凡不被乙醇脱色而保留结晶紫染色的细菌称为革兰阳性细菌（Gram-positive bacteria，G^+）；若被乙醇脱色而又被复红染成红色的细菌称为革兰阴性细菌（Gram-negative bacteria，G^-）。革兰染色法的原理主要有三种学说：①G^+菌细胞壁结构较致密，肽聚糖层厚，脂质少，乙醇不容易透入并可使细胞壁脱水形成一层屏障，阻止结晶紫-碘复合物从胞内渗出；②G^+菌等电点（pI 2～3）比 G^- 菌（pI 4～5）低，在相同 pH 染色环境中，G^+菌所带负电荷比 G^-菌多，故与带正电荷的结晶紫染料结合较牢固，不容易脱色；③G^+菌体内有核糖核酸镁盐与多糖复合物，能与染料和碘液结合成为稳定的化合物，不易被乙醇溶解脱色。

【实验材料】

18～24 h 培养的葡萄球菌、大肠埃希菌琼脂平板或斜面培养物，载玻片、接种环等。革兰染色液：结晶紫溶液（crystal violet staining solution）、碘液（iodine solution）、脱色剂（decolourising agent，95%乙醇），稀释石炭酸复红液（diluted carbol fuchsin）。

【实验步骤】

玻片涂菌 —干燥固定→ 1～2min 结晶紫（初染） —水洗→ 1min 碘酒（媒染） —水洗→ 20～30s 乙醇（脱色） —水洗→ 1min 复红（复染） —水洗→ 干燥镜检

1. 涂片：见上述涂片标本的制备。
2. 初染：在已固定的涂片标本上，滴加结晶紫溶液，染色 1～2 min，水洗。
3. 媒染：滴加碘液数滴覆盖涂抹区域，1 min 后水洗。
4. 脱色：滴加 95%乙醇数滴覆盖涂抹区域，脱色 20～30 s 后，随即水洗。脱色时不断摇动玻片，使脱色均匀，一般脱色至流下的乙醇无色为止，随即用水轻轻冲洗。
5. 复染：滴加稀释石炭酸复红液覆盖涂抹区域，复染 1 min 后水洗，用滤纸吸干或自然干燥。
6. 镜检：用油镜显微镜检查。

【注意事项】

1. 用来进行革兰染色的细菌培养物要适龄，以 18～24 h 培养物为宜，否则影响染色效果。
2. 涂抹标本时，涂片要匀而薄，不宜厚。

3. 要掌握好染色的时间，气温太低时初染和复染可延长数十秒钟，但不可使染液干涸。

4. 乙醇脱色时要不断地摇动载玻片，以使脱色均匀；脱色时间不宜过长或过短，否则影响染色结果判定。注意水洗时应该用细缓的流水自玻片的一角轻轻冲去脱色液，不宜用流水直接对着涂抹区域冲洗。

（胡晓梅）

实验四　细菌特殊结构（芽胞、荚膜、鞭毛）的染色法

【实验目的】

学习和掌握细菌芽胞、荚膜、鞭毛等特殊结构染色的原理和方法。

一、芽胞染色

【实验原理】

芽胞的染色法是根据细菌的芽胞和菌体对染料的亲和力不同，用不同的染料进行染色，使芽胞和菌体呈不同颜色而便于区别。芽胞壁厚、透性低，着色、脱色均较困难，当用弱碱性染料孔雀绿或者石炭酸复红在加热的情况下进行染色时，此类染料可以进入菌体及芽胞使其着色，再用乙醇进行脱色的时候菌体内的染料容易透出，而进入芽胞的染料则难以透出。若再用不同颜色的染料对菌体进行复染（石炭酸复红或者美蓝），则菌体和芽胞就会在显微镜下呈现出不同的颜色，便于区别。

【实验材料】

1. 菌种：枯草芽胞杆菌（*Bacillus subtilis*）。

2. 染料：7.6%饱和孔雀绿液和石炭酸复红液、石炭酸复红液和碱性美蓝液。

3. 其他：显微镜、载玻片、接种环、酒精灯、香柏油、二甲苯、95%乙醇、小试管、试管架、烧杯、擦镜纸等。

【实验方法和步骤】

（一）制片

1. 涂片：取干净的载玻片，在一端滴加半滴生理盐水，采用无菌操作法取枯草芽胞杆菌菌体少许在生理盐水中混匀制成菌膜，完成涂片。

2. 干燥：将涂片放在室温下自然干燥或者在酒精灯火焰上方烘干。

3. 固定：将干燥的载玻片在酒精灯火焰上来回过 3～4 次，进一步将菌膜固定到载玻片上。

（二）染色

A. 孔雀绿-石炭酸复红染色法

1. 孔雀绿染色：在菌膜处滴加 7.6%的孔雀绿饱和水溶液，染色 10 min 后，用细水冲洗，并用滤纸吸干载玻片。

2. 石炭酸复红染色：滴加石炭酸复红染色 1 min 后，用细水冲洗，并用滤纸吸干载玻片。

3. 显微镜观察：油镜下可见芽胞呈绿色，菌体呈红色，对比明显。

B. 石炭酸复红-美蓝染色法一

1. 石炭酸复红染色：将石炭酸复红滴加到菌膜上，在酒精灯上适当加热，加热过程中及时补充蒸发掉的石炭酸复红，以染色液不产生气泡为佳，持续染色 3～5 min。

2. 脱色：滴加 95%乙醇脱色 0.5～1 min 后，用细水冲洗，并用滤纸吸干载玻片。

3. 复染：滴加碱性美蓝复染 0.5～1 min 后，用细水冲洗，并用滤纸吸干载玻片。

4. 显微镜观察：镜下可见芽胞呈红色，菌体则呈蓝色。

C. 石炭酸复红-美蓝染色法二

1. 菌悬液制备：在一支小试管中，滴入 3～4 滴蒸馏水，用接种环取枯草芽胞杆菌于水中，充分搅匀，使菌体分散，制成较浓的菌悬液。

2. 加复红：向试管中滴加等体积的（3～4 滴）石炭酸复红液充分混匀。

3. 加热：将试管放入沸水浴中煮 10～15 min，使芽胞及菌体着色。

4. 涂片：取着色后的菌液 2～3 环在洁净的载片上做成涂片，自然干燥并通过酒精灯火焰固定。

5. 脱色：用 95%乙醇使菌体脱色，用细水冲洗，并用滤纸吸干载玻片。

6. 复染：用碱性美蓝液复染 1～2 min，用水洗去多余染液，并用滤纸吸干载玻片。

7. 显微镜观察：镜下可见芽胞呈红色，菌体则呈蓝色。

【注意事项】

1. 孔雀绿染色效果如果不太理想，可以适当加热或者延长染色时间。

2. 石炭酸染色效果如果不太理想，可以适当延长加热染色时间。

3. 在加热染色过程中，染液温度以液面微有水汽为佳，最好不要产生气泡和出现染液干涸。

二、荚膜染色

【实验原理】

荚膜是包围在细菌细胞外的一层黏液状或胶质状物质。由于荚膜与染料的亲和力弱，不容易着色；而且可溶于水，易在用水冲洗时被除去。所以观察荚膜通常采用负染色法，即将菌体染色后，再使背景着色，而荚膜不着色或者着色比背景更深，从而把荚膜衬托出来。由于荚膜富含水分，制片时应自然干燥，最好不用加热固定，避免加热蒸发，影响观察。

【实验材料】

1. 菌种：肺炎双球菌（pneumococcus）。

2. 染料：石炭酸复红液和 7.6%饱和孔雀绿液；刚果红液和碱性美蓝液；结晶紫液和硫酸铜溶液；过滤墨汁。

3. 其他：显微镜、载玻片、接种环、酒精灯、香柏油、二甲苯、无菌水、1%盐酸、95%乙醇、鞣酸、小试管、擦镜纸等。

【实验方法和步骤】

（一）制片

1. 涂片：取一干净的载玻片，在一端滴加半滴生理盐水，采用无菌操作法取肺炎双球菌菌体少许在生理盐水中混匀制成菌膜，完成涂片。

2. 干燥：将涂片放在室温下自然干燥或者在酒精灯火焰上方烘干。

3. 固定：将干燥的载玻片在酒精灯火焰上来回过 3～4 次，进一步将菌膜固定到载玻片上。

（二）染色

A. 鞣酸法

1. 媒染：在菌膜上滴加新鲜配制的 20% 鞣酸进行媒染 10～15 min，可以适当加热，然后用细水冲洗，并用滤纸吸干载玻片。

2. 石炭酸复红染色：将石炭酸复红滴加到菌膜上，在酒精灯上适当加热，加热过程中及时补充蒸发掉的石炭酸复红，以染色液不产生气泡为佳，持续染色 3～5 min。

3. 孔雀绿染色：在菌膜处滴加 7.6% 的孔雀绿饱和水溶液，染色 1～2 min 后，用细水冲洗，并用滤纸吸干载玻片。

4. 显微镜观察：可见有荚膜的菌体呈红色，背景呈淡绿色，而荚膜呈深绿色，与菌体对比明显。

B. TyLer 法

1. 染色：菌膜上滴加结晶紫和冰乙酸染色 5～7 min。

2. 洗涤：用 20% $CuSO_4$ 水溶液洗涤菌膜，再用滤纸吸干载玻片。

3. 显微镜观察：可见细菌呈深蓝色，而芽胞呈蓝紫色，对比明显。

C. 刚果红染色法

1. 滴加染料：将刚果红水溶液和明胶水溶液各一滴滴于干净载片上。

2. 菌膜制备：用接种环蘸取细菌培养液或悬浮液在载玻片上于上述两滴溶液中混匀，自然干燥并固定。

3. 盐酸冲洗：滴加 1% HCl 冲洗菌膜，使涂片呈蓝色。

4. 漂洗：用蒸馏水对标本进行漂洗，除去残余 HCl。

5. 复染：用美蓝复染 1 min，用细水冲洗，并用滤纸吸干载玻片。

6. 显微镜观察：镜下可见有荚膜的菌，菌体蓝色，背景蓝紫色，荚膜不着色，不着色的部分较宽；无荚膜的菌，菌体蓝色，背景蓝紫色。由于干燥菌体收缩，菌体四周也可能会有不着色环，但较有荚膜的窄。

D. 湿墨汁法

1. 制菌液：加一滴墨汁于洁净的玻片上，并挑少量菌与其充分混合。

2. 加盖玻片：放一清洁盖玻片于混合液上，然后在盖玻片上放一张滤纸，向下轻压，吸收多余菌液。

3. 显微镜观察：镜下可见背景呈灰色，菌体较暗，在其周围呈现一明亮的透明圈即荚膜。

【注意事项】

1. 鞣酸可以让细菌荚膜伸展变厚，便于染色观察，最好新鲜配制，在媒染时可以适当加热或者延长染色时间。

2. 石炭酸染色效果如果不太理想，可以适当延长加热染色时间。

3. 墨汁染色注意和新生隐球菌相鉴别。

4. 在加热染色过程中，染液温度以液面微有水汽为佳，最好不要产生气泡和出现染液干涸。

三、鞭毛染色

【实验原理】

鞭毛是细菌的运动器官，直径一般为 10～30 nm，一般只有在电镜下才能直接观察到。若要在普通显微镜下观察鞭毛，就要使用鞭毛染色法。鞭毛染色是采用在染色的同时将染料堆积在鞭毛上使它加粗的方法。较常使用的染料有硝酸银（West 染色法）、碱性复品红（Leifson 染色法）、碱性复红（Gray 染色法）和结晶紫（Difco 染色法）。细菌只有在个体发育到一定的时期才具有鞭毛，一般在多次移种之后，在其旺盛生长阶段染色。

【实验材料】

1. 菌种：变形杆菌（proteus species）。

2. 染料：硝酸银染色液（A、B 液）；Leifson 染色液。

3. 其他：显微镜、载玻片、接种环、酒精灯、香柏油、二甲苯、无菌水、洗衣粉、擦镜纸等。

【实验方法和步骤】

（一）清洗玻片

1. 选片：选用新的光滑无裂痕的玻片，为了避免玻片前后重叠，应将玻片插在专用金属架上。

2. 去油：将玻片置洗衣粉滤过液中（洗衣粉先经煮沸，再用滤纸过滤，以除去粗颗粒），煮沸 20 min。

3. 清洗：玻片取出稍冷后即用自来水冲洗，晾干。

4. 浸泡：将晾干的玻片放入浓洗液中浸泡 5～6 天。

5. 清洗：使用前取出玻片，用水冲去残酸，再用蒸馏水洗。

6. 脱水：将水沥干后，放入 95%乙醇中脱水。使用时取出玻片，在火焰上烧去乙醇，立即使用。

（二）菌液的制备及涂片

用于染色的菌种应预先连续移接 5～7 代。染色前用于接菌的培养基应是新鲜制备的，表面较湿润，在斜面底部应有少许冷凝水。

1. 细菌培养：将变形杆菌接种于肉汤斜面上，在适宜的温度下培养 15～18 h。

2. 取菌：用接种环挑取斜面底部菌苔数环，轻轻地移入盛有 1 ml 与菌种同温无菌水的试管中，不要振动，让有活动能力的菌游入水中，呈轻度混浊。

3. 孵育：菌液在最适温度下保温 10 min，让老菌体下沉，而幼龄菌体在无菌水中可松开鞭毛。

4. 涂片：从试管上端挑数环菌液，置于洁净玻片的一端，稍稍倾斜玻片，使菌液缓慢地流向另一端，置空气中自然干燥，固定。

（三）染色

A. 银染色法

1. 媒染：滴加 A 液，染 4～6 min。

2. 清洗：用蒸馏水轻轻地充分洗净 A 液。

3. 银染：用 B 液冲去残水，再加 B 液于玻片上，在微火上加热至冒蒸汽，维持 0.5～1 min。

4. 清洗：用蒸馏水轻轻清洗后，自然干燥。

5. 镜检：菌体和鞭毛呈深褐色至黑色。

B. 改良 Leifson 染色法

1. 划分区域：用记号笔在洗净的玻片上划分 3～4 个相等的区域。

2. 涂片：从试管上端挑数环菌液，置于玻片的一端，稍稍倾斜玻片，使菌液缓慢地流向另一端，置空气中自然干燥，固定。

3. 染色：加 Leifson 染料于第一区，使染料覆盖涂片。数分钟后再将染料加入第二区，依此类推。

4. 水洗：在没有倾去染料的情况下直接用蒸馏水轻轻冲去染料，以减少背景沉淀。

5. 干燥：玻片放常温下自然干燥。

6. 镜检：镜下可见菌体和鞭毛均染成红色。

【注意事项】

1. 银染法比较容易掌握，但染料需要每次使用前现配，比较繁琐。

2. 改良 Leifson 法易受菌种、菌龄及温度影响，不易掌握染色条件和时间。

3. 细菌鞭毛极易脱落，整个操作过程应仔细小心。

4. 玻片干净无油污是染色成功的前提条件。

5. 加热时应随时补充蒸发掉的染料，不可使玻片出现干涸部分。

（熊　坤）

实验五　活菌运动观察

【实验目的】

学习和掌握细菌活菌运动观察的原理及方法。

【实验原理】

细菌是否具有鞭毛是细菌鉴定的重要特征之一。鞭毛的功能相当于船的螺旋桨，在水中可以高速旋转从而推动菌体前行。由于鞭毛的转动可以转向（从逆时针旋转变为顺时针旋转）而使菌体发生翻滚，进而改变细菌的运动方向，因此事实上细菌在游动时并不是单纯地一直朝前游，而是伴随着不时的随机翻滚转向，但从整体上看仍表现为向前运动。

采用鞭毛染色法虽然能观察到细菌鞭毛的形态、附着位置和数量，但染色方法步骤繁多，并且染色结果因受多种因素影响而不太稳定。因此，如果仅仅是需要了解某一种细菌是否有鞭毛，可采用悬滴法或者压滴法（即水封片法）直接在光学显微镜下观察活细菌是否有运动能力，以此来判断细菌是否长有鞭毛，此法简单、快捷，结果较为可靠。

细菌在幼龄时具有较强的运动能力，衰老的细菌因为鞭毛易脱落而失去运动能力，因此观察时宜选择幼龄期细菌。

细菌未染色时呈无色透明，在显微镜下主要靠与周围环境的折光率不同来进行观察。若想观察的更加清晰，可以滴加稀释美蓝等染液进行染色，但注意不要染色过重，以免影响观察。无鞭毛的细菌呈不规则布朗运动，而有鞭毛的细菌运动活泼且运动方向不同，这样便可以借助光学显微镜观察到细菌的运动。

一、压滴法

【实验材料】

1. 菌种：枯草芽胞杆菌（培养 12～16 h）。

2. 溶液和试剂：稀释美蓝溶液、香柏油、凡士林、二甲苯等。

3. 其他：酒精灯、载玻片、盖玻片、显微镜、双层瓶（内装香柏油和二甲苯）、擦镜纸、接种环等。

【实验方法和步骤】

1. 洗片：用自来水和去污粉将载玻片清洗干净，然后用蒸馏水冲洗。

2. 涂片：在载玻片的一端滴加一滴蒸馏水，采用无菌操作将所要观察的枯草芽胞杆菌接种到水滴中少许（稍显混浊即可），完成涂片。

3. 滴加稀释美蓝：将稀释美蓝滴加到涂片上，滴加均匀。

4. 加盖玻片：加盖玻片时注意，先使盖玻片的一端接触载玻片上的液滴的一端，再将另一端缓缓放下，主要目的是防止气泡的产生，影响观察。

5. 镜检：使用暗光进行观察，镜下可见折光较强的细菌运动。

【注意事项】

1. 稀释美蓝注意不要滴加过多，否则影响细菌活性，影响活菌运动的观察。

2. 由于菌体是在蒸馏水中的，而且滴加的稀释美蓝对其也有一定的影响，所以装片做好后要迅速镜检，以取得更好的观察效果。

二、悬滴法

【实验材料】

1. 菌种：枯草芽胞杆菌（培养 12～16 h）。

2. 溶液和试剂：稀释美蓝溶液、香柏油、凡士林、二甲苯等。

3. 其他：凹载玻片、盖玻片、显微镜、双层瓶（内装香柏油和二甲苯）、擦镜纸、接种环、镊子、滴管等。

【实验方法和步骤】

1. 制备菌液：在枯草芽胞杆菌培养斜面上，滴加 3～4 滴生理盐水，制成轻度混浊的菌悬液。

2. 涂凡士林：用镊子取洁净的盖玻片一片，在四周涂少量凡士林。

3. 滴加菌液：滴加一滴菌悬液在盖玻片中央，并在边缘做好标记，方便显微镜观察时寻找菌滴位置。

4. 盖凹载玻片：将凹载玻片的凹槽对准盖玻片上的菌液并轻轻盖在盖玻片上，轻压使二者粘在一起。

5. 悬滴制作：翻转凹载玻片，使盖玻片上的菌悬液悬挂在凹槽中央，用铅笔头轻压盖玻片使玻片四周粘紧密封，防止菌悬液过早干掉。

6. 镜检：先用低倍镜找到菌悬液位置，然后换高倍镜和暗视野进行观察。镜下可见折光较强的细菌运动。

【注意事项】

1. 由于菌液最终是悬挂在凹槽上，因此滴加菌液的时候注意不要加太多。

2. 由于菌体是透明的，镜检时可以适当缩小光圈或者调暗视野以增大反差，便于观察。

3. 注意辨别布朗运动和细菌的游动，前者是同一位置左右摆动，后者则是从一处移动到另一处。

（熊　坤）

第二章　细菌的培养及其生化代谢产物的检查

实验六　细菌培养基的制备与灭菌实验

培养基是由人工方法配制而成的、专供微生物生长繁殖使用的混合营养制品，可用于细菌的分离、纯化、鉴定及保存等。

根据用途可将培养基分为基础培养基、营养培养基、鉴别培养基、选择培养基和厌氧培养基等几种。基础培养基含有细菌生长繁殖所需的最基本的营养成分，可满足大多数常见细菌人工培养的营养需要；营养培养基则是在基础培养基中加入葡萄糖、血清、酵母浸膏等成分，以满足营养要求较高的细菌的生长要求；鉴别培养基是在培养基中加入一定底物和指示剂，不同种类的细菌其分解代谢和合成代谢能力不同，因而会产生不同的特征性培养结果，借此将不同细菌区分开来的培养基；选择培养基是在培养基中加入某些特殊的营养物质或化学物质，使之能抑制标本中一些细菌生长，而有利于另一些细菌生长，从而将后者从混杂的细菌群体中分离出来的培养基；厌氧培养基是在培养基中加入还原剂以降低培养基的氧化还原电势，专门用于培养厌氧性细菌的培养基。

根据物理性状可将培养基分为液体培养基、半固体培养基和固体培养基，固体培养基根据需要可制成平板、斜面及高层等多种形式。制备培养基的基本程序大致可分为配料、融化、测定及矫正 pH、过滤、分装、灭菌、质量检验和保存等步骤。

【实验目的】

1. 掌握常用培养基制备的基本要求、基本程序和注意事项。
2. 熟悉常用培养基的成分、种类及其用途。

【实验原理】

培养基为人工配制的能满足细菌生长繁殖的营养基质，主要包括适宜的营养物质、适宜的 pH 及无菌等。基础培养基能满足多数细菌的生长繁殖；营养培养基通过加入一些特殊的营养物质，如葡萄糖、血清等，可满足细菌对营养的较高要求；鉴别培养基是在基础培养基中加入特殊的代谢底物和相应的指示剂，由于不同细菌对代谢底物的分解能力不同，根据指示剂的显色，达到鉴别细菌的目的；选择培养基是在基础培养基中加入一些化学物质，根据不同细菌对这些化学物质的不同敏感性，从而在混合样本中筛选出目的细菌。

【实验材料】

1. 试剂：牛肉膏、蛋白胨、氯化钠、琼脂粉、磷酸氢二钾、磷酸二氢钠、磷酸二氢铵、硝酸钾、硫代硫酸钠、柠檬酸钠、柠檬酸铁、硫酸亚铁、硫酸镁、葡萄糖、乳糖、甘露醇、尿素、溴甲酚紫、溴麝香草酚蓝、中性红、酚红、1 mol/L NaOH、1 mol/L HCl、抗凝绵羊血。

2. 器材：量筒、吸管、漏斗、烧杯、三角烧瓶、试管、平皿、玻璃棒、试管架、精密 pH 试纸、硅胶塞、滤纸、纱布、天平、微波炉、水浴锅、高压蒸汽锅。

【实验方法和步骤】

1. 调配成分：根据培养基的组成准确称取各组分用量，放入三角烧瓶或大容量烧瓶中，加入一定体积蒸馏水，使其充分混合，勿使各组分附着在瓶壁上。注意染料、胆盐和指示剂等应在矫正 pH 后加入。

2. 融化：将调配好的混合物放置在水浴锅中，加热使其完全溶解。不可将培养基装在铜、铁容器中加热，因培养基中含铜量超过 0.3 mg/L 时，细菌不易生长；含铁量超过 0.14 mg/L 时可抑制细菌毒素产生。

3. 矫正 pH：可用 pH 试纸法、pH 比色计或标准比色管法测定培养基的 pH。一般将培养基的 pH 调至 7.2～7.6，经高压灭菌后其 pH 可发生 0.1～0.2 变动。若用 NaOH 矫正，高压灭菌后 pH 下降 0.1～0.2，若用 $NaHCO_3$ 矫正，高压灭菌后 pH 升高 0.1～0.2。待 pH 矫正后，向培养基中补足剩余体积的蒸馏水。

4. 滤过澄清：自配的培养基通常有一些混浊或沉淀，须滤过澄清后方可使用。液体或半固体培养基常用滤纸过滤，固体培养基在融化后趁热以绒布或双层纱布加脱脂棉过滤。血液、血清等在高温下易分解、变性的物质，应先用滤菌器滤过，再按用量和规定温度加入培养基中。

5. 分装：根据不同实验目的和要求进行培养基分装，用于分装的各种容器应干净清洁，并经高压灭菌后方可使用。

（1）基础培养基：一般分装于锥形瓶灭菌后备用，以便倾注平板或配制营养培养基等。

（2）琼脂斜面培养基：通常在融化后分于试管，分装量约为试管高度的 1/4～1/3，加塞后灭菌，趁热摆放成斜面，斜面长度约为试管长度的 2/3，且保持试管下端有 1 cm 柱高。

（3）半固体培养基：分装量约为试管容量的 1/4～1/3，加塞灭菌后趁热直立凝固。

（4）琼脂高层培养基：分装量约为试管长度的 2/3（接种厌氧菌用），灭菌后趁热直立凝固。

（5）琼脂平板无菌倾注：先将灭菌琼脂熔化后冷却至 50℃左右，在酒精灯旁、无菌室或超净工作台内无菌操作完成倾注。培养基用量为 13～15 ml（内径 90 mm 平皿，以覆盖平皿底部厚度 2～3 mm 为宜），待培养基倾注完毕后，水平旋转平皿使培养基平铺覆盖整个皿底，待琼脂凝固后将平皿倒扣，置 4℃保存待用。注意倾注培养基时，切勿将皿盖全部开启，以免空气中的尘埃或细菌等落入。

6. 灭菌：由于配制培养基的各种组分及容器等可能含有多种微生物，因此配制和分装好的培养基必须立即灭菌，以防止微生物对培养基养分的消耗及对培养基酸碱度产生影响。根据培养基组分、性质的不同，可采用不同的方法进行灭菌。

（1）高压蒸汽灭菌：由耐热物质配制成的培养基常采用高压蒸汽灭菌，不同培养基的灭菌时间和温度略有不同，基础培养基一般为 103.43 kPa（约 121.3℃）、15～20 min；含糖、明胶的培养基以 68.95 kPa（约 113℃）、10～15 min 为宜，若温度过高、时间过长，一些营养物质易被破坏。

（2）流通蒸汽灭菌：由不耐高热的物质配制成的培养基，如鸡蛋、血清等常用流通蒸汽灭菌，方法是加热至 80～100℃，30 min，每天 1 次，连续 3 天。

（3）滤过除菌：培养基中某些不耐高热的液体成分，如血清、糖类、氨基酸、酶等，在高温下易变性、分解，可采用滤过除菌法进行灭菌，灭菌完毕，再按规定的温度和用量加入培养基中即可使用。

7. 质量检验：灭菌后的培养基需做无菌实验和效果实验。

（1）无菌实验：将灭菌后的培养基置 37℃孵箱内孵育 24 h，无任何细菌生长为合格。

（2）效果实验：将已知的标准参考菌株接种于待检培养基中，观察细菌的生长状况和生化反应是否与预期的结果相符合。

8. 保存：制备好的培养基应注明名称、制作日期等。琼脂平板应将底（带培养基的平面）朝上、盖在下，用牛皮纸包裹或装于保鲜袋内，以减少水分蒸发，液体培养基应直立放置。制作好的培养基应存放于冷暗处或 4℃冰箱内，在实际制备和使用培养基的过程中，由于培养基不能长时间保存，故宜少量多做。

【实验结果观察】

培养基制备好后，应做常规检查，肉眼观察液体培养基是否澄清透明，有无沉淀或混浊等；观察固体培养基有无絮状物或沉淀，是否凝固完全，凝胶强度是否适宜等；检验培养基的质量时，观察在无菌实验中有无细菌生长及生长情况，在效果实验中，观察标准参考菌株的生长情况及生化反应是否与预期相符合。

【注意事项】

1. 高压蒸汽灭菌时，培养基中某些碳水化合物可发生水解而产酸，使 pH 较原来下降 0.2 左右。故高压蒸汽灭菌前的培养基 pH 宜调整稍高一些。琼脂通常略呈酸性，加入液体培养基后亦可使其 pH 下降 0.2 左右，故在制作固体培养基时，一般采用 pH 稍高的液体培养基。液体培养基在调定 pH 时，应先冷却至室温再进行 pH 调定。

2. 培养基的澄清：如需要制备十分澄清的培养基，可用鸡蛋白澄清法处理，即取一个鸡蛋白盛于玻璃杯内，搅拌呈泡沫状为止，将此掺入冷至 50℃左右的琼脂培养基内，充分混合均匀，高压灭菌 115℃，30 min，培养基呈透明状时，再用绒布或滤纸过滤。

3. 配制或盛置培养基时，不宜用铜锅或铁锅。如果培养基内含铜量>0.3 mg/L 时，细菌不易生长；含铁量>0.14 mg/L 时，即可抑制细菌毒素的产生。

4. 琼脂具有在 100℃溶解、45℃以下凝固的特性。制备血琼脂平板时，琼脂加热熔化至 50℃左右再加入血液，以免红细胞变性。由于加血时琼脂表面容易产生气泡，倾注时应适时转动锥形瓶，使气泡附于瓶壁，以减少血平板表面的气泡。

5. 平板的倾注：倾注培养基时，切勿将皿盖全部开启，以免空气中尘埃或细菌等落入。倾注时若培养基温度过高，则冷凝水过多，易致污染，不易分离到菌落；若温度过低，部分琼脂凝固，倾注平板表面高低不平。可在无菌室或超净工作台内倾注培养基后，将皿盖稍开一缝隙，在紫外灯照射下待凝，这样便于蒸汽散发，可减少平板内的冷凝水。

（饶贤才）

实验七　细菌的分离接种技术与培养方法

一、细菌的分离接种技术

细菌的分离接种是人工分离培养细菌的重要步骤，为微生物学的基本技术之一，其目的是从含多种细菌的标本中分离出单一目的菌株，以便后续的鉴定和研究。此外，在细菌学的研究，生物制品如疫苗、类毒素、抗毒素和免疫血清等的制备，基因工程以及工农业生产等方面，人工分离培养细菌都有着非常重要的意义。

根据待分离培养细菌的性质、培养目的及培养基的性状，可采用多种不同的分离接种方法。细菌常用的分离接种方法有平板划线接种法、斜面接种法、穿刺接种法和液体接种法等。在接种过程中，必须注意无菌操作，避免外界细菌等微生物污染待培养细菌或培养基，同时也要避免待培养细菌外溢污染外界环境。

（一）平板划线接种法

平板划线接种法是分离培养细菌的常用方法。其目的是从含有多种细菌的标本中，通过在平板表面连续划线使其分离，从而获得单个细菌的纯培养，即在平板表面形成肉眼可见、具有一定形态特征的菌落。平板划线分离接种可用于细菌的计数、获得纯培养物及后续的鉴定。根据划线方式可分为分区划线和连续划线两种。

【实验目的】

掌握平板划线分离接种法，要求在培养后能出现单个菌落。

【实验原理】

在平板表面经（分区）连续划线，可使标本中的细菌不断被稀释并分离，在培养基上长出由单个细菌生长繁殖而形成的菌落。

【实验材料】

1. 菌种：葡萄球菌、铜绿假单胞菌 18～24 h 斜面培养物。
2. 培养基：琼脂平板。
3. 其他：接种环、酒精灯等。

【实验方法和步骤】

A. 方法一：分区划线分离接种法

该法适用于含菌量较多的标本，如粪便、脓汁等。具体操作见图 7-1。

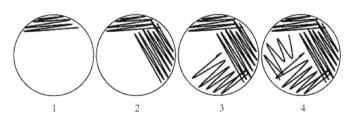

图 7-1　琼脂平板分区划线分离接种法示意图

1. 在琼脂平板的底面玻璃上用记号笔做好标记（接种的菌名、接种者姓名或学号、接种日期等）。

2. 右手持接种环，于酒精灯外焰上灼烧灭菌。灭菌时，接种环金属丝部分于外焰烧红即可，缓慢旋转接种环使金属杆部分通过外焰数次，以杀灭金属杆表面的微生物，冷却待用。

3. 取菌：左手持菌种管，用右手掌小鱼际肌与小指持菌种管棉塞，左手转动菌种管使棉塞松脱，右手拔出棉塞，菌种管管口通过酒精灯外焰灭菌。用冷却后的接种环无菌操作取菌种少许，取菌完后，菌种管管口再次通过外焰灭菌，塞上棉塞放回试管架。

4. 分区划线：左手握琼脂平板，用左手掌、小指和无名指托着平板底部，拇指和中指固定于平板边缘，在酒精灯旁，开启平皿盖（约呈30°），将沾有菌种的接种环先于平板一端局部涂布接种，然后使接种环与琼脂表面约呈30°～40°，自涂布处在平板表面以腕力作连续"Z"形划线，此为1区，其范围约占平板面积的1/10。划线时切忌将接种环嵌进培养基内。

5. 接种环灼烧灭菌，冷却待用。转动平皿60°～80°至适合操作的位置，接种环通过1区1～3次作连续划线，此为2区，其范围约占平板面积的1/5。同法直至最后1区，一般划至第3区便可分离培养出单个菌落。

6. 划线接种完毕，将平皿放进皿盖内，接种环灼烧灭菌后放下。平板保持反扣状态（即接种表面朝下，以避免培养过程中凝结水珠自皿盖滴下），置37℃孵箱内培养18～24 h后观察结果。

B. 方法二：连续划线分离接种法

该法适用于咽拭、棉拭等含菌量相对较少的标本。具体操作见图7-2。

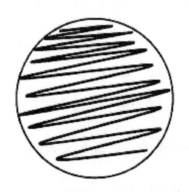

图7-2 琼脂平板连续划线分离接种法示意图

1. 在琼脂平板的底面玻璃上用记号笔做好标记（接种的菌名、接种者姓名或学号、接种日期等）。

2. 右手持接种环，于酒精灯外焰上灼烧灭菌。灭菌时，接种环金属丝部分于外焰烧红即可，缓慢旋转接种环使金属杆部分通过外焰数次，以杀灭金属杆表面的微生物，冷却待用。

3. 取菌：左手持菌种管，用右手掌小鱼际肌与小指持菌种管棉塞，左手转动菌种管使棉塞松脱，右手拔出棉塞，菌种管管口通过酒精灯外焰灭菌。用冷却后的接种环无菌操作取菌种少许，取菌完后，菌种管管口再次通过外焰灭菌，塞上棉塞放回试管架。

4. 连续划线：左手握琼脂平板，用左手掌、小指和无名指托着平板底部，拇指和中指固定于平板边缘，在酒精灯旁，开启平皿盖（约呈30°），将沾有菌种的接种环先于平板一端局部涂布接种，自涂布处在平板表面以腕力作连续"Z"形划线，自上而下，直至划满整个平板。

5. 划线接种完毕，盖好皿盖，接种环灼烧灭菌后放下。平板倒置于37℃孵箱内培养18～24 h后观察结果。

【实验结果观察】

观察琼脂平板表面是否有单个菌落长出，注意菌落的大小、形状、边缘、表面情况、透明度、颜色等性状。铜绿假单胞菌具有鞭毛，运动很活泼，如培养基表面湿润，常在培养基表面长成一片，很难分出单个菌落。

【注意事项】

1. 接种环在临时使用前及使用后都要灼烧灭菌，接种环必须充分冷却方可沾取细菌或接种细菌。

2. 在接种过程中不要面对培养基说话、咳嗽，避免污染。

3. 分区划线为逐渐减少菌量，划线接种要注意，否则无单个菌落长出。划线时，同一区的线应适当平行，划线由密至疏，切勿交叉重叠。

4. 若标本含菌量较少，采用分区划线分离接种法时，接种环可连续划完各区，中间无需灭菌。

5. 划线接种时，应注意无菌操作，避免污染，且勿划破培养基。

（二）斜面接种法

斜面培养基常用于细菌纯培养物的获取，也可作为短期保存菌种或观察某些生化特性之用，如琼脂斜面、枸橼酸盐斜面等。斜面培养基采用蛇形划线法接种。

【实验目的】

练习琼脂斜面接种法，掌握无菌操作及接种要领。

【实验材料】

1. 菌种：葡萄球菌、铜绿假单胞菌18～24 h斜面培养物。

2. 培养基：琼脂斜面培养基。

3. 其他：接种环、酒精灯等。

【实验方法和步骤】

1. 在斜面培养基玻管上做好标记（接种的菌名、接种者姓名或学号、接种日期等）。

2. 右手持接种环于酒精灯外焰上灼烧灭菌，冷却待用。

3. 左手持菌种管并微微倾斜，斜面表面向上，右手在持接种环的情况下，再用右手掌与无名指、小指拔取菌种管的棉塞，将管口通过外焰灭菌。用接种环伸入菌种管挑取少许菌苔，退出接种环并仍持于手中。再将菌种管管口通过外焰灭菌，塞上棉塞并放回试管架上。

4. 左手拿起琼脂斜面培养基按上法握持，斜面表面向上，同法用右手拔出琼脂斜面培养基的棉塞，管口通过外焰灭菌，将沾菌的接种环伸入琼脂斜面培养基，并在其斜面上按图7-3所示，先自下而上沿斜面中划一直线，再自底部向上连续划线，切勿划破培养基表面。

5. 接种完毕,退出接种环,斜面培养基管口灼烧灭菌后塞上棉塞。接种环灼烧灭菌后放下。斜面培养管置37℃孵箱内培养18～24 h后观察细菌的生长情况(图7-3)。

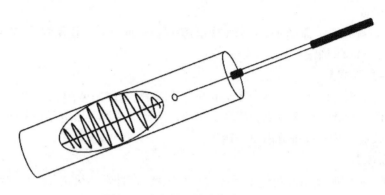

图7-3 琼脂斜面划线接种法示意图

【实验结果观察】

观察细菌在琼脂斜面培养基上的生长情况,注意培养基颜色有无变化,并记录实验结果。

【注意事项】

划线接种时,应注意无菌操作,避免污染,切勿划破培养基表面;接种完毕退出接种环时,接种环勿触碰管壁。

(三)穿刺接种法

用于穿刺接种法的培养基有半固体琼脂培养基、乙酸铅培养基、明胶培养基等,多用于细菌运动能力、某些生化反应特性的观察。

【实验目的】

练习穿刺接种法,观察细菌在半固体琼脂培养基中的生长情况。

【实验原理】

细菌具有动力,在半固体培养基中,除沿穿刺接种线生长外,还向周围扩散,使周围培养基混浊。若细菌无动力,仅沿穿刺线生长,不向周围扩散,穿刺线周围培养基清晰。故半固体接种培养为鉴别细菌有无动力的一种方法。

【实验材料】

1. 菌种:大肠埃希菌(或伤寒沙门菌)、葡萄球菌18～24 h斜面培养物。

2. 培养基:半固体琼脂培养基。

3. 其他:接种针、酒精灯等。

【实验方法和步骤】

1. 半固体琼脂培养基管用记号笔做好标记(接种的菌名、接种者姓名或学号、接种日期等)。

2. 似斜面培养基接种法握持菌种管及待接种的半固体琼脂培养基。

3. 右手持接种针,灼烧灭菌并冷却,以接种针挑取菌苔,垂直刺入半固体琼脂培养基的中心，刺入深度约为培养基高度的 4/5，然后循原路退出。

4. 接种毕，塞好棉塞。接种针灼烧灭菌后放下。培养管置 37℃孵箱内培养 18～24 h 后观察结果（图 7-4）。

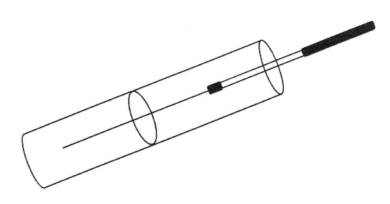

图 7-4　穿刺接种法示意图

【实验结果】

大肠埃希菌和伤寒沙门菌有鞭毛能运动，细菌除沿接种线生长外，还向周围扩散，培养基混浊。如果培养基中加入氯化三苯四氮唑（TTC），则细菌生长处呈红色，动力观察会更清楚。葡萄球菌无鞭毛，不能运动，仅在培养基中心的穿刺接种部位可见白色生长线，周围培养基清晰。

【注意事项】

实验用的半固体培养基必须澄清。接种时接种针应垂直刺入半固体培养基中，不能在培养基内左右摆动，也不要插到管底，退出接种针时，应循原路退出，勿触碰管壁。接种时，应注意无菌操作，避免污染。

（四）液体接种法

肉浸汤、蛋白胨水、各种单糖发酵管等液体培养基均采用液体接种法，可用于增菌、观察细菌的不同生长性状、生化特性等。细菌在液体培养基中生长繁殖后，有的均匀混浊，有的沉淀生长，亦有表面生长形成薄膜等。

【实验目的】

练习液体培养基接种法，逐步巩固无菌操作技术。

【实验材料】

1. 菌种：大肠埃希菌、伤寒沙门菌 18～24 h 斜面培养物。

2. 培养基：蛋白胨水培养基。

3. 其他：接种环、酒精灯等。

【实验方法和步骤】

1. 蛋白胨水培养管用记号笔做好标记（接种的菌名、接种者姓名或学号、接种日期等）。

2. 似斜面培养基接种法握持菌种管和待接种的蛋白胨水管。

3. 接种环灼烧灭菌并冷却后，伸入菌种管挑取少量菌苔，取出再伸入微微倾斜的液体培养基中，在接近液体表面的管壁上轻轻研磨，并蘸取少许液体调和，然后直立培养管，使菌种混合于液体培养基中。

4. 接种完毕，将管口通过外焰灭菌，塞上棉塞，接种环灼烧灭菌后放下。置 37℃ 孵箱内培养 18～24 h 后，取出观察结果（图 7-5）。

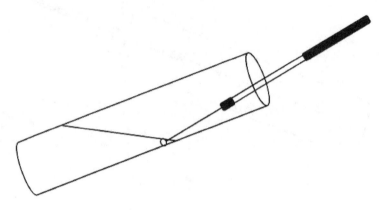

图 7-5 液体接种法示意图

【实验结果观察】

观察大肠埃希菌和伤寒沙门菌在液体培养基中有无生长及生长情况，观察培养基是否均匀混浊、形成沉淀、液体表面有无薄膜形成等，并记录结果。

【注意事项】

接种环挑取细菌后，切勿直接伸入到液体培养基中，而应在靠近液面的管壁上反复研磨以使细菌分散；接种时不宜在液体培养基中搅拌，以免产生气溶胶而造成实验环境污染；接种过程中，应注意无菌操作，避免污染。

二、细菌的培养方法

细菌和其他生物一样，大多数为异养型，必须从周围环境中摄取营养，进行新陈代谢及生长繁殖等生命活动。细菌生长繁殖需要充足的营养物质、适宜的 pH 和温度，以及必要的气体环境。

人为提供细菌生长繁殖所需的营养物质（培养基）和适宜的条件（温度、酸碱度、气体等），能使细菌在体外迅速生长繁殖。不同种类的细菌其培养特性不同，人工培养细菌时，应选用适宜的培养基、培养时间和温度等最适宜的培养方法，以满足细菌的生长繁殖。一般需氧菌和兼性厌氧菌，可直接放在孵箱内培养，不需提供特别的气体环境即可生长繁殖。但对于厌氧菌，则需将培养基中的和培养环境中的分子氧去除，或加还原剂使之还原，以降低培养基中的氧化还原电势，方能孵育。某些细菌（脑膜炎奈瑟菌、淋病奈瑟菌、布鲁菌等少数细菌）的生长，需在孵育时添加 5%～10% CO_2。

【实验目的】

1. 掌握细菌需氧和二氧化碳培养方法。

2. 熟悉常用的厌氧菌培养技术。

【实验材料】

1. 器材：磨口玻璃干燥器、普通孵育箱、厌氧培养箱、厌氧袋或厌氧罐、二氧化碳孵育箱、真空泵等。

2. 试剂：碳酸氢钠、盐酸、铂粉、硼氢化钠、氯化钴、焦性没食子酸、钯粒、美蓝、庖肉培养基、凡士林、1 mol/L NaOH 等。

3. 气体：N_2、H_2、CO_2。

【实验方法和步骤】

常用的细菌培养方法可分为三类，即需氧培养法（一般培养法）、二氧化碳培养法和厌氧培养法。

（一）需氧培养法

需氧培养法是细菌培养最常用的方法，可用于需氧菌或兼性厌氧菌等在需氧条件下的培养。

将已接种细菌的琼脂平板、斜面或液体培养基等置 37℃ 孵箱内孵育 18～24 h，观察细菌的生长情况。一般细菌孵育 18～24 h 后即可出现生长迹象，但若标本中的细菌量少或为生长缓慢的细菌（如结核分枝杆菌），需培养 3～7 天，甚至 4～8 周后才能观察到生长迹象。对于培养时间较长的培养基，接种后应将试管口用棉塞或硅胶塞塞好后，再用石蜡-凡士林封固以防培养基干裂。

（二）二氧化碳培养法

有些细菌如脑膜炎奈瑟菌、淋病奈瑟菌、布鲁菌等，培养时需添加 5%～10% CO_2 才能生长良好。常用的二氧化碳培养方法有以下几种。

1. 二氧化碳孵箱：可调节孵箱内二氧化碳的含量和温度，将接种细菌的培养基直接放入二氧化碳孵箱便能直接培养，使用较为方便。

2. 烛缸法：取有盖磨口标本缸或玻璃干燥器，在盖及磨口处涂以凡士林。将已接种细菌的培养基放入缸中，放入一支蜡烛并点燃，加盖密封待蜡烛自灭，随后培养基和缸一同放置于 37℃ 孵箱内进行培养。缸内随蜡烛燃烧产生的 CO_2 浓度为 5%～10%，可基本满足细菌对二氧化碳的需求。

3. 化学法（碳酸氢钠-盐酸法）：按每升容积碳酸氢钠 0.4 g 与 1 mol/L 盐酸 0.35 ml 比例，分别取两试剂置于容器内，将容器放置于标本缸或干燥器内，密封后倾斜容器，使盐酸与碳酸氢钠接触产生 CO_2。本法适用于奈瑟菌属和布鲁菌属等苛氧菌的培养。

4. 气袋法：选一无毒透明的塑料袋，将已接种好细菌的培养皿放入袋内，挤压去除袋内空气，将开口处折叠并用夹子夹紧使袋内呈密封状态，折断袋内已提前放置好的 CO_2 产气管（安瓿）产生 CO_2，几分钟便可达到培养所需的 CO_2 环境。

有些微需氧菌，如空肠弯曲菌、幽门螺杆菌等，在低氧分压的条件下生长良好。可用真空泵先将容器内的空气排尽，然后注入 5% O_2、10% CO_2、85% N_2 的混合气体，再放入 37℃ 孵箱内孵育。

（三）厌氧培养法

1. 厌氧罐培养法：用物理化学方法除去密闭容器中的氧，造成无氧环境，以利于专性厌氧菌生长。

抽气换气法：利用真空干燥缸或厌氧罐。将已接种细菌的平板放入缸或罐中，放入催化剂钯粒或指示剂美蓝，先用真空泵抽成负压 99.99 kPa（750 mmHg），然后充入无氧氮气，反复三次，最后充入 80% N_2、10% H_2 和 10% CO_2 的混合气体。如缸（罐）内已达无氧状态，指示剂美蓝为无色。注意每次观察标本需重新抽气换气，用过的催化剂钯粒干烤 160℃、2 h 可恢复活力而重复使用（图 7-6）。

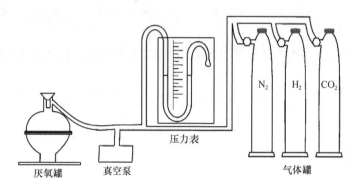

图 7-6 抽气换气法示意图

2. 厌氧袋法：采用无毒、透明不透气的复合塑料膜制成的厌氧菌培养袋。袋内装有一支气体发生管（有 $NaBH_4$、$NaHCO_3$ 固体及 5% 柠檬酸安瓿）、美蓝安瓿、钯催化剂、干燥剂和待培养的 1 ～ 2 块平板，用时将袋口折起来再用夹子夹紧，然后折断气体发生管中的柠檬酸安瓿，与药作用后产生 H_2 和 CO_2，在袋中的 O_2 与产生的 H_2 在钯粒的催化下生成水。数分钟后再折断美蓝安瓿，若美蓝无色即表示袋内已处于无氧状态，即可置 37℃ 孵箱内孵育（图 7-7）。

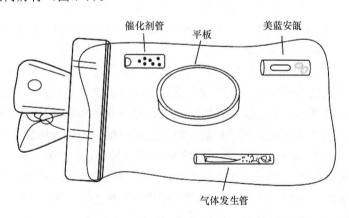

图 7-7 厌氧袋法示意图

3. 庖肉培养基法：用含有肉渣的肉汤培养基，其表面盖有一薄层凡士林，接种前置于火焰上微微加热使凡士林熔离管壁，然后接种细菌。接种后又于火焰上熔化凡士林，直立管架使凡士林凝固，以防止空气中游离氧进入培养基内，庖肉培养基中肉渣含有不饱和脂肪酸，能吸收培养基中的游离氧。

4. 焦性没食子酸法：按每 100 ml 容积需用焦性没食子酸 1 g 和 2.5 mol/L NaOH 10 ml 的用量，先将焦性没食子酸放入折叠的灭菌纱布中，放于平皿盖背面，然后滴入 NaOH，立即将接种好厌氧菌的平板扣上，用熔化的石蜡密封平皿和平皿盖之间的间隙，置 37℃ 孵箱内孵育。由于碱性溶液与焦性没食子酸作用，不仅吸收 O_2，也吸收 CO_2，对某些细菌生长不利，同时焦性没食子酸氧化时，可放出少量 CO，也对某些细菌生长不利，为此，可将 NaOH 改成 $NaHCO_3$，方法同上。

（饶贤才）

实验八　细菌培养物的性状观察

不同细菌在不同培养基上的生长情况各有不同。细菌培养物性状是细菌生物学特性的一种表现，正确地观察细菌在培养基中的生长情况，有利于某些细菌的初步鉴别。

【实验目的】

观察各种细菌培养物的性状，熟悉细菌在液体、斜面、半固体和固体培养基中的生长表现及意义。

【实验原理】

细菌在培养基中的生长情况是由其生物学特性所决定的，不同的细菌在不同的培养基中其生长情况不同，培养特性的不同有利于细菌的识别和鉴别。通常细菌在适宜的培养条件下，培养18～24 h后便可出现肉眼可见的生长特征，某些生长缓慢的细菌，在培养数天甚至数周后才可观察到。

【实验材料】

1. 菌种：各种待接种细菌的培养物。

2. 培养基：肉汤培养基、琼脂斜面培养基、半固体和固体培养基、血琼脂培养基。

3. 其他：接种环、接种针、酒精灯等。

【实验方法和步骤】

1. 肉汤培养基中生长现象的观察：无菌操作，按液体接种法将细菌纯培养物接种于液体培养基中，置37℃孵箱内培养18～24 h后观察结果。

2. 琼脂斜面培养基上生长现象的观察：无菌操作，按斜面接种法将细菌纯培养物接种于琼脂斜面培养基上，置37℃孵箱内培养18～24 h后观察结果。

3. 半固体培养基中生长现象的观察：无菌操作，按穿刺接种法将细菌纯培养物接种于半固体培养基中，置37℃孵箱内培养18～24 h后观察结果。

4. 固体培养基上生长现象的观察：无菌操作，按平板划线接种法将细菌纯培养物接种于固体培养基上，置37℃孵箱内培养18～24 h后观察结果。

5. 血琼脂培养基上生长现象的观察：无菌操作，按平板划线接种法将细菌纯培养物接种于血琼脂培养基上，置37℃孵箱内培养18～24 h后观察结果。

【实验结果观察】

1. 观察细菌在肉汤培养基中的生长状态。

（1）有无菌膜、菌膜厚度、是否容易乳化。

（2）混浊度。

（3）有无沉淀，沉淀的性质是絮状、黏液状或颗粒状。

（4）有无颜色和气味。

2. 观察细菌在琼脂斜面培养基上的生长状态：观察细菌在斜面培养基上的形态、颜色、透明度、光泽等。

3. 观察细菌在半固体培养基中的生长状态：观察细菌在穿刺线上的生长状态，穿刺线周围培养基是否混浊，清晰度（无动力）或向四周扩散（有动力）。

4. 观察细菌在固体培养基上的生长状态，注意下列几点：

（1）菌落直径大小；

（2）形状：圆形或不规则；

（3）透明度：半透明、透明或不透明；

（4）硬度：黏稠或易碎；

（5）表面：光泽、粗糙、平滑、凸起、凹下、干燥、湿润等；

（6）边缘：整齐、不整齐（波浪状、锯齿状、毛发状等）；

（7）颜色：有无色素；

（8）菌落与培养基的关系：粘连、不粘连。

5. 观察细菌在血琼脂培养基上的生长状态：观察细菌在血琼脂培养基上的菌落特点、溶血现象及类型，完全溶血、不完全溶血或不溶血等。

【注意事项】

1. 接种固体培养基前，平板可先在 37℃孵箱中放置 30 min 以使平板干燥和预热。

2. 划线接种时，切勿划破培养基，划线不能交叉重叠，以免形成菌苔。

3. 接种环退出试管时，勿触碰管壁和管口；穿刺接种完毕退出接种针时，应循原路退出。

4. 接种时注意无菌操作，避免污染。

（李　　刚）

实验九　糖发酵实验

有些细菌的形态和菌落特点基本相同或相似，如单凭这两点的观察，则不能加以区别。细菌代谢活跃，能直接从环境中吸收营养物质，进行生长繁殖和新陈代谢，但细菌的新陈代谢受到一系列酶的控制，不同细菌的酶系并不完全一样，因此它们的物质代谢能力和代谢产物可有所不同，细菌学检查常借此鉴别细菌，这种通过以生物化学的方法检查细菌代谢产物，从而鉴别细菌的方法称为生化反应鉴定法。

【实验目的】

1. 了解细菌对糖类的分解代谢能力，以及形成的中间代谢产物或终末代谢产物。

2. 掌握细菌鉴定中常用生化鉴定方法的原理、操作及结果判定。

一、单糖发酵实验

【实验原理】

不同细菌具有不同的糖代谢系统，分解各种糖的产物也不尽相同，有的产酸（甲酸、乙酸、丙酸、乳酸等），有的产气（氢气、二氧化碳等）。在培养基中加入特定的单糖和酸碱指示剂，细菌培养后，观察培养基颜色变化及有无气体产生，可鉴别各种细菌。单糖发酵实验是生化反应鉴定中最广泛应用的实验之一，多用于肠杆菌科细菌的鉴定。

【实验材料】

1. 菌种：大肠埃希菌、伤寒沙门菌 18～24 h 琼脂斜面培养物。

2. 培养基：葡萄糖及乳糖发酵管。

3. 其他：接种环、酒精灯等。

【实验方法和步骤】

1. 按液体培养基接种法，无菌操作分别将大肠埃希菌和伤寒沙门菌接种于葡萄糖和乳糖发酵管，各 1 支，并做好标记。

2. 置 37℃孵箱内孵育 18～24 h 后观察结果。

【实验结果观察】

观察各单糖发酵管培养基颜色、混浊度是否改变，注意培养过程中有无气泡产生，并做好记录。

记录结果时，应先确定细菌是否生长繁殖，培养基变混浊即表示有细菌生长。如发酵糖产酸时，培养基变为黄色，此时以"+"表示；如发酵产酸兼产气时，培养基变黄的同时，在培养管内有气泡产生，此时用"⊕"表示。不发酵时，培养基不变色，用"–"号表示。

【注意事项】

培养时间可根据实验要求和细菌的分解能力而适当延长，操作中，应注意无菌操作，避免污染。

二、V-P 实验

【实验原理】

某些细菌（如产气肠杆菌）在含葡萄糖培养基中，能发酵葡萄糖产生丙酮酸，后者脱羧形成中性的乙酰甲基甲醇，在碱性溶液中，乙酰甲基甲醇进一步被空气中的分子氧氧化形成二乙酰，二乙酰可与培养基中含胍基的化合物（如精氨酸）的胍基反应，产生红色的化合物，此为 V-P 实验阳性。有些细菌虽分解葡萄糖产生丙酮酸，但不能生成乙酰甲基甲醇，因此 V-P 实验为阴性。

【实验材料】

1. 菌种：大肠埃希菌、产气肠杆菌 18～24 h 斜面培养物。
2. 培养基：葡萄糖蛋白胨水培养基。
3. 试剂：V-P 试剂（40%氢氧化钾溶液、6% α-萘酚乙醇溶液）。
4. 其他：接种环、酒精灯等

【实验方法和步骤】

1. 无菌操作，按液体接种法分别将大肠埃希菌和产气肠杆菌接种于 2 支葡萄糖蛋白胨水培养基中，并做好标记。
2. 置 37℃孵箱内培养 48 h，取出后先分别加入 40% KOH 溶液 1 ml，混匀，再加入 4～6 滴 α-萘酚乙醇溶液，轻轻摇匀，静置 5～15 min 后观察结果。

【实验结果观察】

观察各葡萄糖蛋白胨水培养基内细菌是否生长，培养基混浊度有无变化；在加入 V-P 试剂后，观察培养基的颜色变化，并做好记录。

15 min 内呈红色反应者为实验阳性，记为"+"；颜色无变化者为阴性，记为"–"。

【注意事项】

为增加实验敏感性，可在加碱前加入少量含胍基的化合物，如肌酸或 α-萘酚等，接种时应注意无菌操作，避免污染。

三、甲基红实验

【实验原理】

甲基红指示剂的变色范围为 pH 低于 4.4 时呈红色，高于 6.2 时呈黄色。某些细菌如大肠埃希菌等，可分解培养基中的葡萄糖产生丙酮酸，继而分解为甲酸、乙酸、乳酸等，使培养基的 pH 降至 4.5 以下，加入甲基红指示剂后培养基呈红色，此为甲基红实验阳性。产气肠杆菌分解葡萄糖产生丙酮酸，经丙酮酸脱羧，产生中性的乙酰甲基甲醇，培养基内 pH 改变较小，培养基 pH>5.4，加入甲基红指示剂培养基呈橘黄色，即为甲基红实验阴性。

【实验材料】

1. 菌种：大肠埃希菌、产气肠杆菌 18～24 h 斜面培养物。
2. 培养基：葡萄糖蛋白胨水培养基。

3. 试剂：甲基红指示剂。

4. 其他：接种环、酒精灯等。

【实验方法和步骤】

1. 无菌操作，按液体接种法分别将大肠埃希菌和产气肠杆菌接种于 2 支葡萄糖蛋白胨水培养基中，并做好标记。

2. 置 37℃ 孵箱内培养 2～3 天后取出，分别滴加甲基红指示剂 2～3 滴，混匀观察结果。

【实验结果观察】

观察各葡萄糖蛋白胨水培养基混浊度有无变化，注意细菌有无生长；观察加入甲基红指示剂前后培养基的颜色变化，并做好记录。

培养基颜色变为红色者为实验阳性，记为"+"；橘黄色者为阴性，记为"−"；橘红色者为弱阳性，记为"±"。

【注意事项】

若培养基 pH 接近 5.0，甲基红指示剂可能变色不够明显，此时应适当延长培养时间或重复实验，接种时，应注意无菌操作，避免污染。

（李　刚）

实验十　蛋白质代谢实验

细菌可分泌胞外蛋白酶，将胞外环境中的大分子蛋白质或多肽分解成小分子氨基酸或短肽，然后将其转运至胞内，通过脱氨基或脱羧基作用，进一步将氨基酸分解代谢，并形成相应的代谢中间产物和终末产物。不同细菌对蛋白质和氨基酸的分解代谢能力不同，产生的代谢产物也不尽相同，因此，可通过生化方法来检查细菌对蛋白质的分解代谢能力及形成的代谢产物，以此鉴别细菌。

一、靛基质（Indol）实验

【实验目的】

1. 了解细菌对色氨酸的分解代谢能力及形成的代谢产物。

2. 掌握靛基质实验的原理、操作及结果判定。

【实验原理】

有些细菌具有色氨酸酶，能分解蛋白胨水培养基中的色氨酸产生靛基质（吲哚），靛基质本身无色，不便于直接观察，在培养基中加入对位二甲基氨基苯甲醛试剂，可与之反应生成红色的玫瑰靛基质，使培养基颜色变为红色，此为靛基质实验阳性；反之，若细菌不能分解色氨酸产生靛基质，则加入对位二甲基氨基苯甲醛试剂后，培养基内不产生红色的玫瑰靛基质而呈黄色，此为靛基质实验阴性。该实验主要用于肠杆菌科细菌的鉴别。

【实验材料】

1. 菌种：大肠埃希菌、伤寒沙门菌 18～24 h 琼脂斜面培养物。

2. 培养基：蛋白胨水培养基。

3. 试剂：靛基质试剂。

4. 其他：接种环、酒精灯等。

【实验方法和步骤】

1. 无菌操作，按液体接种法分别将大肠埃希菌、伤寒沙门菌接种于 2 支蛋白胨水培养基中，并做好标记。

2. 置 37℃孵箱内孵育 24～48 h 后取出，每管沿管壁缓慢滴加靛基质试剂 4～5 滴，使试剂浮于培养物表面，形成两层，静置 30 s，立即观察两层液面的颜色。

【实验结果观察】

观察各蛋白胨水培养基混浊度的变化，注意细菌有无生长；加入靛基质试剂后，观察培养管内两层液面的颜色变化，并做好记录，上层液面呈红色者为实验阳性，无颜色变化仍呈淡黄色者为阴性。

【注意事项】

加入靛基质试剂时，应沿管壁缓慢加入，不可直接滴加于培养基中；加入靛基质试剂后，静置时间不可过长，因为随着时间推移，红色化合物可能会扩散以至于不清晰，影响结果判定。接种时，应注意无菌操作，避免污染。

二、硫化氢实验

【实验目的】

1. 了解细菌对含硫氨基酸的分解代谢能力及形成的代谢产物。
2. 掌握硫化氢实验的基本原理、操作及结果判定。

【实验原理】

某些细菌能分解培养基中的含硫氨基酸（如胱氨酸、半胱氨酸、甲硫氨酸等），生成硫化氢。硫化氢遇铅盐（如乙酸铅）或铁盐（如硫酸亚铁）则形成黑褐色的硫化铅或硫化亚铁沉淀物，使培养基呈黑色，此为硫化氢实验阳性，无黑色物质形成者为实验阴性。该实验主要用于肠杆菌科细菌的属间鉴别。

【实验材料】

1. 菌种：痢疾志贺菌、乙型副伤寒沙门菌 18～24 h 斜面培养物。
2. 培养基：乙酸铅培养基。
3. 其他：接种针、酒精灯等。

【实验方法和步骤】

1. 无菌操作，按穿刺接种法分别将痢疾志贺菌和乙型副伤寒沙门菌接种于 2 支乙酸铅培养基中，并做好标记。
2. 置 37℃孵箱内孵育 24～48 h 后观察结果。

【实验结果观察】

观察培养基内细菌的生长状况，观察穿刺线或穿刺线周围是否有黑色物质形成。

乙型副伤寒沙门菌属硫化氢实验阳性，培养基穿刺线部位呈黑褐色；痢疾志贺菌为阴性，不显黑色。

【注意事项】

也可将细菌穿刺接种于含有硫酸亚铁或三糖铁的培养基中进行硫化氢实验，接种时，应注意无菌操作，避免污染。

（李　刚）

实验十一　其他代谢实验

一、尿素分解实验

【实验目的】

1. 了解细菌对尿素的分解代谢能力及形成的代谢产物。
2. 掌握尿素酶实验的原理、操作和结果判定。

【实验原理】

有的细菌具有尿素分解酶（urease），也称脲酶，能分解培养基中的尿素，产生两分子氨和二氧化碳，在溶液中，氨、二氧化碳和水进一步结合形成碳酸铵，使培养基的酸碱度上升呈碱性。酚红指示剂的 pH 变色范围为 6.8～8.0，在酸性条件下呈黄色，在碱性条件下呈粉红色。培养基颜色变为粉红色者为尿素分解实验阳性；若细菌不能分解尿素产生氨，则培养基颜色为黄色，实验为阴性。该实验主要用于肠杆菌科细菌的属间鉴别。

【实验材料】

1. 菌种：变性杆菌、痢疾志贺菌 18～24 h 斜面培养物。
2. 培养基：尿素培养基。
3. 其他：接种环、酒精灯等。

【实验方法和步骤】

1. 无菌操作，按液体接种法分别将变性杆菌、痢疾志贺菌接种于 2 支尿素培养基中，并做好标记。
2. 置 37℃孵箱内孵育 18～24 h 后观察结果。

【实验结果观察】

观察各尿素培养基混浊度的变化，注意细菌有无生长；观察尿素培养基颜色的变化，并做好记录。

变性杆菌属尿素分解实验阳性，培养基呈红色；痢疾志贺菌为阴性，培养基颜色不变呈黄色。

【注意事项】

培养时间可根据菌种而适当延长，有的细菌分解尿素很快，培养基颜色变化也快，但有些细菌分解尿素较慢，培养时间需适当延长，并注意结果观察。一般细菌对尿素的分解速率快慢可体现在颜色扩散程度上。

二、枸橼酸盐利用实验

【实验目的】

1. 了解细菌对枸橼酸盐的分解代谢能力及形成的代谢产物。
2. 掌握枸橼酸盐利用实验的基本原理、操作及结果判定。

【实验原理】

枸橼酸盐斜面培养基是一种综合性培养基，其中枸橼酸钠为唯一碳源，铵盐（如磷酸二氢铵）为唯一氮源，有些细菌如产气肠杆菌，可利用枸橼酸盐作为碳源，分解枸橼酸盐产生碳酸盐，并分解铵盐产生氨，使培养基变为碱性。同时，在培养基中添加有酸碱指示剂溴麝香草酚蓝，遇碱由草绿色变为深蓝色，此为枸橼酸盐利用实验阳性。大肠埃希菌不能利用枸橼酸盐为唯一碳源，故在该培养基上不能生长，培养基颜色不变，即为枸橼酸盐利用实验阴性。

【实验材料】

1. 菌种：大肠埃希菌、产气肠杆菌 18～24 h 斜面培养物。

2. 培养基：枸橼酸盐斜面培养基。

3. 其他：接种环、酒精灯等。

【实验方法和步骤】

1. 无菌操作，按斜面接种法分别将大肠埃希菌和产气肠杆菌接种于 2 支枸橼酸盐斜面培养基，并做好标记。

2. 置 37℃孵箱内培养 24 h 后观察结果。

【实验结果观察】

观察枸橼酸盐斜面培养基上细菌有无生长及生长状态，观察斜面培养基的颜色变化，并做好记录。

斜面培养基上有细菌生长且培养基颜色由草绿色变为深蓝色者为实验阳性；无细菌生长，培养基颜色不变者为实验阴性。

【注意事项】

观察结果时，应同时观察细菌有无生长和培养基颜色的变化；接种时，应注意无菌操作，避免污染。

（李　刚）

第三章 细菌的遗传与变异及耐药性实验

遗传与变异是包括细菌在内所有生物的基本特征之一。细菌的子代与亲代生物学性状表现相同称为遗传，而子代与亲代之间、子代与子代之间的生物学性状出现差异则称变异。

常见的细菌变异现象包括形态结构的变异、菌落变异、毒力变异及耐药性变异等。细菌的变异可分为非遗传性变异与遗传性变异。非遗传性变异也称表型变异，由环境因素引起，而遗传性变异则是由细菌染色体、质粒、噬菌体、转座因子及整合子等遗传物质改变引起。

突变及基因的转移与重组是发生细菌遗传性变异的两个主要机制或途径。外源遗传物质由供体菌转入某受体菌细胞内的过程称为基因转移，转移的基因与受体菌 DNA 整合在一起称为重组，重组后受体菌可获得供体菌的某些生物学性状；细菌的基因转移和重组可通过转化、接合、转导、溶原性转换和细胞融合等方式进行。细菌的遗传变异在医学上具有重要的应用价值。

本章主要介绍与细菌的遗传和变异相关的实验，包括噬菌体裂解细菌实验、细菌的形态变异实验、细菌的药物敏感性实验及细菌耐药性质粒转化实验。

实验十二 噬菌体裂解细菌实验

【实验目的】

观察噬菌体在液体及固体培养基中对细菌的裂解作用，学习并掌握双层琼脂平板法测定噬菌体效价的原理及方法。

【实验原理】

噬菌体是感染细菌、真菌、放线菌或螺旋体等微生物的病毒。噬菌体具有病毒的基本特性：个体微小，可通过细菌滤器；无细胞结构，主要由蛋白质衣壳和核酸（DNA或 RNA）组成；只能在活的微生物细胞内复制增殖，是一种专性细胞内寄生的微生物。噬菌体具有严格的宿主特异性，即某一种噬菌体只能感染某一种微生物，甚至只能感染某一种微生物中的某一型或某一株。

根据噬菌体与宿主菌的相互关系，可将噬菌体分为毒性噬菌体（也称裂解性噬菌体）和温和噬菌体（也称溶原性噬菌体）两大类。在液体培养基中，毒性噬菌体感染敏感菌后可使混浊的菌液变得澄清。在固体培养基上，若用适量的噬菌体和宿主菌混合后接种培养，培养基表面可有透明的溶菌空斑出现。一个空斑系由一个噬菌体复制增殖并裂解细菌后形成，称为噬斑（plaque）。通过噬斑计数，可测定一定体积内的噬菌体的数量，即噬斑形成单位（plaque forming unit，pfu）。

噬菌体的效价是指单位体积样品中所含活的噬菌体的数量。噬菌体效价的测定一般采用双层琼脂平板法，即对在含有特异宿主细菌的固体琼脂平板上产生的噬斑进行计数。但噬斑计数方法实际效率一般偏低，因为有少数活的噬菌体可能未引起感染，所以为了准确地表达噬菌体悬液的浓度（效价或滴度），一般不用噬菌体的绝对数量而是用噬斑形成单位（pfu）表示。

一、噬菌体的裂菌实验

该实验旨在观察毒性噬菌体在液体培养基中对敏感菌的裂解作用。

【实验材料】

1. 菌种：铜绿假单胞菌、金黄色葡萄球菌固体平板培养物。

2. 噬菌体：铜绿假单胞菌噬菌体，实验前须进行复苏。

3. 液体 LB 培养基：胰蛋白胨 10 g，酵母提取物 5 g，NaCl 10 g，加 H_2O 至 1000 ml，pH 7.4，103.4 kPa（15 磅）20 min 高压灭菌。

4. 仪器及其他用具：接种环，灭菌吸头，37℃恒温孵箱，恒温震荡培养箱。

【实验方法和步骤】

1. 取 4 支有 2 ml 液体 LB 培养基的试管，编为 1、2、3 及 4 号；

2. 挑取铜绿假单胞菌单菌落接种于 1、2 号试管内，挑取金黄色葡萄球菌单菌落接种于 3、4 号试管，置于 37℃、160 r/min 振荡培养 4 h 至对数生长早期。

3. 取 2、4 号试管，分别用无菌吸管加入铜绿假单胞菌噬菌体液 0.1 ml。

4. 置于 37℃培养箱内培养 10～15 h，观察噬菌体的裂菌作用。

【实验结果观察】

加入铜绿假单胞菌噬菌体的 2 号铜绿假单胞菌培养液变得澄清，而未加噬菌体的 1 号液体培养基内铜绿假单胞菌为均匀混浊生长，说明噬菌体对相应的宿主菌具有裂解作用。

不论加入或不加入铜绿假单胞菌噬菌体，3 号与 4 号液体培养基内金黄色葡萄球菌仍然混浊生长，说明铜绿假单胞菌噬菌体具有严格的宿主特异性，不能感染和裂解金黄色葡萄球菌。

【注意事项】

1. 噬菌体的宿主菌最好培养至对数生长早期，一般挑取单菌落培养 4～6 h，OD_{600}=0.1～0.3，肉眼观察有轻微混浊，此时噬菌体感染的效率最高。

2. 噬菌体感染宿主菌后可能会产生耐受株，培养时间超过 15h，宿主菌培养液可能由澄清再变为混浊。

二、噬斑形成实验

该实验旨在观察噬菌体在固体培养基中对细菌的裂解作用。

【实验材料】

1. 菌种：铜绿假单胞菌、金黄色葡萄球菌液体 LB 培养物。

2. 噬菌体：铜绿假单胞菌噬菌体，实验前需进行复苏。

3. 培养基。

（1）液体 LB 培养基：胰蛋白胨 10 g，酵母提取物 5 g，NaCl 10 g，加 H_2O 至 1000 ml， pH 7.4，103.4 kPa（15 磅）20 min 高压灭菌。

（2）固体 LB 培养基：每 1000 ml 液体 LB 培养基加入 15 g 琼脂粉，103.4 kPa（15 磅）20 min 高压灭菌后，制备成固体平板。

4. 仪器及其他用具：无菌棉拭子，灭菌吸头，37℃培养箱，恒温震荡培养箱，恒温水浴箱。

【实验方法和步骤】

1. 取固体 LB 平板 1 块，将其分为 2 等份，分别标明 A 和 B。

2. 用无菌棉拭子在 A 处涂布接种铜绿假单胞菌，在 B 处涂布接种金黄色葡萄球菌。

3. 用无菌吸管在 A 处与 B 处的上部分分别滴加 0.05 ml 液体 LB 培养液，在 A 处与 B 处的下部分分别滴加 0.05 ml 铜绿假单胞菌噬菌体液。

4. 将上述琼脂平板置于 37℃培养箱内培养 18～24 h，观察有无噬菌斑出现。

【实验结果观察】

A 处生长为铜绿假单胞菌菌苔，滴加液体 LB 培养液的 A 处上部分与其余部分一样无变化，而滴加铜绿假单胞菌噬菌体的 A 处下部分形成一无菌生长的空斑，即噬菌斑，说明噬菌体对相应的宿主菌具有裂解作用。

B 处生长为金黄色葡萄球菌菌苔，滴加液体 LB 培养液的 B 处上部分与滴加铜绿假单胞菌噬菌体的下部分一样均无变化，说明铜绿假单胞菌噬菌体具有严格的宿主特异性，不能感染金黄色葡萄球菌。

【注意事项】

在接种细菌的固体培养基上滴加噬菌体液后，应在室温放置一定时间，待滴加在培养基上的液体被吸收后，再将平板置于 37℃培养箱内培养。

三、噬菌体效价的测定

该实验旨在学习并掌握双层琼脂平板法测定噬菌体效价的原理及方法。

【实验材料】

1. 菌种：铜绿假单胞菌、金黄色葡萄球菌固体平板培养物。

2. 噬菌体：铜绿假单胞菌噬菌体，实验前需进行复苏。

3. 培养基。

（1）液体 LB 培养基：胰蛋白胨 10 g，酵母提取物 5 g，NaCl 10 g，加 H_2O 至 1000 ml，pH 7.4，103.4 kPa（15 磅）20 min 高压灭菌。

（2）固体 LB 培养基：每 1000 ml 液体 LB 培养基加入 15 g 琼脂粉，103.4 kPa（15 磅）20 min 高压灭菌后，制备成固体平板。

（3）半固体 LB 培养基：每 1000 ml 液体 LB 培养基加入 7g 琼脂粉，103.4 kPa（15 磅）20 min 高压灭菌。

4. 仪器及其他用具：灭菌吸头，37℃恒温孵箱，恒温震荡培养箱，恒温水浴箱。

【实验方法和步骤】

1. 宿主菌的准备：在超净工作台上挑取铜绿假单胞菌 PA3 的单个菌落接种于 10 ml 液体 LB 培养基中，置于 37℃、160 r/min 振荡培养 4 h 至对数生长早期。

2. 噬菌体原液的稀释：将噬菌体原液用液体 LB 培养基按 1/100 比例进行稀释，见表 12-1。

表 12-1　噬菌体原液的倍比稀释

试管编号	1	2	3	4
噬菌体原液	10μl	10μl	10μl	10μl
LB	990μl	990μl	990μl	990μl
稀释倍数	10^2	10^4	10^6	10^8

3. 双层琼脂培养法制备单个噬斑：

（1）将装有半固体琼脂的试管加热使其中的琼脂融化后，置于 55℃水浴箱内保温，临用时取出。

（2）每个噬菌体稀释度取 10 μl 加入到 0.2 ml 对数生长早期的宿主菌中，混匀，室温放置 15 min。

（3）加入 50℃左右融化的半固体 LB 培养基 3 ml，混匀，立即倾倒于 LB 平板上，做好标记。

（4）将以上平板置恒温孵箱，37℃培养 18～24 h 后，观察统计结果。

【实验结果观察】

观察平板中的噬斑，将每一稀释度的噬斑形成单位（pfu）记录于实验报告表格内（表 12-2），并选取 30～300 pfu 数的平板计算每毫升未稀释原液的噬菌体效价。

表 12-2　噬斑形成单位（pfu）记录表

噬菌体稀释倍数	10^2	10^4	10^6	10^8	对照
噬斑数/pfu					
噬菌体效价/（pfu/ml）*					

* 噬菌体效价（pfu/ml）=噬斑数×稀释倍数×100

【注意事项】

1. 倒双层平板的时候要迅速，因为琼脂易凝，如果倒得太慢会使琼脂糖凝固不均匀，影响噬斑的计数。

2. 在利用双层琼脂培养法制备单个噬斑时，应设置不加噬菌体只含细菌的对照。

3. 在计算噬菌体效价时，要注意控制稀释度，一般选择 30～300 pfu 的平板计数较好，pfu 太少误差比较大；太多则有可能相连，影响计数。

（谭银玲）

实验十三 细菌的形态变异实验（L型、H-O变异、S-R变异）

【实验目的】

熟悉实验室观察细菌L型变异的原理及方法，掌握常见细菌L型变异的检测方法；熟悉通过实验方法观察细菌的鞭毛变异与菌落变异现象。

【实验原理】

细菌的变异分为遗传性与非遗传性变异，前者是细菌的基因结构发生了改变，如基因突变或基因转移与重组等，故又称基因型变异；后者是细菌在一定的环境条件影响下产生的变异，其基因结构未改变，称为表型变异。基因型变异常发生于个别的细菌，不受环境因素的影响，变异发生后是不可逆的，产生的新性状可稳定地遗传给后代；相反，表型变异易受到环境因素的影响，凡在此环境因素作用下的所有细菌都出现变异，而当环境中的影响因素去除后，变异的性状又可复原，表型变异不能遗传。

细菌的变异现象涉及面很广，可发生在形态、结构、染色性、生化特性、抗原性及毒力等方面，如何区分基因型变异与表型变异必须根据情况具体分析。其中细菌形态与结构的变异包括形态变异、细菌L型变异、荚膜变异、芽胞变异、鞭毛变异及菌落变异等。

一、细菌的L型变异实验

L型细菌是指在某些理化或生物学因素作用下，细菌细胞壁的肽聚糖结构被直接破坏或合成受到抑制而形成细胞壁缺损的细菌。据报道，几乎所有的细菌，以及多种螺旋体和真菌中都有L型的存在。

L型细菌的特征主要表现在5个方面。

（1）形态学特征：革兰染色阳性变为阴性；细胞壁染色或电镜示无细胞壁，呈球形、长丝状或多形态性，形成中央厚而四周薄的"油煎蛋"样菌落。

（2）生长特征：在普通培养中不生长，而在高渗培养基（含20%人或马血清、5%NaCl、0.8%琼脂）中生长。

（3）抵抗力：耐青霉素等作用于细胞壁的抗生素。

（4）滤过性：能通过0.45μm孔径的除菌滤膜。

（5）返祖性：去除青霉素等抑制细胞壁的诱导因子外，不稳定的L型菌能返祖成原菌。由于细菌L型仍有一定的致病性，故了解细菌L型的特征对于临床工作中对疾病的诊断、治疗、康复等方面都起到重要作用。

本实验以金黄色葡萄球菌的L型变异为例，观察细菌L型变异的现象。

【实验材料】

1. 菌种：金黄色葡萄球菌，实验前接种于肉汤培养基，经37℃培养16~24 h，备用。

2. 改良Kagan培养基：牛肉浸液800 ml，蛋白胨20 g，NaCl 50 g，琼脂8 g，pH 7.4。高压蒸汽灭菌，等温度降至50℃左右时，加入无菌人血浆200 ml后倾注平板。

3. 青霉素药物纸片（100U/片）：用'新华1号'定性滤纸制备无菌的直径为6 mm

的小圆片分装于无菌小瓶内；以无菌蒸馏水将青霉素 G 稀释为 10 000 U/ml，取 1 ml 药物加入装有 100 张纸片的小瓶中，浸泡 1～2 h，然后真空干燥之。

4. 仪器及其他用具：灭菌吸头，L 型玻棒，酒精灯，37℃恒温孵箱，放大镜，显微镜。

【实验方法和步骤】

1. 在改良 Kagan 培养基上加入 0.05 ml 金黄色葡萄球菌培养物，然后以 L 型玻棒均匀涂布，待平板稍干后，取青霉素药物纸片 1 张贴于平板中央。

2. 置 37℃孵育，次日观察有无抑菌圈，每日用放大镜或在低倍镜下观察抑菌圈内有无"油煎蛋"样小菌落出现。

3. 如出现"油煎蛋"样小菌落，则挑取油煎蛋样菌落和抑菌圈外细菌分别进行革兰染色和细胞壁染色（鞣酸法），油镜下观察细菌形态、染色性及细胞壁的变化。

【实验结果观察】

1. 细菌 L 型的菌落可表现出三种形态：①L 型：呈"油煎蛋"样，菌落中心致密，较厚，透光度低，也称油煎蛋样 L 型菌落；外边较疏松，较宽，由透明颗粒组成；②G 型：菌落无核心，由透明颗粒组成，也称颗粒型 L 型菌落；③F 型：菌落有核心，呈"油煎蛋"样，但周边呈透明丝状，也称丝状型 L 型菌落。

2. 抑菌圈内出现油煎蛋样小菌落，细菌革兰染色阴性，呈圆球体、长丝体或环形等多形性，全菌呈紫色，细胞壁染色多为浓染，显示细胞壁存在不同程度缺陷；而抑菌圈外菌落较大呈圆形，细菌革兰染色阳性，呈球状，菌体外周紫色，胞质无色或淡紫色，两种细菌对比差异明显。

【注意事项】

1. 使用 L 型玻棒前应灼烧灭菌，待冷却后使用；涂布时需动作轻柔，勿压伤培养基。

2. 革兰染色和细胞壁染色（鞣酸法）时需注意相关操作规则。

二、细菌的鞭毛变异实验

鞭毛变异指的是细菌失去鞭毛的变异。将有鞭毛的普通变形杆菌点种在琼脂平板上，由于鞭毛的动力使细菌在平板上弥散生长，出现迁徙现象，菌落形似薄膜（德语 hauch 意为"薄膜"），故称 H 菌落。若将此菌点种在含 0.1%苯酚的培养基上，细菌失去鞭毛，只能在点种处形成不向外扩展的单个菌落，称为 O 菌落（德语 Ohne hauch 意为"无薄膜"）。通常将失去鞭毛的变异称为 H-O 变异。此变异是可逆的，失去鞭毛的细菌在无石炭酸的培养基上又可长出鞭毛。

本实验以变形杆菌的 H-O 变异为例，观察细菌鞭毛变异的现象。

【实验材料】

1. 菌种：变形杆菌 18～24 h 肉汤培养物。

2. 培养基：普通固体 LB 平板，0.1%苯酚平板。

3. 其他：接种环，酒精灯，37℃培养箱等。

【实验方法和步骤】

1. 用接种环分别在 1 块固体 LB 平板和 1 块 0.1%苯酚平板边缘点种 3 处变形杆菌

肉汤培养物。

2. 将两块平板置于 37℃培养箱内培养 18~24 h，观察结果。

【实验结果观察】

在固体 LB 平板上，变形杆菌形成以接种点为中心、厚薄交替的同心圆菌苔，即迁徙生长现象；而在 0.1%苯酚平板上，变形杆菌仅于接种点处生长形成不向外扩展的单个菌落，无迁徙现象发生。

【注意事项】

利用接种环在固体平板上点种变形杆菌肉汤培养物时，切勿损伤培养基表面，并注意接种点的均匀分布。

三、细菌的菌落变异实验

菌落变异指的是细菌菌落由光滑（smooth，S）型向粗糙（rough，R）型的转变。S型菌落表面光滑、湿润、边缘整齐。细菌经人工培养多次传代后菌落表面变为粗糙、干燥、边缘不整，即从光滑型变为粗糙型，称为 S-R 变异。S-R 变异常常是由于失去荚膜或者 LPS 的特异性多糖而引起的。变异时不仅菌落的特征发生改变，而且细菌的理化性状、抗原性、代谢酶活性及毒力等也发生改变。革兰阴性菌如果失去细胞壁上的 LPS，则细菌将失去特异性 O 抗原，出现抗原性的改变。例如，宋内志贺菌具有两个变异相，Ⅰ相为 S 型菌落，多从急性痢疾患者中分离到；而Ⅱ相为 R 型菌落，常由慢性患者或带菌者体内分离出。

本实验以伤寒沙门菌的 S-R 变异为例，观察细菌的菌落变异现象。

【实验材料】

1. 菌种：S 型伤寒沙门菌 18~24 h 肉汤培养物。

2. 培养基：普通固体 LB 平板，0.1%苯酚平板。

3. 其他：接种环，酒精灯，37℃培养箱等。

【实验方法和步骤】

1. 采用连续划线法，将 S 型伤寒沙门菌肉汤培养物接种于 0.1%苯酚平板，置于37℃培养箱内培养 18~24 h。

2. 挑取单个菌落转种于另一 0.1%苯酚平板，并置于 37℃培养箱内继续培养 18~24 h，同法连续转种 5 代或 6 代至菌落特性发生明显变化出现 R 型菌落。

【实验结果观察】

S 型菌落表面光滑、湿润、边缘较整齐；R 型菌落表面粗糙、干燥、有皱褶、边缘不整齐。

【注意事项】

每次培养时间不宜超过 24 h，每次转种时均需挑取单个菌落进行连续划线，直至菌落特性发生明显变化。

（谭银玲）

实验十四 细菌的药物敏感性实验（纸片法、试管法）

【实验目的】

了解药敏实验在临床实践中的重要意义，熟悉和掌握纸片法与试管法检测细菌对抗菌药物敏感性的操作程序和结果判断方法。

【实验原理】

测定抗菌药物在体外对病原微生物有无抑菌或杀菌作用的方法称为抗菌药物敏感性实验（antimicrobial susceptibility test），简称药敏实验（AST）。

药敏实验的意义在于预测抗菌治疗的效果，指导抗菌药物的临床应用，发现或提示细菌耐药机制的存在，帮助临床医生选择合适的药物避免产生或加重细菌的耐药，监测细菌耐药性，分析耐药菌的变迁，掌握耐药菌感染的流行病学，以控制和预防耐药菌感染的发生和流行。

药敏实验的方法有：①半定量，主要是纸片扩散法；②最小抑菌浓度（minimum inhibitory concentration，MIC）法。MIC 是指在与微生物生长速率有关的特定时间间隔内，通常是 18～24 h，能够抑制被测菌生长的最低药物浓度。测定 MIC 的方法包括稀释法（肉汤、琼脂）、自动化仪法、抗生素连续梯度法（E-test）及流式细胞仪法等。

一、纸片扩散法

美国 CLSI 纸片扩散法敏感实验分委会推荐的 Kirby-Bauer 法是目前公认的标准实验方法，其原理为：将含有定量抗菌药物的纸片（药敏纸片）贴在已接种待检菌的琼脂平板表面特定部位。药物借其分子的扩散力向周围琼脂中扩散，形成了随着离纸片距离加大，琼脂中的药物浓度逐渐减少的梯度浓度。其纸片周围一定区域琼脂内的药物浓度高于抑制待检菌所需浓度时，则该区域内细胞不能生长，抑菌范围外的菌株则可以生长，从而在纸片的周围形成透明的抑菌圈。药物的抑菌圈直径因受药物在琼脂中扩散速率的影响而可能不同，抑菌圈的大小可以反映测试菌对药物的敏感程度，并与该药物对测试菌的 MIC 呈负相关，即抑菌圈越大，MIC 越小。

【实验材料】

1. 菌种：金黄色葡萄球菌、大肠埃希菌或临床分离的菌株，接种于非选择性培养基（如血琼脂）平板上，18～24 h 后形成单个菌落。

2. 培养基：M-H（Mueller-Hintion）培养基，pH 7.2～7.4，制作成琼脂厚度 4 mm、直径 90 mm 的平板。

3. 试剂：无菌生理盐水，0.5 麦氏标准比浊管（McFarland standard，相当于 $1.5×10^8$ cfu/ml）。

4. 抗菌药物纸片：选用直径 6.35 mm、吸水量 20 µl 的专用药敏纸片，包括 SXT（复方新诺明）、FOX（头孢西丁）、AK（阿米卡星）、LEV（左氧氟沙星）等。

5. 其他：无菌棉拭子、镊子、毫米尺、接种环。

【实验方法和步骤】

1. 挑取已孵育 18～24 h 的单克隆菌落，置于生理盐水管中，振荡混匀后校正浓度至 0.5 麦氏标准。

2. 用无菌棉拭子蘸取菌液，在试管内壁旋转挤去多余菌液；然后在 M-H 琼脂表面均匀涂布接种 3 次，每次旋转平板 60°；最后沿平板内缘涂抹 1 周。

3. 平板在室温下干燥 3~5 min，用无菌镊子将含药纸片紧贴于琼脂表面并轻压，使纸片与琼脂表面完全接触。各纸片中心相距应大于 24 mm，纸片距平板内缘大于 15 mm。纸片贴上后就不能再移动位置。

4. 37℃孵育 16~24 h，取出平板，量取抑菌圈直径。

5. 根据抑菌环的直径，按照临床实验室标准化委员会（Clinical and Laboratory Standards Institute，CLSI）标准判读，报告敏感、中介或耐药。

【实验结果观察】

平板置于黑色无反光背景上，从平板背面测量抑菌圈的直径（包含纸片的直径），以毫米数报告（取整数）。根据 CLSI 判定标准，抑菌圈直径大小的解释有以下三种。

（1）敏感（sensitive，S）：表示当对感染部位使用推荐剂量时，该菌株通常被抗微生物药物浓度可达到的水平所抑制。

（2）中介（intermediate，I）：表示这些菌株，其抗微生物药物 MIC 接近于血液和组织中通常可达到的水平，而抗微生物药治疗的反应率可能低于敏感株。"中介"分类意味着药物在生理浓集部位具有临床效力（如尿液中的喹诺酮类和 β-内酰胺类），或者可用高于正常剂量的药物进行治疗（如 β-内酰胺类）。此分类还包括一个缓冲区，它可以避免微小的、未能控制的技术因素造成重大的结果解释错误，特别是对那些药物毒性范围窄的药物。

（3）耐药（resistance，R）：指按常规剂量表（表 14-1），在抗微生物药通常可达到的浓度时，菌株不能被抑制；或/和表明抑菌圈直径缩小到菌株可能产生了特殊的微生物耐药机制（如 β-内酰胺酶）的范围内，并且治疗研究显示药物对菌株临床疗效并不可靠。

表 14-1　纸片法（K-B 法）药敏标准（源自 2010 版 CLSI）

抗菌药	大肠杆菌				葡萄球菌			
	纸片含量/µg	抑菌圈直径/mm			纸片含量/µg	抑菌圈直径/mm		
		S	I	R		S	I	R
氨苄西林	10	≥17	14~16	≤13	10	≥17	14~16	≤13
甲氧西林	10	≥15	12~14	≤11	10	≥15	12~14	≤11
头孢他啶	30	≥18	15~17	≤14	30	≥18	15~17	≤14
头孢唑肟	30	≥20	15~19	≤14	30	≥20	15~19	≤14
亚胺培南	10	≥16	14~15	≤13	10	≥16	14~15	≤13
美洛培南	10	≥16	14~15	≤13	10	≥16	14~15	≤13
庆大霉素	10	≥15	13~14	≤12	10	≥15	13~14	≤12
妥布霉素	10	≥15	13~14	≤12	10	≥15	13~14	≤12
阿米卡星	30	≥17	15~16	≤14	30	≥17	15~16	≤14
卡那霉素	30	≥18	14~17	≤13	30	≥18	14~17	≤13
四环素	30	≥15	12~14	≤11	30	≥15	12~14	≤11
多西环素	30	≥14	11~13	≤10	30	≥14	11~13	≤10
环丙沙星	5	≥21	16~20	≤15	5	≥21	16~20	≤15
氧氟沙星	5	≥16	13~15	≤12	5	≥16	13~15	≤12
甲氧苄啶	5	≥16	11~15	≤10	5	≥16	11~15	≤10
氯霉素	30	≥18	13~17	≤12	30	≥18	13~17	≤12

【注意事项】

1. 细菌悬液制备后 15 min 内接种至 M-H 琼脂平板。

2. 抑菌圈的界限应该是以肉眼观察没有明显的可见细菌生长区域,在抑菌圈边缘微弱生长的、仅能在放大镜下才能观察到的细小菌落应忽略。

3. 若抑菌圈内存有清晰的菌落,则该菌落可能为抗药性变种或其他不同细菌,如果证实该菌落为抗药性变种,即使有很大的抑菌环,也视为抗药。

4. 抑菌圈外围长满厚苔,抑菌圈内又长一层薄薄的细菌层,虽与抑菌圈外反差大,界限明显,但结果不好判读,这往往是因为分离的致病菌中污染有多种其他微生物。

5. 细菌生长不成片,有部分无细菌生长,抑菌圈周围界限不明显,或菌圈形状不成圆形,难以测定抑菌圈大小,这种现象多数是致病菌量太少造成的,一般 90 mm 直径的培养皿用 1 ml 菌液量就够,菌液浓度一般用肉眼观察比较混浊即可。

6. 每批实验均应做标准株对照,只有对照标准株的敏感度符合标准,实验结果才是可靠的。

7. 实际操作中有时会出现药敏实验结果与临床治疗结果不符,最常见的原因是分离的细菌不是真正的致病菌,而对一些营养苛求的致病菌也易出现这种误诊。所以通过流行病学调查、病理检验及实验室检查做出综合判定后,再进行药敏实验是非常必要的。

二、肉汤稀释法

以肉汤液体培养基将抗生素作不同浓度的稀释,然后接入待检菌,定量测定抗菌药物对被测菌的最小抑菌浓度(MIC)。MIC 可用于评价该药物的抑菌性能,这是抗菌药物最基本的药效数据。

【实验材料】

1. 菌种:金黄色葡萄球菌、大肠埃希菌或临床分离的菌株,接种于非选择性培养基(如血琼脂)平板上,18~24 h 后形成单个菌落。用 M-H 肉汤将上述菌悬液进行 1:100 稀释后备用。注意应在 15 min 内接种完配制好的接种物,并取一份接种物在非选择性琼脂平板上传代培养,以检查接种物纯度。

2. 培养基:M-H(Mueller-Hintion)肉汤,pH 7.2~7.4。

3. 试剂:抗菌药物储存液(浓度不应低于 1000 μg/ml,如 1280 μg/ml),无菌生理盐水,0.5 麦氏标准比浊管(McFarland standard,相当于 1.5×10^8 cfu/ml)

4. 其他:无菌移液管,恒温培养箱。

药敏实验用抗菌药物浓度范围:根据 CLSI 抗菌药物敏感性实验操作标准,药物浓度范围应包含耐药、中介和敏感分界点值,特殊情况例外。

【实验方法和步骤】

1. 取无菌试管(13 mm×100 mm)12 支,排成一排,除第 1 管加入 1.6 ml M-H 肉汤外,其余每管加入 M-H 肉汤 1 ml;在第 1 管加入抗菌药物原液(如 1280 μg/ml)0.4 ml 混匀,然后吸取 1 ml 至第 2 管,混匀后再吸取 1 ml 至第 3 管,如此连续倍比稀释至第 11 管,并从第 11 管中吸取 1 ml 弃去,第 12 管为不含药物的生长对照。此时各管药物浓度依次为 256 μg/ml、128 μg/ml、64 μg/ml、32 μg/ml、16 μg/ml、8 μg/ml、4 μg/ml、2 μg/ml、

1 µg/ml、0.5 µg/ml、0.25 µg/ml。然后在每管内加入上述制备好的细菌接种物各 1 ml，使每管最终菌液浓度约为 $5×10^5$ cfu/ml。最终第 1 管至第 11 管药物浓度分别为 128 µg/ml、64 µg/ml、32 µg/ml、16 µg/ml、8 µg/ml、4 µg/ml、2 µg/ml、1 µg/ml、0.5 µg/ml、0.25 µg/ml、0.125 µg/ml。

2. 将接种好的试管塞好塞子，混匀，置 35℃培养箱中孵育 16～18 h。

【实验结果观察】

以肉眼观察，药物最低浓度管无细菌生长者，即为受试菌的 MIC。根据 CLSI 推荐的分界点值标准（表 14-2），判断耐药（R）、敏感（S）或中介（I）。

表 14-2　肉汤稀释法药敏标准（源自 2010 版 CLSI）

抗菌药	大肠杆菌 MIC/（µg/ml）			葡萄球菌 MIC/（µg/ml）		
	S	I	R	S	I	R
氨苄西林	≤8	16	≥32	≤0.25	—	≥0.25
甲氧西林	≤8	16	≥32	≤8	—	≥16
头孢他啶	≤8	16	≥32	≤8	16	≥32
头孢唑肟	≤8	16	≥32	≤8	16～32	≥64
亚胺培南	≤4	8	≥16	≤4	8	≥16
美洛培南	≤4	8	≥16	≤4	8	≥16
庆大霉素	≤4	8	≥16	≤4	8	≥16
妥布霉素	≤4	8	≥16	≤4	8	≥16
阿米卡星	≤16	32	≥64	≤16	32	≥64
卡那霉素	≤16	32	≥64	≤16	32	≥64
四环素	≤4	8	≥16	≤4	8	≥16
多西环素	≤4	8	≥16	≤4	8	≥16
环丙沙星	≤1	2	≥4	≤1	2	≥4
氧氟沙星	≤2	4	≥8	≤1	2	≥4
甲氧苄啶	≤8	—	≥16	≤8	—	≥16
氯霉素	≤8	16	≥32	≤8	16	≥32

【注意事项】

1. 根据 CLSI 抗菌药物敏感性实验操作标准，药敏实验用抗菌药物浓度范围应包含耐药、中介和敏感分界点值，特殊情况例外。

2. 在读取和报告所测试菌株的 MIC 前，应检查生长对照管的细菌生长情况是否良好，同时还应检查接种物的传代培养情况以确定其是否污染，质控菌株的 MIC 值是否处于质控范围。

3. 结果最好在 12～18 h 观察。培养时间过长，被轻度抑制的细菌可重新开始生长；某些抗菌药物不稳定，培养时间过长使其抗菌活性降低，甚至消失，从而增高 MIC 值。

（谭银玲）

实验十五　细菌耐药性质粒转化实验（化学转化和电转化）

【实验目的】

了解细菌耐药的遗传学机制及耐药基因产生与转移的途径，熟悉质粒转化的原理，掌握细菌耐药性质粒转化的方法。

【实验原理】

细菌耐药性是指细菌与抗菌药物多次接触后，对药物的敏感性下降甚至消失，致使抗菌药物对耐药菌的疗效降低或无效。随着抗菌药物在临床上广泛应用，越来越多细菌对抗菌药物产生耐药性，已成为世界抗感染治疗领域面临的严峻问题。

从遗传学的角度，细菌耐药性可分为固有耐药性和获得耐药性。前者是指细菌对某些抗菌药物的天然不敏感，故也称为天然耐药性，主要是由于位于细菌染色体上的耐药基因造成的；后者是指细菌通过基因突变、基因的转移与重组等方式获得了耐药性表型。

细菌的耐药性多是通过基因转移而获得的。携带耐药基因的可移动遗传元件主要有质粒、转座子、噬菌体、整合子等。耐药基因可通过接合、转导、转化及转座等方式在不同的细菌间转移。这些方式获得耐药性概率高，形成后较稳定，是引起耐药性播散的主要原因。

质粒是细菌染色体以外的遗传物质，携带有耐药性基因的质粒称为耐药性质粒，耐药质粒主要通过细菌之间的接合与转化作用进行传递。转化作用是在一定条件下，一种特定的 DNA 分子（供体或称转化因子）转入到一定的细菌体内（受体菌），使其发生遗传性状改变的过程。转化要求受体菌必须处于感受态（competence），即细胞处于能够吸收外源 DNA 的状态。此时细胞表面暴露出一些可接受外来 DNA 的位点，细胞膜通透性增加，受体细胞的修饰酶活性最高，而限制酶活性最低，使转入的 DNA 分子不易被切除或破坏。

根据转化发生的方式，可分为自然转化和人工转化。在自然条件下发生的转化作用，出现在细胞一定的生长阶段，受细菌自身的基因控制；通常情况下质粒的自然转化效率较低，转化是否成功及转化效率的高低主要取决于供体菌株和受体菌株之间的亲缘关系。许多细菌包括大肠埃希菌和鼠伤寒沙门菌等均无自然转化的能力，但经人工诱导可使其形成感受态，吸收外源 DNA，即人工转化。人工转化不由细菌自身的基因所控制，并且质粒的转化效率比自然转化高得多。人工转化包括化学转化（chemical transformation）和电转化（electro transformation）。

一、化学转化法转化大肠杆菌

化学转化是指对数生长期的细菌培养物，经过钙、镁等化学物质的处理后成为感受态细胞，具有摄取外源性 DNA 的能力。常用的方法是 Ca^{2+} 低渗休克处理制备感受态细菌。在 $CaCl_2$ 溶液中，细胞会发生膨胀，Ca^{2+} 会使细胞膜磷脂双分子层形成液晶结构，促使细胞外膜与内膜间隙中的部分核酸酶解离开来，离开所在区域，诱导细胞成为感受态细胞。在转化过程中，Ca^{2+} 能与外源的 DNA 分子结合，形成抗脱氧核糖核酸酶的羟基-磷酸钙复合物，并黏附在细菌细胞膜的外表面上。当 42℃热激短暂处理细菌细胞时，细胞膜的液晶结构会发生剧烈扰动，并随机出现许多间隙，为质粒等 DNA 分子提供进入细胞的通道。化学转化法操作简单，不需要特殊设备，转化效率足以满足一般实验的需要，故使用范围非常广。

本实验利用化学转化技术使含有氨苄青霉素（AMP）抗性基因的耐药质粒 pET-19b 进入对 AMP 敏感的大肠埃希菌 JM109 中，耐药基因表达，从而产生抗 AMP 的耐药菌株。

【实验材料】

1. 菌种：*E. coli* JM109，新鲜制备单菌落。

2. 质粒：pET-19b（100 μg/ml）。

3. 培养基：含 AMP 的 LB 平板（AMP 终浓度为 100 μg/ml），LB 液体培养基。

4. 试剂：0.1 mol/L CaCl$_2$（灭菌），无菌双蒸水。

5. 器材及仪器：可调移液器及消毒吸头，L 型玻棒，消毒离心管，超净工作台，恒温水浴箱，高速冷冻离心机，恒温摇床。

【实验方法和步骤】

（一）感受态细胞的制备

1. 从 LB 平板上挑取 *E. coli* JM109 单菌落，接种于 5 ml LB 培养基中，37℃振荡培养过夜。

2. 次日取菌液 1 ml 接种于 100 ml 新鲜 LB 培养基中，37℃，220 r/min 振荡培养 2～3 h 后，待 A$_{600}$ 值达到 0.3～0.4 时将培养瓶置于冰浴 10～15 min。

3. 将菌液转移到一个灭菌处理过的冰预冷的 50 ml 离心管中，4000 *g*、4℃离心 10 min，弃上清，将管倒置于滤纸使最后的残留液体流尽。

4. 加 5 ml 预冷已过滤除菌的 0.1 mol/L CaCl$_2$ 重悬菌体，置冰浴 30 min；4℃、4000 *g* 离心 10 min，弃上清。

5. 加入 5 ml 预冷的 0.1 mol/L CaCl$_2$，轻轻悬浮细胞，冰浴 20 min。

6. 分装至 50 μl/管，感受态细胞制备完成（现用或者–80℃保存）。

（二）耐药质粒的转化

1. 取新配制的 50 μl 感受态细胞悬液 2 管，分别加入 2 μl 的 pET-19b 质粒 DNA 和无菌双蒸水（阴性对照），轻轻旋转以混合内容物，在冰上放置 30 min。

2. 42℃热激 90 s，然后迅速置冰浴 5 min，中途不要摇动离心管。

3. 每管加 450 μl 无抗生素的 LB 培养基，于 37℃空气摇床中以 50 r/min 振摇 45 min，使细菌复苏。

4. 每管取 200 μl 加至含 AMP 的 LB 平板上，用 L 型玻棒涂布均匀，室温放置 20 min，使液体吸收，然后 37℃倒置培养 12～16 h 至单菌落形成。次日观察结果。

【实验结果观察】

在含 AMP 的 LB 平板上有菌落生长者即为转化细菌，未转化细菌（阴性对照）无菌落生长。

【注意事项】

1. 感受态细胞很脆弱，因此制备感受态细胞时，动作一定要轻，禁止剧烈的振摇或吹打。

2. 热激时间要准确，水浴尽可能不要流动，热激后应迅速放回冰上。

3. 于37℃复苏细菌时，不能加抗生素，摇动也不能太过于剧烈。

4. 细菌铺板密度过高或培养时间过长，会使一些未转化的细菌也形成菌落；如将AMP的浓度提高可使情况有所改善，但不能彻底消除。

5. 对照的设置对于评价转化结果非常重要，将10 μl感受态细胞分别涂布于不含抗生素或含有抗生素的平板上，如果感受态细胞没有问题，则应该在不含抗生素的平板上生长，而在含有抗生素的平板上不能生长。

二、电转化法转化铜绿假单胞菌

电转化亦称电穿孔（electroporation），是指在高强度、短时间的电压作用之下，外源性物质克服细胞膜的阻碍而进入细胞，即利用瞬时高压电流（数千伏特）处理细胞悬浮液，细胞膜被极性化，会产生跨膜电位差。若这种电位差超过细胞膜所能承受的阈值，可使膜出现瞬时可逆性的结构变化，在细胞膜上会暂时形成小孔，允许像DNA这样的外源性大分子进入，从而成功转化。做电击转化时，悬液中有大部分细胞会因电击而死亡；但是这种方法很直接，在保持细胞高存活率的前提下，电穿孔可以大大提高外源物质进入细胞的效率。

电转化也需要制备感受态细胞，常常用冰冷的超纯水多次洗涤处于对数生长前期的细胞，以使细胞悬浮液中应含有尽量少的导电离子。本实验利用电转化技术使含有四环素（Tet）抗性基因的耐药质粒pET-26b进入对Tet敏感的铜绿假单胞菌PAO1中，耐药基因表达，从而产生抗Tet的耐药菌株。

【实验材料】

1. 菌种：铜绿假单胞菌PAO1，制备新鲜单菌落。

2. 质粒：pET-26b（100 μg/ml）。

3. 培养基：含Tet的LB平板（Tet终浓度为50 μg/ml），LB液体培养基。

4. 试剂：10%灭菌甘油，无菌双蒸水。

5. 器材及仪器：电转化杯，可调移液器及消毒吸头，L型玻棒，消毒离心管，超净工作台，恒温水浴箱，高速冷冻离心机，恒温摇床，电转化仪。

【实验方法和步骤】

（一）感受态细胞的制备

1. 挑取新鲜培养的铜绿假单胞菌PAO1单菌落接种于5 ml不含四环素（Tet）的LB液体培养基中，37℃，160 r/min振摇培养过夜。

2. 次日按1∶100的比例转种于200 ml高压灭菌的新鲜LB液体培养基中，37℃，160 r/min振荡培养，定时监控OD_{600}值（培养1 h后每0.5 h测定一次），至OD_{600}值达到1.2～1.5。

3. 取出摇瓶，冰上放置20 min，5000 g、4℃离心15 min，弃上清。

4. 沉淀中加入100 ml冰预冷的10%灭菌甘油，重悬细菌；5000 g、4℃离心20 min，弃上清。

5. 沉淀中加入 50 ml 冰预冷的 10%甘油，重悬细菌；5000 *g*、4℃离心 20 min，弃上清。

6. 沉淀中加入 10 ml 冰预冷的 10%甘油，重悬细菌；5000 *g*、4℃离心 20 min，弃上清。

7. 用 1 ml 10%甘油重悬细菌，将制好 PAO1 的细菌感受态细胞分装成 50 μl/管，做标记后，于–80℃保存备用。

（二）耐药质粒的转化

1. 从–80℃冰箱中取出 50 μl 的电转化感受态细菌 2 管，置于冰上解冻；分别加入 1 μl 的 pET-26b 质粒 DNA 和无菌双蒸水（阴性对照），轻轻吹打混匀，冰上放置 10 min。

2. 将混合物转移至已预冷的 0.1 cm 电转化杯中，轻轻敲击电转化杯使混合物均匀进入电转化杯的底部；设置电转参数：电压 1.8 kV，电容 25 μF，电阻 200 Ω。

3. 将电转化杯推入电转化仪，按一下 Pulse 键，听到蜂鸣声后，向电转化杯中迅速加入 1 ml 的 LB 液体培养基，重悬细胞。

4. 将细菌悬液转移到一支 10 ml 的试管中，37℃、80 r/min 振荡培养 1 h 以复苏细胞。

5. 分别取 200 μl 菌液涂布于含 Tet 的 LB 平板，37℃培养过夜，次日查看转化结果。

【实验结果观察】

在含 Tet 的 LB 平板上有菌落生长者即为转化细菌，未转化细菌（阴性对照）无菌落生长。

【注意事项】

1. 准确测定 OD_{600} 值为 1.2～1.5，一般为对数生长中期的细菌，细菌浓度不应超过 10^7 cfu/ml。为了准确测定 OD_{600} 值，建议将菌液稀释不同浓度测定（1 倍、2 倍、4 倍、8 倍、16 倍稀释，看其 OD_{600} 值是否呈线性关系）。每个倍数做 3～5 个重复，可以大致推断 OD_{600} 值是否准确！菌液看上去混浊，但 OD_{600} 值不高，很可能稀释倍数不够！

2. 电转杯重复使用可能对转化效率有一定的影响。电转杯需清洁处理：将电转杯用蒸馏水冲洗后，向电转杯中加入 75%乙醇浸泡 2 h；弃去乙醇，再用蒸馏水冲洗 2～3 遍，然后用 1 ml 的枪吸取超纯水反复吹打电转杯 10 遍以上；加入无水乙醇 2 ml 于电转杯中，浸泡 30 min；弃去无水乙醇，于通风橱内挥干乙醇；将清洗好的电转杯放入–20℃冰箱内待用。使用前将电转杯放在超净台上，开启紫外，边吹风晾干，边进行紫外照射。

3. 电击时，参数数可以预先摸索。电击所有过程都要尽量在冰上进行，电击时间一般控制在 5 ms 左右。

（谭银玲）

第四章　动物实验

动物实验是微生物学实验的基本技术之一，有时是其他方法所不能取代的。其主要用途有：分离、鉴定病原微生物；测定毒力；制备抗原和各类免疫血清；鉴定生物制品；探讨发病机制等。动物实验的优点是接种方法简便，动物观察方便，动物发病和死亡指标明确，是良好的实验模型；缺点是管理较繁杂，存在着动物本身内源性病原体的干扰等。

实验十六　小鼠腹腔接种方法
——金黄色葡萄球菌小鼠腹腔接种方法

【实验目的】

1. 掌握小鼠抓取、腹部消毒的正确方法。

2. 掌握小鼠腹腔接种的基本操作方法。

3. 掌握细菌感染小鼠实验的菌体操作。

【实验原理】

金黄色葡萄球菌是引起人类感染的重要条件致病菌之一，可以引起人类皮肤和软组织化脓性感染、脓毒症、败血症、毒性休克综合征等，可危及人类生命。金黄色葡萄球菌可以合成并分泌多种毒力因子致病，如破坏细胞膜的各种溶血素、蛋白酶、酯酶、肠毒素、超抗原等。不同菌株携带毒力因子的种类及其表达水平的高低与菌株的毒力密切相关。小鼠对多种病原体都比较敏感，大量用于病原体致病性、毒力、感染模型的建立及病原体与宿主相互作用的研究等。静脉注射和腹腔注射是小鼠最常见的两种接种途径，小鼠的尾静脉注射相对难度较大，而腹腔注射操作简单，实验结果稳定，所以被广泛应用。本实验通过小鼠腹腔注射金黄色葡萄球菌，比较不同金黄色葡萄球菌菌株的毒力。

【实验材料】

1. 菌种：金黄色葡萄球菌。

2. 溶液和试剂：75%乙醇、碘伏、无菌生理盐水。

3. 其他：镊子、无菌棉球、无菌注射器（1 ml）、手套、小鼠笼、无菌麦氏管、比浊仪。

【实验方法和步骤】

（一）小鼠的选择

1. 小鼠来源品系均应相同，健康雌性无孕，体表无伤，毛色光滑，眼睛红亮，活动自如，6～8 周龄，体重 17～20 g 。

2. 应尽量选择雌性小鼠，因为雄性小鼠性格暴躁时常打斗；如确实需要选择雄性小鼠，则应分笼饲养。

（二）金黄色葡萄球菌菌液稀释

1. 用标准比浊管调试比浊仪至读数为 0.5。

2. 37℃摇床振荡培养过夜菌液按 1：100 接种于无抗 TSB 液体培养基中，37℃培养至对数生长中期（约 6 h），在无菌比浊管中加入 10 ml 无菌生理盐水，加入菌液至 0.5 麦氏浓度（此时菌量约为 10^8 cfu/ml）。

3. 按 100 μl/只剂量皮下注射小鼠，正常条件下养殖，观察。

（三）腹腔注射的方法

1. 小鼠的抓取：右手抓住小鼠尾巴，左手握小鼠，用拇指、食指顺小鼠尾部轻轻滑向小鼠颈背部，顺势捏住颈背部皮肤（图 16-1）。用无名指及小指固定其尾和后肢，腹部向上，头部向下，充分暴露腹部。这样腹腔中的器官就会自然倒向胸部，可防止注射器刺入时损伤大肠、小肠等器官（图 16-2）。

2. 先用无菌棉球或棉签蘸取 75%乙醇消毒小鼠皮肤，再用碘伏消毒（图 16-3）。

3. 在左下腹部离腹白线约 0.5 cm 处将注射针刺入皮下，沿皮下向前推进 3～5 cm，然后使针头与小鼠腹部约成 30°角刺入腹腔，针头刺入的速率要快，刚开始刺时会有一种明显的抵抗力，那是因为鼠皮具有韧性，后来突然会有一种抵抗力消失的感觉，说明针头已刺入腹腔内，轻拉针筒，如确认无血液或肠内容物流入，说明没有刺入腹部脏器，此时就可以开始进药，注入菌液 0.1 ml（图 16-4）。

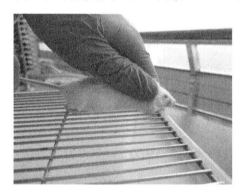 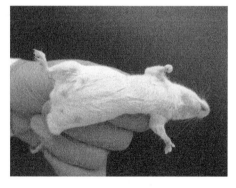

图 16-1　腹腔注射法（一）（彩图请扫封底二维码）　图 16-2　腹腔注射法（二）（彩图请扫封底二维码）

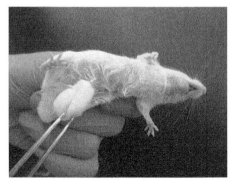 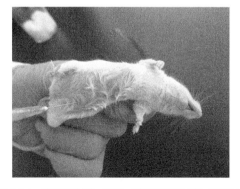

图 16-3　腹腔注射法（三）（彩图请扫封底二维码）　图 16-4　腹腔注射法（四）（彩图请扫封底二维码）

4. 注射完毕后，缓缓拔出针头，并轻微旋转针头，防止漏液。

5. 拔出针头对腹部注射点进行消毒处理。

6. 小鼠腹腔注射的给药容积一般为 $5\sim10\ \mu l/g$。

【实验结果观察】

1. 24 h 内观察小鼠有无皮毛耸立、寒战、运动迟缓等情况，如有说明小鼠腹腔内有炎症反应。

2. 一周内每天观察并记录小鼠食欲、体重等情况。

3. 一周内每天观察并记录小鼠死亡及存活情况。

4. 实验完毕后，根据实验要求可将小鼠直接处死或解剖，小鼠尸体必须浸入 3% 来苏儿液内，然后交给指定部门集中处理。

【注意事项】

1. 实验中能控制的因素尽量使之均衡化，难以控制的因素也应力求严格随机化。分组时应先将不同性别分开，再将不同体重分开，然后随机分配，此法称为分层随机分组法。

2. 在实验过程中应详细记录动物的中毒症状及可能致死原因，必要时解剖死亡动物肉眼观察，如发现有组织病变时，可进行组织学检查，通常动物死亡多出现在注射后 1~2 日内，但全部实验应观察 7 日以上，如遇有迟发性或进行性中毒反应时，需根据实际情况延长观察时间。若发现中毒反应和死亡率对不同动物性别有明显差别，则应选择比较敏感的性别进行实验。

3. 注射时，小鼠头部一定呈低位，尾部稍稍提起，使内脏前移。针头刺入小鼠腹腔内一般不超过 1 cm，如刺入过浅，不易刺破腹腔壁，过深的话就容易刺破内脏。

4. 切勿将针头刺入皮肤就向上挑起，这是一种不正确的操作手法。首先，针头刚插入皮肤时可能还没刺破腹腔壁，此时挑起注射往往只是将药液注射在皮下，而皮下注射和腹腔注射是两种不同的给药途径。另外，针头挑起后，一不小心就容易从皮肤上掉出，致使注射不能成功。

5. 要按操作规程要求进行操作，不得擅自创新或改变注射方法。操作要大胆，心要细，注射时应做到"稳、准、狠"，保证注射过程的顺利完成。

6. 如注射液有遗漏，应及时消毒处理，以免造成小鼠体外污染。

7. 如操作者不小心被注射器刺伤，应及时消毒处理或到医疗单位进行妥善处理。

（尚伟龙）

实验十七 小鼠尸体解剖与细菌学检查
——金黄色葡萄球菌感染小鼠尸体解剖与细菌学检查

【实验目的】

1. 掌握小鼠尸体解剖的基本方法。

2. 掌握金黄色葡萄球菌感染小鼠的细菌学检查方法。

【实验原理】

医学微生物学动物实验中，特别是在进行病原微生物致病性或致病机制的研究时，实验小鼠经接种后死去或予以处杀后，应对其尸体进行剖检，以观察其病变情况，并可取材保存或进一步做微生物学、病理学、组织学等检查。为明确小鼠死亡原因，研究微生物的致病机制、小鼠脏器细菌定殖量等，常需对实验小鼠进行解剖研究。实验小鼠死亡后，解剖越早越好。如不及时进行解剖，则肠内各种细菌可通过肠壁扩散至各器官中，对后续研究产生很大的不良影响。同时，小鼠个体死亡后的组织自溶往往也会影响对病理变化的观察，严重者可导致整个动物实验失败。金黄色葡萄球菌感染人体常累及人体各个器官，如肾、肺、肝、心等脏器，研究金黄色葡萄球菌感染小鼠各脏器的细菌载量，对研究金黄色葡萄球菌的致病性、毒力、细菌与宿主相互作用有重要意义。本实验通过对金黄色葡萄球菌感染小鼠尸体解剖，对小鼠不同脏器的细菌定殖量进行分析，从而掌握细菌感染小鼠尸体解剖与细菌学检查方法。

【实验材料】

1. 溶液和试剂：3%来苏儿液、75%乙醇、2%的碘酒、无菌 PBS（含 1% Triton X-100）、10%福尔马林液、生理盐水、结晶紫、碘液、95%乙醇、稀释复红、TSB 液体培养基。

2. 其他：无菌镊子、无菌剪刀、无菌 EP 管、无菌手术刀、无菌组织匀浆器、无菌接种环、血琼脂培养基、无菌试管、载玻片、解剖板。

【实验方法和步骤】

1. 断颈法处死小鼠：用右手抓住鼠尾根部并将其提起，放在鼠笼盖或其他粗糙面上，用左手拇指、食指用力向下按压鼠头及颈部，右手抓住鼠尾根部用力拉向后上方，造成颈椎脱臼，脊髓与脑干断离，实验小鼠立即死亡。

2. 先用肉眼观察动物体表的情况，并留心观察接种部位有无变化。

3. 将死亡小鼠尸体浸入 3%来苏儿液内 15 min，或用 3%来苏儿液浸擦尸体的颈胸腹部的皮毛。

4. 将小鼠尸体仰卧固定于解剖板上，充分露出胸腹部。

5. 以无菌镊子及剪刀自耻骨联合至颈部沿腹中线剪开皮肤，同时在腹部作两横切口，将皮肤分开。

6. 用75%乙醇棉球擦净已暴露的表面，另取一套无菌器械（或将器械烧灼灭菌后），自胸骨下缘至耻骨联合部切开，并作两横切口，使腹部内脏暴露。以无菌接种环取腹腔的渗出液，接种在培养基上。再仔细检查脏器，如肝、脾、肠、肠系膜、肾等有无出血、水肿等肉眼可见的病理变化。同时将待检组织器官取出，用手术刀分割成两部分，一部分浸入含装有无菌 1% Triton X-100 PBS 液的无菌 EP 管中，称量所取组织重量，并记录；

另一部分浸入 10%福尔马林液。

7. 将浸入含无菌 1% Triton X-100 PBS 液中的组织块放入无菌组织匀浆器中，研磨均匀。匀浆液用含 1% Triton X-100 的无菌 PBS 液倍比稀释，取不同稀释度的稀释液 100 μl 涂布于血琼脂培养基上，37℃培养 16～24 h，观察结果。浸入 10%福尔马林液的组织块可用于后续组织病理学研究。

8. 经剖检后的动物尸体应妥善处理，以免病菌散播传染，最好火化或高压灭菌，或者深埋，若是小白鼠尸体亦可浸泡于 3%来苏儿液中杀菌，然后交给指定部门集中处理。

9. 对过夜培养的血琼脂培养基上的细菌进行计数，观察菌落形态、大小、颜色、有无溶血等现象。

10. 对细菌进行革兰染色。

（1）涂片：在载玻片上滴一滴生理，用接种环从血琼脂培养基上取一个菌落，研磨均匀涂成一薄层。

（2）干燥：涂片后在室温下自然干燥，也可在酒精灯上略加温，使之迅速干燥，但勿靠近火焰。

（3）固定：常用高温进行固定。即手持载玻片一端，标本面朝上，在灯的火焰外侧快速来回通过 3～4 次，共 3～4 s。要求玻片温度不超过 60℃，以玻片背面触及手背皮肤不觉过烫为宜，放置待冷后染色。

（4）染色：

① 初染：加结晶紫一滴，约 1 min，水洗。

② 媒染：滴加碘液覆盖约 1 min，水洗。

③ 脱色：将载玻片上的水甩净，并衬以白背景，用 95%乙醇滴洗至流出乙醇刚刚不出现紫色时为止，约 30 s，立即用水冲净乙醇。

④ 复染：用稀释复红染 1 min，水洗。

（5）镜检：干燥后，置光学显微镜油镜下观察。根据细菌形态及固体培养基上细菌菌落形态初步判断所挑取菌落是否为金黄色葡萄球菌。

11. 挑取单个菌落于 2 ml TSB 液体培养基中，37℃培养过夜。菌液可用于基因组提取、分子生物学鉴定、保存菌种等。

【实验结果观察】

1. 观察小鼠体表的情况、接种部位有无明显变化。

2. 观察小鼠各脏器颜色，有无充血、水肿、化脓等病理变化等。

3. 记录血琼脂培养基上长出的菌落数量，仔细观察菌落大小、颜色、溶血情况等。

4. 对血琼脂培养基上长出的菌落进行初步革兰染色鉴定，排除杂菌对实验结果的影响。

5. 通过病理切片，观察小鼠组织的病理变化。

【注意事项】

1. 解剖前，应将小鼠尸体浸入 3%来苏儿液内 15 min，对小鼠皮毛进行消毒处理。

2. 所有操作都应在无菌超净工作台中进行，以免污染环境，感染实验操作者。剖检人员应穿着工作服，戴手套、工作帽、口罩等。在剖检过程中不慎碰破皮肤时，应立即消毒和包扎。

3. 所有器械在实验前后都应该严格消毒灭菌。

4. 在打开小鼠腹腔时应严格操作，勿将小鼠消化道切开，避免消化道内容物对小鼠脏器的污染。

5. 打开小鼠腹腔后首先应对各脏器进行仔细观察。

6. 所取组织应用匀浆器充分研磨，使组织中的细菌完全游离于组织裂解液中。

7. 解剖后的小鼠尸体应严密包装，交给指定部门集中处理。

（尚伟龙）

第五章　环境、体表细菌的检查及消毒与灭菌实验

细菌是自然界中最常见的微生物，种类繁多、分布广泛、繁殖迅速、适应能力强，无论是陆地、水体、空气、动植物，以及人体的体表和与外界相通的腔道，甚至在一些极端环境中都有细菌的存在。这些细菌中只有很少一部分能引起人类疾病，绝大多数是正常菌群或条件致病菌。掌握检查这些细菌的技术、评价它们的卫生学意义及控制消灭它们的方法，对于医务工作者有着重要的指导意义。在微生物学实验中，牢固树立"有菌意识"和"无菌观念"，防止外界细菌污染，是最基本的要求之一。另外，选用合适的消除和杀灭细菌的方法，对于医学实验的安全与成功、改善周围环境卫生状况，以及控制和消灭疾病的传播都具有重要意义。

实验十八　空气中细菌的检测（沉降法）

与外界相通的各个空间的空气中均有大量的细菌存在，且种类繁多，而这些细菌中绝大多数对我们人体来讲都是有益的，但其中也有一部分细菌往往是实验室各种实验材料、实验菌种污染的来源，也是引起人类某些传染性疾病的祸根。因此，对空气进行细菌学检测，目的在于确定空气中病原体的种类；调查气溶胶扩散的范围、滞留时间及浓度；研究呼吸道传染病传播机制及气雾免疫的应用；考核空气卫生学及消毒效果；树立牢固的"有菌意识"和严格的"无菌观念"。而对于身处医学院校的我们来说，空气质量的好坏与师生们的生活和学习息息相关，因此判断空气中的卫生状况与污染程度并了解空气质量就显得很重要。

【实验目的】

1. 验证空气中细菌的存在，以树立牢固的有菌意识和无菌观念。

2. 掌握检测和计数空气中细菌的基本方法，学习对室内空气进行初步的微生物学评价。

【实验原理】

空气中缺乏细菌生长繁殖所需的营养物质和充足的水分，且有日光中紫外线的照射，因此细菌在空气中大多不能繁殖和久存。但是，土壤中细菌数量众多，可随气流的波动播散到空气中；寄生在人与动物呼吸道和口腔中的细菌也可随着喷嚏、咳嗽甚至大声说话时喷出的飞沫散布到空气中，因此，空气中仍有一定数量的细菌存在，其种类和数量随地区、季节和人口密度的不同而有所差异。

测定空气中细菌的方法有很多，其中沉降法是根据空气中含有细菌的尘粒或气溶胶颗粒在重力作用下自然沉降于培养基表面，经过适宜培养后计算菌落数，来评价空气的污染程度。该法简单易行，缺点是不够准确，但它能客观反映空气污染的程度和卫生通风状况，对手术室、食品工业和仪表工业等领域有重要的参考意义，是判断空气污染的

指标之一。此法还常用来评价空气消毒除菌的效果。

【实验材料】

普通琼脂平板或血琼脂平板。

【实验方法和步骤】

1. 取普通琼脂平板或血琼脂平板 5 块，分别放置于室内中央及四周离地面高约 1 m 处，打开平皿盖，让培养基表面暴露于空气中，15 min 后盖上平皿盖，用记号笔在平皿底部做好标记。

2. 将平板底部朝上放置于 37℃恒温培养箱，培养 24 h 后取出观察菌落生长情况并计数菌落数量。

【实验结果观察】

1. 根据 5 块平板生长出的菌落数，计算出平均每块平板上的菌落数。

2. 推算 100 cm^2 面积的培养基表面应长出的菌落数（平均每块平板菌落数/$\pi r^2 \times 100$，其中 r 为平板的半径）。

3. 根据奥梅梁斯基公式，面积为 100 cm^2 的平板培养基，暴露于空气中 5 min，经培养后所生长出的菌落数相当于 10 L 空气中的细菌数。因此，暴露于空气中 15 min 则相当于 30 L 空气中的细菌数。据此推算出 1 m^3（即 1000 L）空气中的活菌数（100 cm^2 培养基上的菌落数/30×1000）。

【注意事项】

1. 若测定空气中的链球菌时，则应选用血琼脂平板，其他操作及计数方法相同。

2. 实验操作过程中，平板的放置位置应尽量避开空调或门窗等气流变化较大处。动作应轻缓，避免扬起灰尘。

3. 计数菌落时，如两个或几个菌落边缘有相互重叠时，应分别计数。

（李　明）

实验十九　正常人体皮肤及随身物品细菌的检查

细菌种类多、繁殖快、适应能力强，因此，细菌广泛分布于自然界，在水、土壤、空气、食物、人和动物的体表及与外界相通的腔道中，常有各种细菌和其他微生物存在。皮肤是人体面积最大的器官，这里大约生活着 250 种细菌，其中一些是常住菌，另外一些则属于暂住菌（图 19-1）。能在皮肤表面繁殖的细菌是常住菌；暂住菌仅能从皮肤表面分离但不能在皮肤表面繁殖，是一过性的。人体体表不同部位的正常菌群略有不同，总的来说，体表皮肤的正常菌群主要有：不动杆菌、芽胞杆菌、念珠菌、棒状杆菌、分枝杆菌、消化球菌、消化链球菌、痤疮丙酸杆菌、八叠球菌、金黄色葡萄球菌、表皮葡萄球菌、链球菌、念珠菌、絮状表皮癣菌、发癣菌等。有研究发现，在每个人的皮肤表面，有大约 3/4 的细菌种类与他人不同，这表明各人皮肤表面的细菌种类差异很大。研究还发现，男性皮肤上的细菌与女性皮肤上的细菌也有着显著的差别。此外，人体皮肤表面的细菌种类和数量还常因宿主的生理或病理的原因有所变化，那些占"支配"地位的细菌变化不大，但那些身为"过客"的细菌则处在不断地变化中。

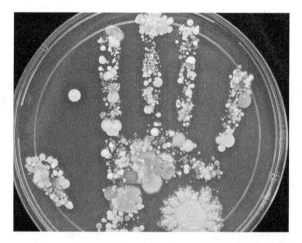

图 19-1　培养 48 h 后的手掌表面微生物（彩图请扫封底二维码）

【实验目的】

验证人体体表皮肤和随身物品常有细菌存在，同时观察洗手除菌及常用化学消毒剂的杀菌效果。

【实验原理】

人体表面皮肤常寄居着多种细菌，分为常住菌和暂住菌。常见人体皮肤表面的细菌主要有 4 个种类，即葡萄球菌、链球菌、丙酸菌和棒状杆菌。这些细菌常存在于人体的皮肤皱褶中，用水洗手或用肥皂洗手可以在一定程度上减少手上细菌的数量。常用的化学消毒剂如碘酒和乙醇有很好的杀菌作用，不仅对细菌的繁殖体，对芽胞亦有一定的杀灭效果，故在医疗工作中广泛使用。在实施外科手术前，还必须按照外科洗手法刷洗、消毒，并戴上无菌橡胶手套。

【实验材料】

1. 培养基：普通琼脂平板。

2. 化学消毒剂：2.5%碘酒、75%乙醇。

3. 其他：肥皂、无菌棉签、镊子等。

【实验方法和步骤】

1. 取普通琼脂平板 1 块，用记号笔在平板底部划成①～⑧共 8 个区。

2. 用右手食指在培养基①区轻轻按压一下，然后用肥皂将手洗干净，流水冲洗后用无菌棉签拭干右手食指皮肤上的水分，再于②区轻轻按一下，做好标记。

3. 用左手食指在培养基③区轻轻按压一下，然后用无菌棉签分别蘸取 2.5%碘酒和75%乙醇消毒左手食指皮肤（先涂碘酒，后涂乙醇，消毒时自中心开始划圈向四周扩展），待手指皮肤晾干后再于④区轻轻按一下，做好标记。

4. 任取身边物品 4 种（如钢笔、硬币、钞票、眼镜、纸张、试管夹等）分别在⑤、⑥、⑦、⑧区轻轻按一下，做好标记。

5. 将标记好的平板放置于 37℃恒温培养箱，培养 24 h 后取出观察细菌生长结果。

【实验结果观察】

通常除用 2.5%碘酒和 75%乙醇消毒的手指外，其余手指或随身物品接触的培养基表面均有数量不等的菌落长出。

【注意事项】

1. 用手指或者随身物品按压培养基表面时，不可用力过大以免压破琼脂，影响结果的判断。

2. 根据 WHO 推荐的最新版的《WHO 医疗活动中手卫生指南》，正确的洗手方法推荐使用皂液，而不是肥皂，且应遵循以下图解步骤（图 19-2），方能有效减少手上的细菌。

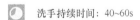 洗手持续时间：40~60s

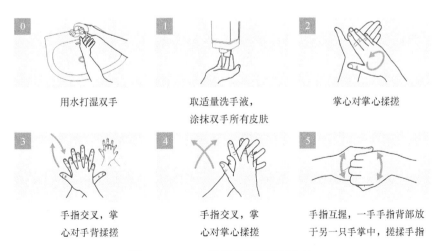

图 19-2　WHO 推荐的正确洗手方法

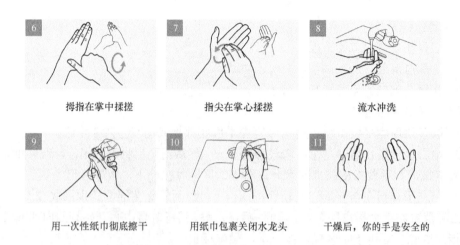

拇指在掌中揉搓　　　　　指尖在掌心揉搓　　　　　流水冲洗

用一次性纸巾彻底擦干　　用纸巾包裹关闭水龙头　　干燥后，你的手是安全的

图 19-2　WHO 推荐的正确洗手方法（续）

（李　明）

实验二十　鼻咽腔及口腔中细菌的检查

正常菌群是微生物与宿主在共同进化过程中形成的对人有益的微生物群,存在于人体表,以及和外界相通的口腔、鼻咽喉、肠道、阴道等腔道。例如,皮肤上的白色葡萄球菌、肠道中的大肠埃希菌、鼻咽部的草绿色链球菌等。这些细菌在正常情况下并不引起人疾病,只有当宿主免疫功能低下、细菌寄居部位改变或菌群失调时才有可能引起机会感染。此外,有些人的鼻咽腔及口腔中还可能携带有真正的病原菌(如结核分枝杆菌、脑膜炎奈瑟菌、白喉棒状杆菌等),可通过病菌携带者或患者打喷嚏、咳嗽、大声说话等,由口腔和鼻部喷出的飞沫携带而传播。

【实验目的】

验证人体鼻咽喉及口腔中有细菌存在。

【实验原理】

鼻咽喉及口腔是人体与外界相通的重要腔道,常有许多细菌存在,一般情况下并不对人致病,当机体抵抗力下降时可造成感染致病。部分人群鼻咽喉及口腔中还可存在着致病菌(如肺炎链球菌、脑膜炎奈瑟菌、乙型溶血性链球菌、流感嗜血杆菌等),可引起牙周病、牙龈炎、口腔黏膜感染、鼻炎、气管炎、咽喉炎、扁桃体炎,甚至全身感染。由于寄居人体的关系,这些部位的细菌一般对营养的要求较高,故常用含血液的培养基分离培养。

【实验材料】

1. 培养基:血琼脂平板。

2. 试剂与器材:无菌棉签、无菌生理盐水、载玻片、革兰染液、光学显微镜、恒温培养箱等。

【实验方法和步骤】

(一)咳碟法

1. 左手拿血琼脂平板,右手揭开平皿盖,将平板置于口前约 10 cm 处,对准培养基表面用力咳嗽 3~4 次,盖好平皿盖,做好标记。

2. 将平板放置于 37℃恒温培养箱,培养 24 h 后取出观察培养基上的菌落形态、大小、颜色及菌落周围有无溶血现象等。

3. 挑取长出的菌落进行涂片,革兰染色后镜检,观察细菌的形态。

(二)拭子法

1. 取无菌棉签 1 支,蘸取少许无菌生理盐水,于口腔或鼻咽部拭取分泌物,以划线法接种于血琼脂平板,做好标记。

2. 将平板放置于 37℃恒温培养箱,培养 24 h 后取出观察培养基上的菌落形态、大小、颜色及菌落周围有无溶血现象等。

【实验结果观察】

血琼脂平板有数量不等的菌落长出,部分菌落周围有溶血现象。

【注意事项】

对准培养基表面咳嗽需用力,用气流将细菌带出。

(李　明)

实验二十一　消毒与灭菌实验

微生物广泛存在于自然界并受到外界环境中各种因素的影响。当环境适宜时，细菌生长繁殖极为迅速；当环境条件不适宜或者剧烈变化时，细菌可发生代谢障碍而生长受抑，甚至死亡。据此，我们可采用多种物理、化学或生物学的方法来抑制或杀死环境中及机体体表的细菌，以达到消毒灭菌的目的。

消毒灭菌在医学实践中具有重要意义：可切断传播途径、控制感染扩散造成的危害；也可杀灭物品或器皿上的细菌，防治医院感染；是保证病原学检验不受外来微生物污染的前提。消毒与灭菌的方法一般可分为物理学方法和化学方法两大类，在实际工作中应根据消毒灭菌的对象、目的及条件的不同，选择合适的方法。

一、热力杀菌实验

高温对细菌有明显的致死作用。利用高温杀死微生物的方法称为热力灭菌。当高温作用于微生物时，使细胞膜结构发生变化、酶钝化、蛋白质凝固，从而使细胞死亡。根据细菌对温度需求的不同，可将细菌划分为嗜冷菌、嗜温菌和嗜热菌三大类。不同温度型的细菌对高温的抵抗力不同，当环境温度超过细菌生长的最高温度范围时，细菌很容易死亡。超过的温度越高，或在高温条件下时间越长，微生物死亡越快。多数无芽胞的杆菌 80~100℃下几分钟就几乎全部死亡，但在 70℃下需 10~15 min 才能致死，而在 60℃下必须 30 min 以上才被杀死。一些细菌的芽胞耐热性极强，在 100℃下 30 min 还能生存。所以，灭菌是否彻底一般以杀死细菌的芽胞为标准。

影响热力灭菌效果的因素很多，包括微生物的种类、数量、生理状态、温度、湿度、时间、介质成分和 pH 等。被灭菌材料中的真菌类微生物较细菌（特别是产生芽胞的细菌）易于杀灭；在被灭菌材料中微生物基数大的情况下，同样的灭菌温度、灭菌时间不及微生物基数小的材料灭菌效果好。在一定温度下，湿热灭菌较干热灭菌效果好。在微生物学工作和医疗工作中，高压蒸汽灭菌法的杀菌效果最好，使用最广泛。这是因为：①高压蒸汽灭菌法能够达到较高的温度；②蒸汽的穿透力极强；③蒸汽遇冷物凝成水时可释放出汽化热，迅速提高冷物的温度；④高压蒸汽不会使布类物品过分潮湿，避免了水煮的缺点。

【实验目的】

1. 观察不同温度对不同细菌的杀灭作用。
2. 掌握高压蒸汽法的优点。

【实验原理】

热力灭菌主要是利用高温使菌体变性或凝固，酶失去活性，从而使细菌死亡。灭菌的温度越高，时间越长，灭菌效果越好。在 1 个标准大气压下，蒸汽的温度是 100℃。如果蒸汽被限制在密闭的容器中，随着压力的升高，蒸汽的温度也相应升高。在 103.4 kPa（15 磅）大气压下，蒸汽的温度可达到 121.3℃，维持 15~20 min，可杀灭包括细菌芽胞在内的一切微生物。高压蒸汽灭菌法常用于一般培养基、生理盐水、手术敷料等耐高温、耐湿物品的灭菌。

【实验材料】

1. 培养基：LB 液体培养基、普通琼脂平板培养基。

2. 菌种：大肠埃希菌、金黄色葡萄球菌和枯草芽胞杆菌的 24 h 培养物。

3. 其他：试管、无菌滴管、温度计、恒温水浴锅、电炉、高压蒸汽灭菌锅等。

【实验方法和步骤】

1. 取含 LB 液体培养基的试管 3 支，用无菌滴管于每支试管中加入大肠埃希菌菌液 3 滴，注意勿沾在管壁上，轻轻摇匀。

2. 另取 LB 液体试管 6 支，按照上述同样的方法接种金黄色葡萄球菌和枯草芽胞杆菌菌液各 3 支，分别做好标记。

3. 将 9 支试管分为甲、乙、丙 3 组，每组均包含接种的 3 种细菌。

4. 取普通琼脂平板 3 块，用记号笔在平板底部划成①～⑥共 6 个区，并标明 3 种细菌的名称。

5. 从甲组 3 支试管中分别取出一接种环菌液划线接种于与该菌对应平板的①区作为对照，然后将此组的 3 支试管置于 60℃水浴锅中加热 30 min 后，再各取一接种环菌液划线接种于对应平板的②区。

6. 将乙组 3 支试管置于沸水锅中加热，分别经 5 min、10 min 和 30 min 后，从 3 支试管中各取一接种环菌液划线接种于对应平板的③～⑤区。

7. 将丙组 3 支试管放于高压蒸汽灭菌锅内，经 103.4 kPa（15 磅）30 min 后取出，各取一接种环菌液划线接种于与该菌对应平板的⑥区。

【实验结果观察】

记录平板培养结果（有无菌落生长及疏密程度），即可比较出各种加温方法杀菌的效果，以及不同细菌对热力的耐受程度。

细菌种类	①区	②区	③区	④区	⑤区	⑥区
	未加热	60℃ 30 min	沸水 5 min	沸水 10 min	沸水 30 min	高压蒸汽 15 磅 30 min
大肠埃希菌						
金黄色葡萄球菌						
枯草芽胞杆菌						

各种加温方法的杀菌效果应该是：高压蒸汽>沸水浴>60℃水浴。

3 种细菌对热力的耐受程度应该是：枯草芽胞杆菌>金黄色葡萄球菌>大肠埃希菌。

【注意事项】

1. 用水浴锅对试管进行水浴时，水浴锅内的水面应超过试管的液面。

2. 水的沸点与各地高度有关，海拔增高，大气压则降低，沸点也随之下降，因此在高原地区煮沸杀菌的效果相对较差。

3. 使用高压蒸汽灭菌锅时，须注意将锅内的冷空气排出，如果冷空气不排尽，则压力表上显示的压力并非全部是蒸汽的压力，故而达不到预期的温度，会影响灭菌的效果。

二、紫外线杀菌实验

紫外线主要是通过对微生物的辐射损伤和破坏核酸的功能使微生物致死，从而达到消毒的目的。紫外线对核酸的作用可导致键和链的断裂、股间交联和形成光化产物等，从而改变 DNA 的生物活性，使微生物自身不能复制，这种紫外线损伤也是致死性损伤。不同种类的微生物对紫外线的敏感性不同，消毒时必须使用能杀灭目标微生物所需的照射剂量；微生物对紫外线的抵抗力由大到小排列次序为真菌孢子>细菌芽胞>细菌繁殖体。

【实验目的】

1. 了解紫外线的杀菌作用原理。

2. 学习紫外线杀菌实验方法。

【实验原理】

紫外线波长为 10～400 nm，由长波 UV-A、中波 UV-B 和短波 UV-C 组成。波长在 200～300 nm（包括 UV-B、UV-C 及日光）的紫外线具有杀菌作用，其中以 265～266 nm 的杀菌作用最强，这与 DNA 的吸收光谱范围一致。紫外线主要作用于 DNA，使一条 DNA 链上相邻的两个胸腺嘧啶共价结合形成二聚体（图 21-1），从而干扰 DNA 的复制与转录，导致细菌的死亡。

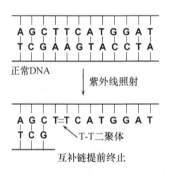

图 21-1　紫外线杀菌原理示意图

紫外线穿透力较弱，可被普通玻璃、纸张、尘埃、水蒸气等阻挡，故一般用于手术室、传染病房、无菌实验室的空气消毒，或用于不耐热物品的表面消毒。

【实验材料】

1. 培养基：普通琼脂平板培养基。

2. 菌种：大肠埃希菌 24 h 液体培养物。

3. 其他：已灭菌的正方形黑纸片（对角线小于平板直径，中央剪一圆孔）、接种环、酒精灯、紫外灯、恒温培养箱等。

【实验方法和步骤】

1. 取普通琼脂平板 1 块，用灭菌接种环蘸取大肠埃希菌培养物密集划线接种于整个琼脂平板表面。

2. 用无菌镊子夹取已灭菌的黑纸片紧贴于培养基表面中央。

3. 打开平皿盖，将培养基表面置于紫外灯下约 20 cm 处照射 30 min。

4. 关闭紫外灯，用镊子取出黑纸片，盖好平皿盖，做好标记，将平板放置于 37℃ 恒温培养箱，培养 24 h 后观察细菌生长情况。

【实验结果观察】

在接种大肠埃希菌的培养基表面，直接暴露于紫外线照射下的琼脂表面无细菌生长（图 21-2），而被黑纸片挡住的部分，有细菌生长。

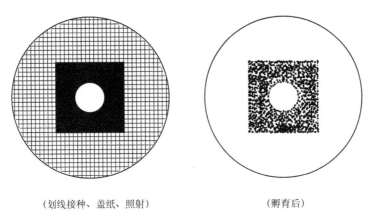

（划线接种、盖纸、照射）　　　　　　　（孵育后）

图 21-2　紫外线杀菌实验结果示意图

【注意事项】

1. 在使用过程中，应保持紫外灯表面的清洁。
2. 紫外线对人体皮肤和眼睛有损伤作用，应注意防护。
3. 紫外灯管的老化可以通过减少照射距离和增加照射时间来弥补。
4. 用紫外灯消毒室内空气时，房间内应保持清洁干燥，减少尘埃和水雾。

三、滤过除菌实验

过滤灭菌，即用筛除或滤材吸附等物理方式除去细菌，是一种常用的灭菌方法。过滤法用途广泛，有些需要灭菌的材料不能受热，如许多抗生素和维生素溶液。除在饮料、药物生产中使用外，空气也常常用过滤法除菌。我们通常做微生物学实验时，灭菌后的容器一般用棉花塞堵在出口处，实际上就是过滤除去空气中的微生物，使进入容器的空气中没有微生物污染。

【实验目的】

了解玻璃滤菌器的构造并验证滤膜对细菌的阻留作用。

【实验原理】

过滤除菌是用物理阻留的方法除去液体或空气中的细菌、真菌，以达到无菌目的，但是不能除去病毒和支原体。滤菌器有微细小孔，只允许小于孔径的物体（如液体和空气）通过，大于孔径的细菌、真菌等颗粒则不能通过。滤菌器主要用于不耐热的培养基、血清、毒素、抗生素、药液等物质的除菌。目前常用的滤菌器有薄膜滤菌器、玻璃滤菌器、石棉滤菌器、素陶瓷滤菌器等，其中玻璃滤菌器的滤膜是由硝基纤维素制成的薄膜，装于滤器上（图 21-3），其孔径大小不一，常用于除菌的为 0.22 μm。

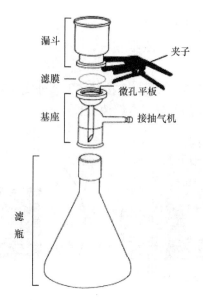

漏斗

夹子

滤膜

微孔平板

基座

接抽气机

滤瓶

图 21-3　玻璃滤菌器装置示意图

【实验材料】

1. 待滤液体。

2. 玻璃滤菌器、高压蒸汽灭菌器、抽气机等。

【实验方法和步骤】

1. 将清洁好的滤菌器、滤瓶分别用纸或布包好，高压蒸汽灭菌，冷却备用。

2. 以无菌操作将滤菌器和滤瓶装好，并将基座的侧管与抽气机连接。

3. 将待滤液体倒入滤菌器内，开动抽气机。

4. 滤菌结束后，迅速以无菌操作将滤液放到无菌容器中备用。

5. 用过的滤菌器须洗净，经高压蒸汽灭菌后备用。

【实验结果观察】

过滤后的液体不含细菌，细菌被阻留在滤膜上。

【注意事项】

滤过除菌一般不能除去病毒、支原体和细菌 L 型。

四、常用化学消毒剂的杀菌实验

化学消毒剂是指用于杀灭环境中病原微生物的化合物及其制剂。利用化学药品杀灭病原微生物以达到预防感染和传染病的传播及流行的方法称为化学消毒法。化学消毒剂一般对人体组织有害，通常只能外用或用于环境的消毒。需要强调的是，化学消毒剂的应用要适度、适量，而且消毒时间不能过长，要注意消毒剂对人类的毒副作用、对环境的污染作用和对物体的腐蚀作用，使之既达到消毒目的，又不造成对环境的污染和对人类健康的损害。

【实验目的】

了解几种常用化学药品的杀菌作用。

【实验原理】

化学消毒剂能影响细菌的结构、组成和生理活动，随着浓度的变化具有防腐、消毒和杀菌功能。在常用浓度下消毒剂一般只对细菌的繁殖体有效，对芽胞的杀灭则需提高浓度或延长作用时间。不同消毒剂的作用原理不尽相同，因此在医疗实践中的使用范围、剂量和作用时间也不同。根据化学消毒剂杀菌机制的不同可分为三大类：①促进菌体蛋白质变性或凝固，如高浓度酚类、醇类、重金属盐类（高浓度）、酸碱类等；②干扰细菌的酶系统和代谢，如某些氧化剂、重金属盐类（低浓度）；③损伤细菌细胞膜，如表面活性剂和脂溶剂等，能降低细菌表面的张力并增加通透性，导致胞外液体内渗，细菌破裂死亡。

【实验材料】

1. 培养基：普通琼脂平板培养基。

2. 菌种：大肠埃希菌、金黄色葡萄球菌 24 h 培养物。

3. 含化学药品的滤纸片（直径 6.5 mm）：0.1%新洁尔灭、5%石炭酸、2%红汞、1%龙胆紫、生理盐水滤纸片。

4. 其他：接种环、酒精灯、镊子、恒温培养箱等。

【实验方法和步骤】

1. 取普通琼脂平板 1 个，用灭菌接种环蘸取大肠埃希菌或金黄色葡萄球菌培养物密集划线接种于整个琼脂平板表面。

2. 用无菌镊子夹取 4 种化学药品滤纸片及生理盐水滤纸片（对照）紧贴于培养基表面，使纸片间和平皿边缘的距离大致相等（图 21-4）。

3. 做好标记，将平板置于 37℃ 恒温培养箱，培养 24 h 后观察细菌生长情况。

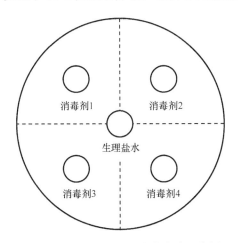

图 21-4　化学消毒剂的杀菌实验示意图

【实验结果观察】

化学药品如有杀菌作用，则在其滤纸片周围应无细菌生长，作用越强，滤纸片周围的抑菌圈越大。

【注意事项】

1. 各滤纸片之间、与平皿边缘之间应保持适当的距离。

2. 整个实验过程注意无菌操作。

（李　明）

第六章 病原性球菌

实验二十二 病原性球菌的形态、染色性及培养特性

【实验目的】

1. 掌握病原性球菌的形态、染色性。

2. 熟悉病原性球菌的培养特性。

【实验原理】

对人类致病的病原性球菌主要包括分属葡萄球菌属、链球菌属、肠球菌属和奈瑟菌属的一些细菌，因这些细菌常引起人类的化脓性感染，故又称化脓性球菌。最为常见的病原性球菌主要为葡萄球菌、链球菌、肺炎链球菌、脑膜炎球菌及淋球菌。这些细菌在形态、排列方式、染色性及培养特性等方面均各有特色，可据此进行初步鉴别。

【实验材料】

1. 菌种：金黄色葡萄球菌、白色葡萄球菌、柠檬色葡萄球菌；甲、乙、丙型溶血性链球菌及肺炎链球菌的平板培养物。

2. 溶液和试剂：革兰染液一套。

3. 其他：肺炎链球菌荚膜染色、淋病奈瑟菌及脑膜炎奈瑟菌革兰染色示教片。

【实验方法和步骤】

1. 观察金黄色、白色和柠檬色葡萄球菌在血平板上的生长情况，注意菌落的色素及溶血性。

2. 观察甲、乙、丙型溶血性链球菌、肺炎链球菌在血平板上的生长情况，注意菌落大小、表面、透明度及溶血性。比较甲型溶血性链球菌和肺炎链球菌的菌落有无区别。

3. 取血平板上金黄色、白色、柠檬色葡萄球菌，甲、乙、丙型溶血性链球菌及肺炎链球菌培养物少许，涂片、干燥、固定后进行革兰染色，油镜下观察各菌的形态、排列方式、染色性，以及肺炎链球菌的荚膜。

4. 取示教片，油镜下观察肺炎链球菌荚膜、肺炎链球菌、淋病奈瑟菌及脑膜炎奈瑟菌的形态、排列方式、染色性。

【实验结果观察】

1. 病原性球菌的形态及染色性：经革兰染色后镜检可见：①葡萄球菌呈圆形或卵圆形，直径 0.5～1.0 μm，呈葡萄串状不规则排列，也可单个散在、成对呈短链状排列，革兰染色阳性，呈紫色；②链球菌直径 0.5～1.0 μm，圆形或卵圆形，排列成链状，也可单独散在排列，革兰染色阳性；③肺炎链球菌为革兰阳性球菌，细菌略呈矛头状，多成对排列（尖端向外，宽端相对），也可见部分细菌排列呈短链状；荚膜染色示教片可在菌体周围观察到一层较厚的荚膜存在；④脑膜炎奈瑟菌和淋病奈瑟菌均为革兰阴性球菌，染色呈红色，呈肾形或咖啡豆状，直径 0.6～0.8 μm，成对排列，平坦面相对。

2. 病原性球菌的培养特性：①葡萄球菌在普通琼脂平板上培养 18～24 h 后，菌落直径 1～2 mm，圆形凸起、表面光滑，边缘整齐，不透明；金黄色、白色、柠檬色葡萄球菌培养后可产生不同颜色脂溶性色素，使菌落分别呈现金黄色、白色或柠檬色；金黄色葡萄球菌在血琼脂平板生长，菌落周围出现完全透明的 β 型溶血环。②链球菌在血琼脂平板培养基上培养 18～24 h 后，形成菌落均较微小，呈针尖大小，直径约 0.5 mm，圆形凸起，半透明，表面光滑，边缘整齐。甲型溶血性链球菌的菌落周围可出现较窄的草绿色溶血环（α 溶血），乙型溶血性链球菌的菌落周围出现较宽的、完全透明的溶血环（β 溶血），丙型链球菌不产生溶血现象。③肺炎链球菌在血平板上形成灰白色、略扁平、半透明的细小菌落，菌落周围有 α 溶血现象。该菌可以产生自溶酶，若培养时间超过 48 h，菌落中央可出现脐状下陷（脐凹）。

（黎　庶）

实验二十三 葡萄球菌血浆凝固酶实验

【实验目的】

1. 了解血浆凝固酶实验的原理和意义。
2. 掌握血浆凝固酶实验的操作方法。

【实验原理】

多数致病性葡萄球菌能产生血浆凝固酶，可使含有肝素或枸橼酸钠抗凝剂的人或兔血浆发生凝固，而致病性较弱或非致病性葡萄球菌一般不产生此酶，因而血浆凝固酶实验是鉴别葡萄球菌致病性强弱的重要指标之一。但也要重视血浆凝固酶阴性葡萄球菌的致病性问题。

葡萄球菌产生的血浆凝固酶有两种：一种产生后结合于细菌表面不释放，为结合型血浆凝固酶，能直接作用于血浆中纤维蛋白原，使之变成纤维蛋白并与细菌表面的纤维蛋白原受体结合交联，导致葡萄球菌凝集；另一种产生后分泌到菌体外，为游离型血浆凝固酶，具有凝血酶原样作用，在被血浆中的致活剂（即凝固酶致活因子）激活后，可使血浆中可溶的纤维蛋白原转变成为固态的纤维蛋白，导致血浆凝固。

结合型血浆凝固酶用玻片法检测，游离型血浆凝固酶用试管法检测。

【实验材料】

1. 菌种：金黄色葡萄球菌 18~24 h 平板培养物及肉汤培养物。
2. 其他：兔血浆、生理盐水、载玻片、试管、吸管等。

【实验方法和结果观察】

（一）玻片法

1. 在玻片两端各加 1 滴无菌生理盐水。
2. 用接种环取金黄色葡萄球菌单个菌落，分别于两滴生理盐水中研磨，制成均匀的浓菌悬液，观察有无凝集现象。
3. 在其中一份细菌悬液内加入一滴兔血浆，另一份加等量生理盐水作为阴性对照，用接种环将血浆或生理盐水与细菌悬液充分混匀，并轻轻摇动玻片，1~2 min 后观结果。
4. 若加血浆一侧出现肉眼可见细颗粒状或块状白色凝集物，而生理盐水侧仍呈均匀混浊者，视为实验阳性；如两侧都无凝集现象出现者为阴性。

（二）试管法

1. 用生理盐水将血浆稀释 4 倍，在 2 支无菌试管内各加入 0.5 ml。
2. 在两支试管分别加金黄色葡萄球菌肉汤培养物和无菌肉汤各 0.5 ml，混匀。
3. 将试管置 37℃水浴，1~4 h 观察结果（每 0.5 h 观察一次）
4. 若 3 h 内含菌试管血浆呈现胶冻状凝固者，而阴性对照管（即无菌试管）不凝固者，为阳性。若两支试管均为阴性，可继续 37℃孵育 24 h 再观察，仍不凝者为阴性。

【注意事项】

1. 玻片法检测血浆凝固酶,在制备细菌悬液时,应尽可能研磨均匀,不要存在肉眼可见的细菌菌落残余,以免影响结果判断。

2. 试管法进行结果观察时,注意不要振动或摇动试管,以免破坏凝固的血浆。

（黎　庶）

实验二十四　抗链球菌溶血素 "O"（ASO）实验
——乳胶凝集法

【实验目的】

了解抗链球菌溶血素 "O"（ASO）实验的操作方法、原理及临床意义。

【实验原理】

链球菌 "O" 溶血素是 A 族溶血性链球菌的代谢产物之一，能溶解人或兔的红细胞，对氧敏感，如与空气中的氧接触，能使蛋白质上的—SH 基氧化成—S—S 基，失去溶血活性。在实验中可借还原剂的作用，使它重新恢复溶血活力。溶血素 "O" 具有很强的抗原性，人感染该菌后，2～3 周体内便产生抗链球菌溶血素 "O"（ASO）的抗体，该抗体能中和溶血素 "O" 的溶血活力。因此，测定患者血清中抗链球菌溶血素 "O" 抗体水平（或效价），可作为溶血性链球菌感染、肾小球肾炎、风湿热等疾病的辅助诊断。

ASO 测定常用方法有溶血法和胶乳凝集法，两种方法实验设计不同，但后者方法简便、快捷，使用越来越广泛。ASO 胶乳试剂系羧化聚苯乙烯胶乳与溶血素 "O" 共价交联而成的抗原胶乳。当 ASO 高滴度的患者血清被适量的溶血素中和后，剩余 ASO 的抗体仍与 ASO 胶乳试剂反应，出现肉眼可见的均匀凝集颗粒。

【实验材料】

1. 溶液和试剂：待检血清、阳性对照血清、阴性对照血清、1U 链球菌溶血素 "O"、ASO 胶乳试剂。

2. 其他：生理盐水、黑色反应板、滴管等。

【实验方法和步骤】

1. 待检血清用生理盐水做 1∶50、1∶80、1∶100 稀释，56℃、30 min（或 60℃、3 min）灭活补体。

2. 在反应板上分别滴加稀释灭活待检血清、阳性对照血清、阴性对照血清各一滴，再各加溶血素 "O" 溶液一滴，轻轻摇动 2 min，使其充分混匀，均匀分布。

3. 于上述 3 个液滴中分别加 ASO 胶乳试剂一滴，轻轻摇动 8 min（室温 20℃），观察结果。

【实验结果观察】

1. 将反应板平放在实验桌上，有清晰凝集者为阳性，不出现清晰凝集者为阴性。

2. 1∶50 患者血清阳性反应相当于传统溶血实验 ASO 效价≥500 U；而 1∶80 或 1∶100 稀释血清出现阳性反应表明血清 ASO 效价≥800 U 或≥1000 U。

3. 正常血清的 ASO 效价<500 U，效价≥500 U 表示待测者曾受过溶血性链球菌感染。

【注意事项】

1. 高脂血症、高胆红素血症患者血清，以及标本溶血或待检血清被细菌污染时，都会影响本实验的结果。

2. 胶乳试剂应储存于 2～10℃，受热会导致试剂阳性率偏高，切勿冷冻，置4℃环境中可保存 1 年。

3. 胶乳试剂在使用前，应在室温环境中放置 30 min 以上。

（黎　庶）

实验二十五　肺炎链球菌胆汁溶解实验

【实验目的】

1. 了解胆汁溶解实验的原理及意义。
2. 掌握胆汁溶解实验的操作方法。

【实验原理】

肺炎链球菌能产生自溶酶，破坏细菌细胞壁，使细菌在体内高渗作用下崩解死亡，培养液变澄清；胆汁或胆盐能降低细胞膜表面张力，导致细胞膜破损或菌体裂解，加速自溶酶引起的肺炎链球菌自溶过程。而甲型溶血性链球菌不能产生自溶酶，不会在胆汁或胆盐存在的情况下发生自溶，故胆汁溶解实验可用于鉴定肺炎链球菌和甲型溶血性链球菌。

胆汁溶解实验的常用方法包括快速平板法和标准试管法。

【实验材料】

1. 菌种：肺炎链球菌血平板培养物及肉汤培养物。
2. 溶液和试剂：10%去氧胆酸钠或纯牛胆汁。
3. 其他：生理盐水、试管、吸管等。

【实验方法和步骤】

1. 平板法：用接种环取胆汁或 10%去氧胆酸钠溶液，滴加于被测菌的菌落上，置37℃孵箱孵育 30 min 后观察结果。
2. 试管法：按下表进行实验操作

	实验管	对照管
肺炎链球菌肉汤培养物/ml	0.4	0.4
10%去氧胆酸钠或胆汁/ml	0.1	—
生理盐水/ml	—	0.1
混匀，置37℃水浴锅或37℃孵箱孵育 15～30 min		
结果	阳性	阴性

【实验结果观察】

1. 平板法：肺炎链球菌菌落会消失或变得扁平。
2. 试管法：实验管液体由混浊变澄清，而对照管则保持均匀混浊现象。

（黎　庶）

实验二十六 病原性球菌脓汁标本的检验

【实验目的】

掌握脓汁标本中病原性球菌的分离鉴定思路与方法。

【实验原理】

化脓性感染是临床上常见的感染性疾病，病灶中病原性细菌的分离鉴定是辅助疾病诊断及治疗的重要临床检验指标。许多病原微生物感染后均可引起化脓性炎症，但以病原性球菌最为常见。脓汁、咽拭子、血液、痰液、脑脊液均可用于病原菌的分离与鉴定，临床医生可根据病情及临床表现不同进行选择和标本采集。本次实验进行脓汁标本中病原性球菌的分离与鉴定。

【实验材料】

1. 菌种：脓汁标本。

2. 溶液和试剂：革兰染液。

3. 其他：血平板、血清肉汤培养基、甘露醇发酵管、兔血浆、生理盐水、载玻片等。

【实验方法和步骤】

本次实验为一系统性鉴定实验，由下列多个实验组成，部分实验的具体操作参见本书相关章节。

（一）血琼脂平板划线接种培养

参见实验七。

（二）革兰染色

参见实验三。

（三）血浆凝固酶实验

参见实验二十三。

（四）血清肉汤培养基接种培养

参见实验七。

（五）甘露醇发酵实验

参见实验九。

【实验目的】

1. 了解甘露醇发酵实验的原理与意义。

2. 掌握甘露醇发酵实验的操作方法。

【实验原理】

某些细菌在生长过程中能分解甘露醇，产生酸性物质，使培养基酸碱度发生改变，可根据发酵管内酸碱指示剂的颜色变化来做出判断。有的细菌在分解甘露醇产酸的同时还会产生气体，可在培养管中放置倒置小管，通过观察倒置小管中有无气泡产生进行判定。包括甘露醇发酵实验在内的各种单糖分解实验可用于多种细菌的生化鉴定。

【实验材料】

1. 菌种：脓汁标本血平板划线培养物（培养 18～24 h）。

2. 其他：甘露醇发酵管、酸碱指示剂（溴甲酚紫）、玻璃小管。

【实验方法和步骤】

用接种环从脓汁标本划线培养血平板上挑取单个菌落，接种于内含溴甲酚紫及倒置小管的甘露醇发酵管中，而后置 37℃孵箱培养 18～24 h，次日取出观察培养基颜色有无改变、倒置小管中有无气泡产生。

【实验结果观察】

若发酵管中培养液由紫色变为黄色，表明细菌能分解利用甘露醇，实验结果阳性；若培养液保持原有紫色，表明细菌不分解甘露醇，实验结果阴性；若发酵管内倒置小管顶端出现气泡，表明细菌在分解甘露醇产酸的同时还能产生气体。

（六）胆汁溶解实验

参见实验二十五。

（七）过氧化氢酶实验

【实验目的】

1. 了解过氧化氢酶实验的原理与意义。

2. 掌握过氧化氢酶实验的操作方法。

【实验原理】

部分细菌在生长过程中可产生过氧化氢酶，可催化过氧化氢生成水和氧气，出现气泡。

【实验材料】

1. 菌种：脓汁标本普通琼脂平板划线培养物（培养 18～24 h）。

2. 其他：3% H_2O_2 溶液、生理盐水、载玻片等。

【实验方法和步骤】

1. 在玻片两端各加 1 滴无菌生理盐水。

2. 用接种环取脓汁标本划线培养平板上单个菌落，分别于两滴生理盐水中研磨，制成均匀的细菌悬液。

3. 在其中一份细菌悬液内加入一滴 3% H_2O_2，另一份加等量生理盐水作为阴性对照，用接种环将 H_2O_2 液或生理盐水与细菌悬液混匀，立即观察结果。

【实验结果观察】

1. 若立即出现大量气泡为阳性结果，无气泡产生者为阴性。

2. 革兰阳性球菌中，葡萄球菌和微球菌均产生过氧化氢酶，而链球菌属为阴性，故此实验常用于革兰阳性球菌的初步分群及鉴定。

【注意事项】

1. 3% H_2O_2 溶液要新鲜配制。

2. 不宜用血琼脂平板上生长的菌落，因红细胞含有过氧化氢酶，可致假阳性反应。

3. 本实验也可直接滴加 3% H_2O_2 溶液于不含血液的细菌培养物中，立即观察结果。

脓汁标本中病原性球菌分离鉴定的常规检验程序如图 26-1 所示：

【实验结果观察】

整合上述多个实验的结果进行综合判定：

1. 菌落中等大小，不透明，产生无色透明 β 溶血环，产生金黄色色素，革兰染色为紫色阳性球菌，葡萄状排列，血浆凝固酶实验呈阳性，甘露醇发酵实验阳性，可判定为金黄色葡萄球菌。

2. 菌落中等大小，不透明，无溶血环产生，呈白色，革兰染色为紫色阳性球菌，葡萄状排列，血浆凝固酶实验呈阴性反应，甘露醇发酵实验可阴可阳，可判定为致病性白色葡萄球菌。

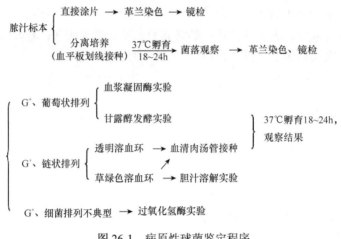

图 26-1 病原性球菌鉴定程序

3. 菌落针尖样大小，半透明，产生较大无色透明溶血环，革兰染色为紫色阳性球菌，短链状排列，血清肉汤管培养呈沉淀生长，肉汤培养物涂片染色见长链状排列，可判定为乙型溶血性链球菌。

4. 菌落针尖样大小，产生草绿色溶血环，涂片染色为革兰阳性球菌，短链状排列，胆汁溶解实验为阴性，血清肉汤管培养呈部分沉淀生长，上清液较混浊，肉汤培养物涂片染色见长链状排列（链长多不及乙型溶血性链球菌），可判定为甲型溶血性链球菌。

（黎　庶）

第七章 肠 道 杆 菌

肠杆菌科包括一大群生物学性状类似、遗传背景相近的革兰阴性杆菌，因常被发现寄居在人和动物肠道而得名。其在自然界分布广泛，大多数为人类的正常菌群，但当宿主免疫力下降或定位转移后可机会致病；少数为致病菌，如致病性大肠埃希菌、伤寒沙门菌、志贺菌等，可以引起胃肠炎、肠热症、菌痢等食源性疾病。

肠杆菌科具有一些共同特征，如杆状、革兰阴性、无芽胞及对营养要求不高等，单从形态染色的角度很难区分。因此，对肠杆菌科细菌的鉴定主要依据其培养特征、生化反应、血清学反应及特殊毒力因子等特征。

实验二十七 粪便标本的检验

一、大肠埃希菌的分离与鉴定

埃希菌属共有 6 个菌种，其中大肠埃希菌（俗称大肠杆菌）是临床上分离比率最高的菌种之一。多数大肠埃希菌是人类肠道的正常菌群，但在宿主免疫力下降或者进入肠外组织后，可成为机会致病菌，引起肠外组织或器官的感染，这是大肠埃希菌最常见的感染方式。少数血清型的大肠埃希菌具有致病性，正常情况下不能存在于人类肠道内，经外源进入后可导致人类胃肠炎。致病性大肠埃希菌根据引起腹泻的不同机制和生物特征可分为 5 类：肠产毒性大肠埃希菌（ETEC）、肠侵袭性大肠埃希菌（EIEC）、肠致病性大肠埃希菌（EPEC）、肠出血性大肠埃希菌（EHEC）及肠集聚性大肠埃希菌（EAEC）。对于肠外标本来源的大肠埃希菌的分离培养和鉴定不难，采用常规方法即可。但从胃肠炎患者粪便中鉴定大肠埃希菌比较复杂，需要对毒力特征（毒力基因或者表型）进行鉴定。

【实验目的】
1. 掌握大肠埃希菌的形态特点、染色性和菌落特征。
2. 观察大肠埃希菌的生化反应。
3. 熟悉引起肠道感染的致病性大肠埃希菌的鉴定方法。

【实验原理】
肠道环境中细菌数量和种类都很多，因此通常采用鉴别培养基来检出病原菌。鉴别培养基除了含有细菌生长所需的营养物质外，还含有抑菌剂和指示剂，可以选择性地抑制沙门菌和志贺菌以外的其他杂菌生长，并鉴别细菌的生化特征。本实验所用的鉴别培养基的原理如下。

1. 伊红美蓝琼脂平板：伊红美蓝琼脂培养基中含有乳糖及伊红美蓝指示剂，伊红是酸性染料，当大肠埃希菌等分解乳糖产酸，使细菌带正电荷，从而染上伊红。同时由于伊红和美蓝结合形成紫黑色复合物，所以菌落呈紫黑色，且有金属光泽；不分解乳糖的细菌（如沙门菌和志贺菌）不着色，所以为无色菌落。

2. SS琼脂平板：SS琼脂培养基中含有胆盐、煌绿和枸橼酸钠等成分，不仅能抑制革兰阳性菌生长，而且能部分地抑制大肠埃希菌等肠道杆菌的生长。同时在此平板上生长，沙门菌和志贺菌等致病菌因为不分解乳糖，形成无色或淡黄色（因分解蛋白质产生碱性物质）菌落。与之相对应的，大肠埃希菌等细菌由于能分解培养基中的乳糖产酸，与胆盐作用形成沉淀，并使中性红指示剂变红，从而形成红色混浊不透明的菌落。

3. 克氏双糖铁培养基：该培养基中含有葡萄糖、乳糖、蛋白胨、硫酸亚铁及酚红指示剂等成分，细菌分解葡萄糖产酸时，使培养基的高层由红色变为黄色，斜面虽然含有葡萄糖，但量少，分解产生的酸为挥发性物质，所以只发酵葡萄糖的细菌生长后，斜面仍为红色。产酸并产气时，培养基中有气泡或裂隙产生。而培养基中乳糖含量很高，如细菌分解后，产酸量大，因此不仅高层部分变为黄色，斜面部分也由红色变为黄色。基于上述现象，为使概念明确，通常将此培养基中的斜面部分代表乳糖分解能力，高层部分代表葡萄糖分解能力。在克氏双糖铁培养基中所含的硫酸亚铁，用于检测细菌能否分解蛋白胨中含硫氨基酸从而产生硫化氢，如有硫化氢产生，则与硫酸亚铁反应，生成黑色的硫化铁沉淀，使菌落变黑。

【实验材料】

1. 菌种：普通大肠埃希菌、ETEC、EIEC、EPEC、EHEC及EAEC。

2. 培养基：伊红美蓝琼脂平板（EMB）、SS琼脂平板、克氏双糖铁培养基（KIA）、尿素、蛋白胨水、葡萄糖蛋白胨水、枸橼酸盐、半固体培养基。

3. 血清：针对EPEC的多价及单价诊断血清。

4. 动物：体重300～400 g健康豚鼠、体重2 kg左右的家兔。

5. 其他：生理盐水、载玻片、无菌滴管、无菌手术器械、纱布等。

【实验方法和步骤】

1. 大肠埃希菌的形态特征、染色性和菌落特征。

（1）形态观察：观察大肠埃希菌革兰染色示教片，可见该菌革兰染色阴性、杆状、两端钝圆，单个存在。

（2）菌落观察：取普通大肠埃希菌、ETEC、EIEC、EPEC、EHEC及EAEC分别接种于EMB平板上，放置于37℃孵箱内培养18～24h后观察，可见几种大肠埃希菌都能分解培养基中的乳糖，形成紫黑色具有金属光泽、大而隆起、不透明的菌落。

2. 大肠埃希菌的生化反应：将上述5种大肠埃希菌分别接种于克氏双糖铁培养基、蛋白胨水、葡萄糖蛋白胨水、半固体培养基、尿素培养基及枸橼酸盐培养基各一支，置37℃孵箱内培养18～24h后观察结果，5种大肠埃希菌的生化反应应基本一致，有部分EIEC菌株对乳糖发酵能力表现不一，且无动力。

3. 引起肠道感染的大肠埃希菌的鉴定方法。

（1）EPEC的鉴定：取EPEC在KIA上的培养物，分别与EPEC的三组多价诊断血清做玻片凝集实验。如与某一组多价血清发生凝集，则继续与该组对应的单价分型血清做玻片凝集实验，如迅速发生明显凝集，且生理盐水对照不凝集，则表明细菌具有EPEC相应的K抗原，需要进一步鉴定O抗原。用生理盐水将平板上的菌苔洗下，制成10亿/ml菌液，加热1 h后（目的是破坏K抗原，避免其对O抗原的遮蔽作用），再与对应血清做凝集反应，发生凝集者，即为某EPEC的O抗原。

（2）EIEC 的鉴定。

① 豚鼠角膜结膜炎实验：用无菌滴管吸取浓菌液 1 滴滴眼，经过 24～48 h 可观察到豚鼠结膜、角膜发生充血、水肿、脓性分泌物大量增多，证明 EIEC 有侵袭力。

② 玻片凝集反应：方法与 EPEC 的鉴定方法相同，最后可得出 EIEC 的 O 抗原与 K 抗原的分型结果，依照结果可判定 EIEC 的血清学型别。

（3）ETEC 的鉴定：不耐热肠毒素回肠襻实验。取体重 2 kg 左右的健康家兔 1 只，禁食 2 天，固定于动物手术台上。乙醚麻醉，以无菌手术剖腹取出小肠，自回盲末端开始结扎小肠数段，每段 5 cm 长。一段注入标准肠毒素做阳性对照；一段注入用于培养细菌的正常液体培养基，作为阴性对照；其余肠段分别注入受检大肠埃希菌的液体培养物，经 3500 r/min 离心 30 min 的上清液及经加热处理的上清液；各段注射量均为 2 ml。注射完毕后，将肠送回腹腔内。缝合伤口，无菌纱布包扎手术部位，经 24 h 后打开包扎纱布观察结果，检测各段肠内液体蓄积量。阴性对照肠段（包括加热处理的培养液肠段）未见有液体，阳性对照肠段充满液体（可达 2 ml/cm），实验肠段平均蓄积量>1 ml/cm 者为阳性。

由于检测肠毒素的动物实验操作复杂，现在可采用 ELISA 法、RIA 法或基因探针快速检测。

（4）EHEC 的鉴定。

① 血清学鉴定：EHEC 90%以上是 O157：H7 血清型，取待检新鲜培养物与对应血清在玻片上混匀，以生理盐水为阴性对照，出现凝集则可判断待检物的血清型为阳性。

② EHEC 的志贺毒素（Shiga toxin，Stx）的测定：过去一般采用培养细胞检测待检细菌产生 Stx 毒素的毒性作用，现在一般采用 ELISA 法测定，灵敏度达 60 pg/ml，亦可用 PCR、基因探针等方法检测 Stx 基因。

【注意事项】

一般针对肠外感染，鉴定出大肠埃希菌即可诊断；但尿路感染尚需计数菌量，每毫升≥10 万才有诊断价值。

二、沙门菌属和志贺菌属的分离与鉴定

沙门菌属和志贺菌属是肠杆菌科主要的致病菌。志贺菌属是人类细菌性痢疾的病原体，主要包括痢疾志贺菌、福氏志贺菌、鲍氏志贺菌和宋内志贺菌 4 个血清群，我国以福氏志贺菌和宋内志贺菌为最常见。沙门菌属细菌的菌型非常多，有 2500 种以上血清型，广泛分布于自然界，包括所有脊椎动物的肠道和很多种类的节肢动物中，仅少数对人类有致病性，多数对动物致病，偶尔可传染给人。

【实验目的】

1. 掌握肠道病原菌鉴别培养基的鉴别原理。

2. 掌握沙门菌属和志贺菌属的分离鉴定方法。

【实验原理】

1. 靛基质实验（吲哚实验）：某些细菌如大肠埃希菌、变形杆菌、霍乱弧菌等菌体内含有色氨酸酶，能分解蛋白胨中的色氨酸，生成无色靛基质。靛基质的存在可用显色

反应表现出来，靛基质与对二甲基氨基苯甲醛结合，形成玫瑰靛基质，为红色化合物。

2. 尿素酶实验：某些细菌如变形杆菌能产生尿素酶，可以分解培养基中的尿素产生氨，使培养基变碱，酚红指示剂变红，为尿素酶实验阳性。

3. 单糖发酵实验：不同细菌分解糖类的能力和代谢产物不同。根据不同种类的细菌能否分解某种单糖可对其进行鉴定。一般在培养基中加入某种单糖和指示剂，以此鉴定细菌利用单糖后的产酸、产气情况。

下面以粪便标本为例，简述对沙门菌属和志贺菌属的分离鉴定程序。

（一）分离培养

【实验材料】

1. 粪便标本或肛拭子。

2. SS 琼脂平板或伊红美蓝琼脂平板。

【实验方法和步骤】

1. 用接种环挑取少量粪便标本，以三线法接种于 SS 琼脂平板或者伊红美蓝琼脂平板上，置 37℃孵箱内培养 18～24 h。

2. 观察平板上生长出来的菌落特征，依据其大小、透明度和颜色等特点，初步识别致病菌和非致病菌菌落。

【实验结果观察】

大肠埃希菌、伤寒沙门菌、甲型副伤寒沙门菌、乙型副伤寒沙门菌和痢疾志贺菌在 SS 琼脂平板与伊红美蓝琼脂平板上的菌落特征如表 27-1 所示。

表 27-1　5 种肠杆菌在不同鉴别培养基上的菌落特征

培养基	大肠埃希菌	伤寒沙门菌	甲型副伤寒沙门菌	乙型副伤寒沙门菌	痢疾志贺菌
SS 琼脂	圆形、较大、湿润、光滑、不透明、红色菌落	圆形、较小、湿润、光滑、无色或淡黄色、透明	同伤寒沙门菌	同伤寒沙门菌	同伤寒沙门菌
伊红美蓝琼脂	圆形、较大、光滑、呈紫黑色、有金属光泽菌落	同上	同上	同上	同上

（二）生化鉴定一

【实验材料】

1. 待检细菌：大肠埃希菌、伤寒沙门菌、甲型副伤寒沙门菌、乙型副伤寒沙门菌和痢疾志贺菌。

2. 克氏双糖铁培养基。

【实验方法和步骤】

用接种针从分离平板上挑取不发酵乳糖的可疑菌落，接种于克氏双糖铁培养基中，先在斜面划一直线，紧接着将接种针插入高层，然后再将接种针抽出立即在斜面部位自下而上地作蛇形划线，置于 37℃孵箱内培养 18～24 h 后观察结果。

【实验结果观察】

克氏双糖铁培养基的斜面部分代表乳糖，高层部分代表葡萄糖。细菌分解乳糖产酸时，培养基的斜面由红色变为黄色；细菌分解葡萄糖时，培养基的高层变为黄色；同时产酸产气，则培养基的相应部位有气泡或裂隙出现。如有硫化氢产生，培养基中出现黑色。

（三）生化鉴定二

【实验材料】

1. 克氏双糖铁培养基上待检的菌苔。
2. 普通琼脂斜面、尿素培养基、半固体培养基、蛋白胨水培养基及各种单糖培养基。

【实验方法和步骤】

取克氏双糖铁培养基上的菌苔，分别接种于琼脂斜面、尿素培养基、半固体培养基、蛋白胨水培养基及各种单糖培养基，置于 37℃孵箱内培养 18~24 h 观察结果。

【实验结果观察】

普通琼脂斜面沿划线生长单一的纯菌，作为血清学鉴定用的细菌。

尿素培养基：依据酚红指示剂变色情况来判断细菌是否分解尿素产碱，细菌生长后培养基变红为阳性，变形杆菌为阳性。

半固体培养基：用于观察细菌是否有动力，大多数肠杆菌为阳性，志贺菌为阴性。

蛋白胨水培养基：用于靛基质实验，大肠埃希菌为阳性。

单糖培养基：用于观察细菌对糖的分解、产酸、产气情况。

根据上述培养基中所呈现的生化反应，查如下生化反应鉴定表可做出初步判断（表 27-2，表 27-3）。

表 27-2　部分肠杆菌生化反应鉴定表

克氏双糖铁培养基			尿素	半固体	蛋白胨水	细菌
斜面（代表乳糖）	高层（代表葡萄糖）	H$_2$S		动力	靛基质	
⊕	⊕	（±）	（—）	（+）	（+）	大肠埃希菌
—	—	（—）	（—）	（+）	（—）	产碱杆菌
—	⊕	（±）	（+）	（+）	（±）	变形杆菌
—	—	（±）	（—）	（+）	（—）	伤寒沙门菌
—	⊕	（—）	（—）	（+）	（—）	甲型副伤寒沙门菌
—	⊕	（+）	（—）	（+）	（—）	乙型副伤寒沙门菌
—	—	（—）	（—）	（—）	（±）	痢疾志贺菌

注：⊕产酸产气；+产酸；—不分解；（+）阳性；（±）不同菌株反应不一；（—）阴性。

表 27-3　5 种肠杆菌的单糖发酵实验结果

菌名	葡萄糖	乳糖	麦芽糖	甘露醇	蔗糖
大肠埃希菌	⊕	⊕	⊕	⊕	⊕/—
变形杆菌	⊕	—	⊕	—	⊕/—
乙型副伤寒沙门菌	⊕	—	⊕	⊕	—
伤寒沙门菌	+	—	+	+	—
痢疾志贺菌	+	—	±	+	—

注：⊕产酸产气；+产酸；—不分解；±不同菌株反应不一。

（四）血清学鉴定（玻片凝集实验）

【实验材料】

1. 待检细菌培养物。

2. 诊断血清和生理盐水。

【实验方法和步骤】

用接种环自琼脂斜面培养基上挑取少许培养物，依据生化反应结果做出的初步判断，分别与相应的特异性诊断血清进行玻片凝集实验，以生理盐水作为对照。

【实验结果观察】

培养物与诊断血清混合后，数分钟内出现肉眼可见絮状或颗粒状的凝集物，即为阳性；若呈均匀混浊状而无凝集物出现，即为阴性。

【注意事项】

1. 标本的采集与患者的病程有密切关系。例如，痢疾患者应采集粪便的脓血或黏液部分；伤寒患者应在病程 1～2 周内取血液或骨髓液，2～4 周时取粪便标本；某些患者需用灭菌棉拭子从肛门内采集标本。采集的标本应立即送检，若不能及时检查，应将标本暂时保存于 30% 甘油缓冲盐水中。

2. 痢疾志贺菌抵抗力较弱，故进行细菌学检验时应为新鲜粪便，不能混入尿液，并应挑取带有脓血或黏液的部分进行接种。如检材不能及时送检或接种时，则应按 1∶1 的比例将检材保存在 30% 甘油缓冲盐水中。

3. 由于 SS 琼脂培养基对肠道非致病菌的抑制作用很强，因此可以增大标本的接种量，从而提高肠道病原菌的分离率。

4. 做玻片凝集实验，培养物挑取量不宜过多，否则会影响结果观察。

（丛延广）

实验二十八 肥 达 反 应

【实验目的】

掌握肥达反应的原理及临床意义。

【实验原理】

肥达反应是诊断肠热症常用的一种凝集反应，用于定量测定患者血清中有无抗伤寒、副伤寒沙门菌的特异性抗体，借以判断罹患感染的可能性。

通常将患者血清稀释成四排，各排分别加入伤寒沙门菌菌体抗原、伤寒沙门菌鞭毛抗原、甲型副伤寒沙门菌鞭毛抗原和乙型副伤寒沙门菌鞭毛抗原。由于这三种细菌的菌体有部分共同抗原，所以机体受其中任何一种细菌感染后，患者血清都可与伤寒沙门菌菌体抗原发生凝集反应。但这三种细菌的鞭毛抗原各不相同（特异性高），故可据此加以区分。由于菌体抗体通常比鞭毛抗体产生较早，消失较快，因此，菌体抗体效价的增高在现症诊断上颇有意义。

【实验材料】

1. 疑似伤寒或副伤寒患者血清。

2. 伤寒沙门菌 O 抗原和 H 抗原。

3. 甲型和乙型副伤寒沙门菌 H 抗原。

4. 生理盐水、小试管、1 ml 吸管。

【实验方法和步骤】

1. 将小试管排成 4 排，每排 7 支，并于每排第 1 管上做好标记。

2. 稀释血清　先在大试管中加入生理盐水 3.8 ml 与患者血清 0.2 ml，混合后即成 1∶20 稀释度。将此稀释血清加入各排的第 1 管中，每管 0.5 ml。大试管中余下 2 ml 稀释血清，再加入盐水 2 ml，混合后，即成 1∶40 稀释度。依此类推进行倍比稀释，各排第 7 管不加血清，各加入生理盐水 0.5 ml，作为对照管。每排每管稀释度分别为：1∶20；1∶40；1∶80；1∶160；1∶320；1∶640；0。

3. 加入菌液：

（1）第 1 排各管加入伤寒沙门菌菌体抗原（O）0.5 ml；

（2）第 2 排各管加入伤寒沙门菌鞭毛抗原（H）0.5 ml；

（3）第 3 排各管加入甲型副伤寒沙门菌鞭毛抗原（H）0.5 ml；

（4）第 4 排各管加入乙型副伤寒沙门菌鞭毛抗原（H）0.5 ml。

各管血清的最终稀释度分别为：1∶40；1∶80；1∶160；1∶320；1∶640；1∶1280；0，且液体总量均为 1.0 ml。

4. 将各管振荡数次以充分混匀，放于 37℃孵箱内过夜或者先于 45℃水浴 2 min，取出后室温或放冰箱中过夜，次日观察并记录结果。

【实验结果观察】

先观察对照管，正确结果应无凝集现象；再观察各试验管的凝集情况，根据反应的强弱，分别以"++++"、"+++"、"++"、"+"、"-"符号记录。

"++++"，上层液澄清，细菌凝集全部沉于管底。

"+++"，上层液轻度混浊，凝集块沉于管底。

"++"，上层液中等混浊，管底有明显的凝集物。

"+"，上层液体混浊，管底仅有少量凝集物。

"–"，管内液体与对照管相同，呈均匀混浊，无凝集出现。

以能出现"++"凝集现象的血清最高稀释度为该血清的凝集效价。一般认为菌体抗体效价达到 1∶80 以上、鞭毛抗体效价达 1∶160 以上，即有辅助诊断意义。

【注意事项】

在分析肥达反应结果时，应注意以下两点。

1. 非肠热症患者，由于曾接种过伤寒、副伤寒疫苗或以往在流行区有过隐性感染或患过伤寒、副伤寒，以及回忆反应等原因，也可以呈现阳性结果。不过，由于这些原因所引起的阳性反应主要是鞭毛抗体（菌体抗体效价一般不高），同时，每隔 3～5 天验血一次，其抗体效价一般不会随病程而升高；上述现象都有别于现症感染。

2. 少数肠热症患者，由于在发病初期曾使用大量抗生素，或机体有免疫缺陷病，或机体反应性极弱等原因，抗体效价可以很低，甚至为阴性结果。

因此，不能只根据肥达实验结果做肯定或者否定的结论，必须结合当地流行情况、患者既往接触史，以及临床症状和体征，做出正确判断。

（丛延广）

第八章　霍乱弧菌和幽门螺杆菌

实验二十九　霍乱弧菌、副溶血弧菌的检验

一、霍乱弧菌的培养与鉴定

【实验目的】

掌握霍乱弧菌的培养特性及鉴定特征。

【实验原理】

霍乱弧菌（*Vibrio cholerae*）是人类霍乱的病原体。霍乱是一种烈性消化道传染病，主要在夏秋季节发生，是国家甲类传染病，也是国际检疫传染病。霍乱弧菌是一种革兰阴性菌，菌体短小呈弧形或逗点状，单鞭毛，有菌毛，部分有荚膜，运动活泼，兼性厌氧。霍乱弧菌对营养要求不高，在 pH 8.8～9.0 的碱性蛋白胨水或平板上生长良好。因其他细菌在这一 pH 不易生长，故碱性蛋白胨水可作为选择性增殖霍乱弧菌的培养基。霍乱弧菌在 TCBS 培养基（thiosulfate-citrate-bile-sucrose，硫代硫酸盐-柠檬酸盐-胆盐-蔗糖）上生长良好，菌落呈黄色，培养基呈暗绿色。此外，霍乱弧菌能发酵葡萄糖、甘露醇及蔗糖，产酸不产气。

【实验材料】

1. 菌种：霍乱弧菌。
2. 培养基：碱性蛋白胨水、TCBS 琼脂、糖发酵管。
3. 其他：霍乱弧菌多价 O1 群血清及 A、B、C 分型血清。

【实验方法和步骤】

（一）形态观察

1. 观察霍乱弧菌革兰染色示教片：可见菌体弯曲如弧形或逗点状，革兰染色阴性。

2. 悬滴法观察动力：取干净凹玻片一张，在凹窝周围涂抹凡士林少许。取一张盖玻片，在其中央加 1 滴菌液。将凹玻片翻转，使凹窝对准盖玻片中心，放在盖玻片上，轻轻用力使其与盖玻片粘贴，然后迅速翻转玻片。先以低倍镜找到边缘后再用高倍镜观察（因凹玻片较厚，油镜焦距很短，故一般不能用油镜来检查），可见细菌运动活泼，呈"穿梭"样运动。

3. 特异性制动实验：取标本或新鲜碱性蛋白胨水培养物一滴，置于载玻片上，再加霍乱弧菌多价诊断血清，加盖玻片后显微镜暗视野观察，3 min 内细菌运动被抑制者即为阳性。

4. 荧光菌球实验：将霍乱弧菌接种于含一定量荧光抗体的碱性蛋白胨水中，置 37℃孵箱内培养 6～8 h。由于霍乱弧菌与荧光抗体可以特异性结合聚集，形成微小发光的荧光菌球。取培养物 1 滴，置于载玻片上，盖玻片压片，荧光显微镜下可见大而发亮、结构疏松、周围似卷发状的荧光菌球。

（二）生化反应

霍乱弧菌能发酵葡萄糖、甘露醇及蔗糖，产酸不产气；不发酵阿拉伯糖。靛基质（吲哚）实验阳性。过氧化氢酶实验阳性。氧化酶实验阳性，借此可与肠杆菌科细菌区分。霍乱弧菌能还原硝酸盐为亚硝酸盐，靛基质反应阳性，V-P 实验阳性；当培养基中含有硝酸盐及色氨酸时，可产生靛基质与亚硝酸盐，在浓硫酸存在的情况下，生成红色物质，称为霍乱红反应；由于其他非致病性的弧菌亦有此反应，故不能凭此鉴定霍乱弧菌。

霍乱弧菌主要生化反应见表 29-1。

表 29-1　霍乱弧菌主要生化反应

葡萄糖发酵	甘露醇发酵	蔗糖发酵	葡萄糖产气	阿拉伯糖发酵	靛基质实验	过氧化氢酶实验	氧化酶实验	硝酸盐还原
+	+	+	−	−	+	+	+	+

E1 Tor 型霍乱弧菌与古典型霍乱弧菌生化反应有所不同（表 29-2）：前者 V-P 实验阳性而后者阴性；前者能产生强烈的溶血素，溶解羊红细胞，在血平板上培养，菌落周围出现明显透明溶血环；而古典型霍乱弧菌则不溶解羊红细胞。但个别 E1 Tor 型菌株亦不溶血。

表 29-2　霍乱弧菌两种生物型的鉴别

鉴别实验	古典生物型	E1 Tor 生物型
第 IV 组霍乱噬菌体裂解实验	+	−（+）
多黏菌素 B 敏感实验	+	−（+）
鸡红细胞凝集实验	−（+）	+
V-P 实验	−	+（−）
溶血实验	−	+（−）

注：括号内为少数菌株的反应结果。

（三）致病性霍乱弧菌的鉴定

1. 疑似菌落与 O1 群抗血清凝集，确定 O1 群还是非 O1 群。
2. 与分型血清 A、B、C 凝集确定血清型。
3. 做生化实验进行生物分型，确定是古生物型还是 E1 Tor 生物型。

【注意事项】

霍乱弧菌引起的霍乱是一种烈性消化道传染病，流行迅速，是国家甲类传染病，因此在实际操作中应特别注意消毒措施和个人防护。具体要求如下：实验操作中要穿白大褂、戴手套进行操作；用过的玻片应及时放入消毒缸中浸泡；实验完毕，用浸泡消毒液的抹布擦拭实验台面，或紫外线照射消毒；标本、培养物、实验废弃物等，要经高压消毒处理后方可丢弃。

二、副溶血弧菌的培养与鉴定

【实验目的】

掌握副溶血弧菌的培养特性及鉴定特征。

【实验原理】

副溶血弧菌（*Vibrio parahaemolyticu*）是一类嗜盐性细菌，分布极广，主要存在于近海海水、海底沉积物及鱼类、贝类等海产品中，主要引起食物中毒，是沿海地区食物中毒中最常见的病原菌。副溶血弧菌革兰染色阴性，呈弧状、杆状、丝状等多态性。单端单鞭毛，运动活跃。该菌嗜盐畏酸，在无盐培养基上不能生长；兼性厌氧，最适温度为 30～37℃；最适 pH 为 8.0～8.5，当 pH<6.0 即不能生长；在含 3%～3.5% NaCl 的培养基中生长迅速，8～9 min 可繁殖一代；但当 NaCl 浓度高于 8% 时也不能生长。

副溶血弧菌能发酵葡萄糖、甘露醇；产酸不产气，不发酵蔗糖、乳糖；分解色氨酸，产生靛基质。

【实验材料】

1. 菌种：副溶血弧菌、金黄色葡萄球菌和大肠埃希菌。

2. 培养基：副溶血弧菌选择性琼脂平板，我妻氏兔血琼脂平板，无盐肉汤，3.5% NaCl 肉汤，6% NaCl 肉汤。

3. 试剂：生理盐水、2% NaCl。

【实验方法和步骤】

（一）形态观察

1. 染色镜检：革兰染色阴性，呈 S 形、弧形、海鸥形或螺旋形。

2. 悬滴法观察动力：方法与霍乱弧菌相同，镜下可见菌体运动活泼。

（二）培养特性观察

1. 将副溶血弧菌接种于选择性琼脂平板，35℃孵箱内培养 24 h 后观察菌落形态，可见菌落呈圆形、边缘整齐、湿润、绿色、中心较深。

2. 嗜盐性实验：取副溶血弧菌、金黄色葡萄球菌和大肠埃希菌各一接种环，分别接种于无盐蛋白胨水和 6% NaCl 蛋白胨水中，置于 37℃孵箱内培养 6～12 h，观察结果如表 29-3 所示。

表 29-3 副溶血弧菌嗜盐性实验

实验菌	无盐蛋白胨水	6% NaCl 蛋白胨水
副溶血弧菌（嗜盐菌）	−	+++
金黄色葡萄球菌（耐盐菌）	+	+
大肠埃希菌（非嗜盐菌）	+++	−

注：−无菌生长；+有菌生长；+++细菌茂盛生长。

3. 神奈川（Kanagawa）实验：在特定条件下，副溶血弧菌某些菌株在我妻氏兔血琼脂平板上可产生 β 溶血，称为神奈川现象（KP），可用作鉴定副溶血弧菌致病菌与非致病菌株的一项重要指标，KP+为致病性菌株。具体操作步骤为：将副溶血弧菌接种于我妻氏兔血琼脂平板中央，涂成直径为 1 cm 接种面，置 37℃孵箱内培养 26～28 h 后观察，阳性株在涂面周围有完全透明的溶血环，即为神奈川实验阳性。

此外，还可根据副溶血弧菌的生化反应对其进行鉴别诊断。

【注意事项】

细菌分离培养时应采用无菌操作技术。

（赵　岩）

实验三十　幽门螺杆菌、空肠弯曲菌的检验

一、幽门螺杆菌的培养与鉴定

【实验目的】

掌握幽门螺杆菌的形态、染色性和培养特性。

【实验原理】

幽门螺杆菌（*Helicobacter pylori*）是急性与慢性胃炎、消化性溃疡的重要致病因素，且与胃癌的发生和发展有密切关系。我国普通人群中幽门螺杆菌的感染率达 50%～60%，部分地区的感染率更高。幽门螺杆菌革兰染色阴性，呈海鸥展翅状、S 形或弧形。菌体长 2.5～4.0 μm，宽 0.5～1.0 μm；运动活泼，菌体一端或两端伸出 2～6 根带鞘鞭毛，长为菌体的 1.0～1.5 倍，在运动中起推进作用，在定植过程中起锚定作用。幽门螺杆菌为微需氧菌，在含 5%～8% O_2、10% CO_2 和 85% N_2 的环境中生长良好，在空气中和绝对无氧条件下不能生长。最适生长温度为 37℃，25℃不生长，42℃少数生长。营养要求高，需血液或血清，最适 pH 为中性或弱碱性。

幽门螺杆菌产生高活性的胞外脲酶，可分解尿素产氨；氧化酶、过氧化氢酶和碱性磷酸酶阳性，这些可作为鉴定幽门螺杆菌的生化反应特征。

【实验材料】

1. 菌种：幽门螺杆菌。

2. 培养基：Skirrow 弯曲菌培养基、3.5% NaCl 培养基、1%甘氨酸培养基、快速脲酶培养基。

3. 试剂：革兰染液、生理盐水、1%马尿酸钠水解溶液、3% H_2O_2。

4. 其他：厌氧培养箱、无菌平皿、无菌手术刀、无菌棉签、无菌盐水、氧化镁试纸等。

【实验方法和步骤】

（一）形态学检查

取幽门螺杆菌或活检组织糊状液均匀涂片，革兰染色镜检，幽门螺杆菌呈革兰阴性、S 形、弧形或海鸥形，散在或成簇排列。

（二）悬滴实验

取干净凹玻片一张，在凹窝周围涂抹凡士林少许。取一张盖玻片，在其中央加 1 滴菌液。将凹玻片翻转，使凹窝对准盖玻片中心，放在盖玻片上，轻轻用力使其与盖玻片粘贴，然后迅速翻转玻片。先以低倍镜找到边缘，后用高倍镜观察，镜下观察可见菌体呈穿梭样运动。

（三）培养特性观察

分离培养阳性是诊断幽门螺杆菌感染的"金标准"。将幽门螺杆菌或活检组织糊状液划线接种 Skirrow 弯曲菌培养基，37℃微需氧培养 3～5 天，根据培养特性、菌落特征、

形态等进行鉴定。幽门螺杆菌培养后形成圆形、扁平、湿润、半透明、灰白色小菌落，菌落周围形成狭窄 β-溶血环。

（四）活检组织快速脲酶实验

取微量反应板 1 块，每孔加入脲酶试剂 50 μl，接种环无菌操作取一环幽门螺杆菌菌落或胃黏膜活检标本加入孔内，用透明纸将孔口封闭，置 37℃观察试剂颜色变化时间，24 h 内若由正常的淡黄色变为粉红色即为阳性，表示有幽门螺杆菌感染；否则为阴性。

（五）尿素呼气实验（urea breath test，UBT）

由于幽门螺杆菌能产生活性较强的尿素酶，因此，尿素酶的存在是幽门螺杆菌感染和代谢活跃状态的依据。当胃内存在幽门螺杆菌时，口服示踪碳（C）标记的尿素被幽门螺杆菌产生的尿素酶分解，示踪碳以 CO_2 形式经肺呼出。C-尿素呼气实验正是利用这一原理来检测幽门螺杆菌的感染，它是一种非侵入性、无痛苦、敏感而可靠的检查方法。根据示踪原子 C 不同，C-尿素呼气实验可分成两种，即 ^{13}C-尿素呼气实验和 ^{14}C-尿素呼气实验。

（六）其他

此外，还可以通过血清学实验和分子生物学实验等技术进行检测。

【注意事项】
细菌分离培养时应采用无菌操作技术。

二、空肠弯曲菌的培养与鉴定

【实验目的】
掌握空肠弯曲菌的形态和培养特性。

【实验原理】
空肠弯曲菌（*Campylobacter jejuni*）是一种人畜共患病病原菌，可以引起人和动物的腹泻、胃肠炎及肠道外感染，并且是一种食物源性病原菌，被认为是引起全世界人类细菌性腹泻的主要原因。空肠弯曲菌为微需氧菌，在含 5% O_2、10% CO_2、85% N_2 环境中生长最佳；最适生长温度为 42℃；营养要求高，在含血清的培养基上可出现两种菌落，一种为灰白、湿润、扁平、边缘不整、沿接种线蔓延生长的菌落，另一种为褐色、半透明、圆形、凸起、有光泽的小菌落，陈旧菌落可因产生细胞色素而变红。

空肠弯曲菌的生化反应不活泼，不分解糖类；氧化酶实验呈强阳性。

【实验材料】
1. 菌种：空肠弯曲菌。
2. 培养基：Skirrow 弯曲菌培养基、血琼脂平板。
3. 试剂：革兰染液、生理盐水、1%马尿酸钠水解溶液、3% H_2O_2、氧化酶试纸片、乙酸铅试纸片。
4. 其他：干燥箱（微需氧环境）、载玻片、盖玻片、显微镜等。

【实验方法和步骤】

1. 染色镜检：革兰染色阴性，呈 S 形、弧形、海鸥形或螺旋形。

2. 培养特性观察：将空肠弯曲菌接种于两个 Skirrow 弯曲菌琼脂平板，置于微需氧环境（5% O_2、10% CO_2 和 85% N_2），一个平板置于 42℃环境，另一个平板置于 25℃环境，培养 24 h，观察菌落特点。空肠弯曲菌在血琼脂平板上长出菌落有两种类型：一种为灰白、湿润、扁平、边缘不整、沿接种线蔓延生长的菌落；另一种为褐色、半透明、圆形、凸起、有光泽的小菌落，陈旧菌落可因产生细胞色素而变红。

【注意事项】

细菌分离培养时应采用无菌操作技术。注意细菌培养时微需氧环境和温度的控制。

（赵　岩）

第九章　呼吸道感染细菌的检验

实验三十一　结核分枝杆菌的检验

结核病是重要的人类传染病，是威胁人类健康的全球性卫生问题。引起结核病的病原菌主要是结核分枝杆菌，可侵犯全身各处组织器官，以肺部多见。结核分枝杆菌呈细长弯曲状，因有分枝生长形态而得名。由于其细胞壁中富含脂质，一般染料难以对结核分枝杆菌染色，需经加温或延长染色时间才能着色，且着色后能抵抗盐酸乙醇的脱色作用，故又称抗酸杆菌。

【实验目的】

1. 掌握结核分枝杆菌的形态与培养特性、抗酸染色的操作步骤与结果判读；

2. 了解结核分枝杆菌的痰液标本集菌法、荧光素染色法、动物接种实验、结核菌素实验、结核菌 γ 干扰素释放实验及分子生物学检测方法。

【实验原理】

结核分枝杆菌为专性需氧菌，营养要求高，需在含有蛋黄、马铃薯、甘油及无机盐等营养物质的培养基中才能生长，初次分离培养常采用罗氏（Lowenstein-Jensen，LJ）培养基。其最适 pH 为 6.5～6.8，最适生长温度为 37℃，生长十分缓慢，分裂一代需 12～24 h，一般需 37℃培养 3～4 周才可见菌落生长。

如前所述，结核分枝杆菌细胞壁中含有大量脂质，一般的染色方法难以对其染色，采用加温或延长染色时间的方式，才可使其着色。另外，菌体内蜡质成分中含有分枝菌酸，具有很强的抗酸性，因此着色后在一定时间内不能被盐酸乙醇脱色。利用以上原理，先以石炭酸复红对细菌染色，然后经 3%盐酸乙醇脱色后以碱性美蓝复染，则结核分枝杆菌和其他分枝杆菌被染成红色，而非抗酸菌与细胞杂质被染成蓝色。此外，荧光素金胺 O 也可用于结核分枝杆菌的染色观察，金胺 O 染料带正电，而结核分枝杆菌带负电，二者结合后，使得结核分枝杆菌在紫外光激发下呈现橘黄色荧光。

结核病是重要的临床感染性疾病，结核分枝杆菌的检验在临床检验中也常涉及。痰涂片查分枝杆菌是确诊患者分枝杆菌感染的重要方法。在某些情况下，由于患者痰液或其他标本中菌浓度较低，直接涂片不易查见，需采用沉淀或漂浮集菌法提高检出率，且以前者多见。结核菌素实验也是常用的检测结核分枝杆菌感染的方法。人类感染结核分枝杆菌后，在产生免疫力的同时也会产生迟发型超敏反应，利用这一原理将一定量的结核菌素注入皮内，通过观察硬结直径的大小来判断结核杆菌的感染情况。此外，动物感染实验也可用于观察结核分枝杆菌的致病情况。随着检验技术的发展与理念的创新，结核菌 γ 干扰素释放实验及分子生物学检测方法等今后都有很大的发展潜力。

一、结核分枝杆菌的培养和形态观察

【实验材料】

1. 罗氏培养基、接种环、试管、孵育箱。

2. 结核分枝杆菌感染者痰涂片的抗酸染色标本。

3. 光学显微镜。

【实验方法和步骤】

1. 液体培养：以移液枪吸取少量菌种，滴 2 滴于液体罗氏培养基，置于 37℃孵育箱静置培养，培养时间为 8 周。每周观察记录细菌生长情况。

2. 固体培养：以移液枪吸取少量菌种，滴 2 滴于罗氏斜面培养基，使其自然均匀流下。将试管倾斜放置于 37℃孵育箱静置培养，约 30 min 后接种物充分吸收，直立试管继续培养，培养时间为 8 周。每周观察记录细菌生长情况。

3. 结核分枝杆菌生长与形态观察：肉眼观察结核分枝杆菌在固体培养基和液体培养基中的生长状态，以光学显微镜观察结核分枝杆菌标本的镜下形态。

【实验结果观察】

结核分枝杆菌在液体培养基中呈黄白色的粗糙皱纹状菌膜生长，常沿管壁生长，摇动试管可使菌膜沉入管底，而培养液呈透明状。

结核分枝杆菌生长缓慢，在固体培养基上 37℃培养 3～4 周才出现肉眼可见的菌落。菌落表面呈颗粒状，黄色或乳酪色，不透明，坚硬而干燥，形似结节状或菜花状，边缘不整齐。

镜下观察：典型的结核分枝杆菌呈细长状，略带弯曲，两端钝圆，无鞭毛及芽孢，常呈现"人"形分枝状生长趋势。在陈旧性病灶培养物中及由于制片过程产生某些破坏时，其形态常不典型，可能出现串珠状、颗粒状、短棒状、长丝状等。在细菌聚集成团时，可呈现束状、条索状、聚集成团等类似形态。

【注意事项】

注意树立有菌观念，防止感染发生；实验后注意正确处理实验标本。

二、痰液标本集菌法（沉淀法）

【实验材料】

患者痰液标本、4% NaOH 溶液、3% 盐酸溶液、酚红指示剂、离心机。

【实验方法和步骤】

1. 4% NaOH 标本前处理：取痰液标本加 4% NaOH 使标本黏稠度适当，充分搅拌混匀后，于 37℃消化 30 min，杀死非抗酸性细菌。

2. 集菌：10 000 g 离心 10 min，弃上清。沉淀以 3% 盐酸中和至中性（可用酚红指示剂检测）；再 10 000 g 离心 10 min，弃上清。

3. 沉淀物实验：可直接涂片进行染色检查，或用于接种培养。

三、结核分枝杆菌的抗酸染色法

【实验材料】

1. 结核分枝杆菌标本、接种环、载玻片、酒精灯、玻片夹。

2. 染色液。

（1）石炭酸复红染液：碱性复红乙醇储存液（取碱性复红 8 g，95%乙醇溶解定容至 100 ml）10 ml，加入 5%石碳酸水溶液 90 ml，混匀。

（2）3%盐酸乙醇脱色液：取 95%乙醇 97 ml，加入 3 ml 浓盐酸配制成 10×储存液，使用时稀释 10 倍。

（3）碱性美蓝复染液：取 95%乙醇 97 ml 加 0.3 g 碱性美蓝，溶解后定容至 100 ml，混匀，配成 10×储存液，使用时 10 倍稀释。

【实验方法和步骤】

1. 涂片、干燥、固定：在载玻片背面画直径约 1 cm 的圆形区域，用以标记标本涂抹区域。用接种环蘸取少量标本，在载玻片正面圆形区域涂布。涂布时尽量均匀而薄厚适当。自然干燥或在火焰周围干燥。用玻片夹夹住载玻片，迅速过酒精灯外焰 3 次以固定标本。

2. 初染：用滴管滴加石炭酸复红染液，覆盖标本区域。将载玻片置于火焰上方徐徐加热至产生蒸汽而不沸腾，如此加热 3 min，加热过程中应随时添加染液，以防染液蒸干。冷却后以细流水自涂片上部向下小心流动冲洗，洗净多余的染色液。

3. 脱色：滴加 3%盐酸乙醇脱色液，轻柔摇晃均匀，脱色 1 min，至涂片上无肉眼可视的红色。流动水清洗，洗去脱色液。

4. 复染：滴加碱性美蓝复染液，染色 1 min，流动水清洗，洗去复染液。

5. 观察：等待玻片干燥后，用光学显微镜油镜观察细菌染色结果。

【实验结果观察】

镜下可见在淡蓝色背景下，结核分枝杆菌呈红色，细长杆状，略弯曲，而其他细菌或杂质均呈现蓝色。

临床标本可按照以下标准报告所得结果：

1. 结核分枝杆菌阴性（−）：连续观察 300 个不同视野，未查见结核分枝杆菌；

2. 结核分枝杆菌可疑（±）：1～2 个结核分枝杆菌/300 个视野；

3. 结核分枝杆菌阳性（+）：3～9 个结核分枝杆菌/100 个视野；

4. 结核分枝杆菌阳性（++）：1～9 个结核分枝杆菌/10 个视野；

5. 结核分枝杆菌阳性（+++）：1～9 个结核分枝杆菌/1 个视野；

6. 结核分枝杆菌阳性（++++）：>10 个结核分枝杆菌/1 个视野。

【注意事项】

1. 若所取标本为肺结核患者痰液，须取清晨痰液。

2. 初染加热过程中，勿使染液沸腾或蒸干，且注意及时添加染液。

3. 冲洗染液或脱色液时注意水流要细小，可在玻片背面冲洗，防止将标本冲走。

4. 一次性进行多个标本染色时，尽量在一块载玻片上进行实验，以保证染色和脱色程度的一致性，便于观察比较。

5. 注意正确处理实验标本，防止感染发生。

四、结核分枝杆菌的荧光素染色

结核分枝杆菌的荧光素染色主要利用荧光素金胺 O 或金胺 O-酚、金胺 O-罗丹明 B、金胺 O-复红美蓝等结合于结核分枝杆菌，从而使细菌在紫外光激发下产生橘黄色荧光，以显示菌体。下面以金胺 O 染色法为例进行讲解。

【实验材料】

1. 结核分枝杆菌标本、载玻片、接种环、酒精灯、荧光显微镜。

2. 染色液。

（1）金胺 O 染色液：0.1 g 金胺 O 溶于 10 ml 95%乙醇；取 3 ml 石炭酸液加入 87 ml 蒸馏水；将前述两种溶液混合均匀，室温避光保存。

（2）3%盐酸乙醇脱色液、0.5%高锰酸钾水溶液。

【实验方法和步骤】

1. 涂片、干燥、固定：同前述抗酸染色法。

2. 初染：滴加金胺 O 染色液，覆盖标本所在区域，染色 15 min，细水流冲洗。

3. 脱色：滴加 3%盐酸乙醇脱色液，轻柔摇匀，脱色 5 min，至标本无色，细水流冲洗。

4. 复染：滴加 0.5%高锰酸钾水溶液复染，染色 1.5 min，细水流冲洗。

5. 观察：玻片干燥后以荧光显微镜油镜镜检。

【实验结果观察】

镜下可见，在暗背景下抗酸杆菌呈现黄绿色或橘黄色荧光。使用荧光显微镜 20 倍物镜观察的镜检结果按照下列标准报告：

1. 结核分枝杆菌阴性（-）：未查见结核分枝杆菌/50 个视野；

2. 结核分枝杆菌可疑（±）：1～9 个结核分枝杆菌/50 个视野；此时应报告结核分枝杆菌个数，并抗酸染色复染或涂片复检结果报告；

3. 结核分枝杆菌阳性（+）：10～99 个结核分枝杆菌/50 个视野；

4. 结核分枝杆菌阳性（++）：1～9 个结核分枝杆菌/1 个视野；

5. 结核分枝杆菌阳性（+++）：10～99 个结核分枝杆菌/1 个视野；

6. 结核分枝杆菌阳性（++++）：>100 个结核分枝杆菌/1 个视野。

【注意事项】

1. 冲洗染液或脱色液时注意水流要细小，防止将标本冲走。

2. 注意正确处理实验标本，防止感染发生。

五、动物接种实验

【实验材料】

约 250 g 豚鼠 2 只、集菌后的痰液沉淀物。

【实验方法和步骤】

1. 动物感染：注射 1~2 ml 集菌后的痰液沉淀物于豚鼠腹股沟皮下。

2. 饲养观察：隔离饲养动物，每周观察一次，检查实验动物的体温、体重等基本参数，查看腹股沟淋巴结有无肿大、溃疡形成等异常。

3. 病理学检查：感染 6 周后，若出现疾病症状，处死动物，取淋巴结及内脏做病理学检查，并做脏器压印片，抗酸染色后镜检。

4. 阴性结果处理：8 周后仍为阴性结果者，经结核菌素实验确认阴性，即为动物实验阴性。

【实验结果观察】

如上所述。

【注意事项】

1. 注意动物实验中防止杂菌污染。

2. 正确处理实验标本与实验动物，防止感染发生。

六、结核菌素实验

结核菌素实验可以检出结核分枝杆菌感染，但不能检出结核病。由于许多国家和地区已广泛推行卡介苗接种，结核菌素实验阳性不能区分是结核分枝杆菌的自然感染还是卡介苗接种的免疫反应。

【实验材料】

1. 结核菌素：目前世界卫生组织和国际防痨和肺病联合会推荐使用的结核菌素为纯蛋白衍生物（purified protein derivative，PPD）。

2. 无菌注射器。

【实验方法和步骤】

于左侧前臂中上 1/3 处进行 0.1 ml（5 IU）皮内注射，48~72 h 后观察与记录结果。

【实验结果观察】

手指轻触硬结（而非红肿）边缘，测量硬结横径与纵径，得：平均直径=(横径+纵径)/2。硬结<5 mm 为阴性；5~9 mm 为弱阳性；10~19 mm 为阳性；≥20 mm 或者虽然<20 mm 但是局部出现水泡与淋巴管炎为强阳性。

【注意事项】

结核菌素实验反应越强，对结核的诊断，尤其对婴幼儿结核的诊断越重要。凡是阴性结果的儿童，一般可排除结核分枝杆菌感染及结核病。但在某些情况下，也不能完全排除结核病，因结核菌素实验受多种因素影响，感染后 4~8 周才能充分建立变态反应，在此之前结核分枝杆菌实验可呈阴性。HIV、营养不良、麻疹、水痘、癌症、严重的感染性疾病包括重症结核病，如粟粒性结核病与结核性脑膜炎等，结核菌素实验多为阴性或弱阳性。

七、结核菌 γ 干扰素释放实验

为了增加结核病检测的特异性与灵敏度，近年来，随着比较基因组学、分子生物学与免疫学的发展，出现了以 T 细胞为基础的 γ 干扰素释放实验（interferon-gamma release assay，IGRA）。γ 干扰素释放实验利用结核分枝杆菌特异性或非特异性抗原在体外刺激受检者全血或者外周血单核细胞（PBMC），使 T 淋巴细胞产生大量 IFN-γ，然后利用酶联免疫吸附法（ELISA）或酶联免疫斑点法（ELISPOT）检测 IFN-γ 浓度或计数分泌 IFN-γ 细胞的方法。目前 IGRA 已开始在英国、美国、日本等国用于活动性结核病和潜伏性结核感染者的诊断，HIV 合并结核感染的检测，区别结核感染者与 BCG 接种及耐药结核菌感染的快速检测等。

八、分子生物学检测方法

近年来，分子生物学技术的飞速发展，为结核分枝杆菌的检测、鉴定和药敏实验提供了极大的方便，可将诊断时间从几周降至几天，这其中主要包括聚合酶链反应（PCR）、核酸探针杂交、DNA 序列测定、基因芯片及基因分型等。分子生物学技术手段在未来的结核分枝杆菌检测与结核病诊断方面具有巨大的发展潜力。

（姜 北）

实验三十二　白喉棒状杆菌的检验

白喉棒状杆菌俗称白喉杆菌，属于棒状杆菌属，是人类白喉的病原菌。白喉是一种急性呼吸道传染病，人群普遍易感，尤其儿童更易感。该菌常侵犯咽喉、气管和鼻腔黏膜。白喉的典型体征是喉部假膜，为细菌在局部顽强繁殖并分泌外毒素，导致炎性渗出与坏死、凝固而成。假膜与黏膜下组织紧密相连，水肿或脱落可诱发窒息。此外，白喉外毒素还可引起毒血症，引起全身中毒症状。

一、白喉棒状杆菌的形态与染色特性

【实验目的】

掌握白喉棒状杆菌染色方法及形态特点。

【实验原理】

白喉棒状杆菌经奈瑟或阿伯特染色后，菌体内可观察到异染颗粒，其主要成分为核糖核酸和多磷酸盐，是该菌形态特征之一，具有鉴定意义。

【实验材料】

1. 白喉棒状杆菌吕氏（Loeffler's）凝固血清斜面培养物。

2. 接种环、载玻片、酒精灯、光学显微镜。

3. 奈瑟（Neisser）染液。

（1）甲液：美蓝 1 g 加入 95%乙醇 20 ml，溶解后加入冰乙酸 50 ml，以蒸馏水补足至 100 ml。

（2）乙液：黄叱精 1～2 g 加入 300 ml 蒸馏水，溶解后过滤。

4. 阿伯特（Albert）染液。

（1）甲液：甲苯胺蓝 0.15 g、孔雀绿 0.20 g 溶于 95%乙醇 2 ml，再加入冰乙酸 1 ml，蒸馏水补足至 100 ml，放置 24 h 后过滤。

（2）乙液：碘 2 g、碘化钾 3 g 溶于 300 ml 蒸馏水。

5. 革兰染液：参见革兰染色部分。

【实验方法和步骤】

1. 涂片、干燥、固定：用接种环取斜面培养基上的细菌涂片，自然干燥后在酒精灯外焰迅速过 3 次固定。

2. 革兰染色：详见实验三革兰染色部分。

3. 奈瑟染色法。

（1）滴加甲液染色 1 min，细水流冲洗。

（2）滴加乙液染色 20 s，细水流冲洗。

（3）等待染色标本干燥。

4. 阿伯特染色法。

（1）滴加甲液染色 5 min，细水流冲洗。

（2）滴加乙液染色 1 min，细水流冲洗。

（3）等待染色标本干燥。

5. 光学显微镜油镜下观察细菌形态。

【实验结果观察】

革兰染色后可见白喉棒状杆菌菌体呈细长弯曲的杆状，革兰染色阳性，染色不均匀，粗细不一，一端或两端膨大呈棒状，无菌毛及鞭毛。菌体排列常不规则，可呈栅栏状、V 字形、X 字形、T 字形、L 字形等形态。奈瑟染色和阿伯特染色后，可见菌体中出现深染颗粒，与菌体着色不同，即异染颗粒。这些异染颗粒常位于菌体两端，也称为极体，在鉴定上有重要意义。

【注意事项】

注意避免过度脱色，否则会减弱细菌与异染颗粒间的对比度。

二、白喉棒状杆菌的培养特性

【实验目的】

了解白喉棒状杆菌的培养特性。

【实验原理】

白喉棒状杆菌在血平板、含有凝固血清的吕氏斜面培养基、0.03%～0.04%亚碲酸钾血琼脂平板上生长时呈现不同的特征，由此可全面观察、认识白喉棒状杆菌的培养特性。

【实验材料】

1. 采集了白喉棒状杆菌的棉拭子。

2. 血平板、含有凝固血清的吕氏斜面培养基、0.03%～0.04%亚碲酸钾血琼脂平板。

3. 酒精灯、孵育箱。

【实验方法和步骤】

1. 将带有白喉棒状杆菌的棉拭子直接涂布于含有凝固血清的吕氏斜面培养基和0.03%～0.04%亚碲酸钾血琼脂平板。

2. 将培养基置于37℃孵育箱静置培养过夜，观察培养结果。

【实验结果观察】

1. 血平板上的白喉杆菌菌落呈圆形凸起，直径约 1 mm，灰白色，不透明，表明光滑湿润，边缘整齐，轻型菌株的菌落周围有狭窄的溶血环。

2. 在含有凝固血清的吕氏斜面培养基上，白喉棒状杆菌生长较迅速，菌落形态典型，菌落为细小的圆形凸起，呈灰白色，表面光滑，涂片染色可见异染颗粒明显。

3. 在 0.03%～0.04%亚碲酸钾血琼脂平板上，白喉棒状杆菌能吸收碲盐并还原成碲，从而使菌落呈黑色，但涂片检查异染颗粒常不明显。根据白喉棒状杆菌在亚碲酸钾血琼脂平板上的菌落特点及生化反应特性，可将其分为重型、轻型和中间型，这 3 型产毒株对人类均有致病作用，但分布有所不同，故具有流行病学意义。此外，亚碲酸钾可抑制标本中其他细菌的生长，故亚碲酸钾血琼脂平板可作为白喉棒状杆菌的选择培养基。

【注意事项】

注意无菌操作，防止杂菌污染对实验结果的干扰。

三、白喉棒状杆菌的毒力实验

【实验目的】

了解白喉棒状杆菌毒力实验原理与操作方法。

【实验原理】

无毒的白喉棒状杆菌在获得 β 棒状杆菌噬菌体后，便成为可产生白喉外毒素的产毒株，并可随细胞分裂遗传下去。白喉抗毒素可与白喉外毒素特异性结合，中和白喉外毒素的毒性作用。

白喉棒状杆菌的毒力实验分为体内实验和体外实验。前者以豚鼠为研究对象，可通过白喉抗毒素对毒素的中和作用，区分有毒和无毒的白喉棒状杆菌；体外实验常用琼脂 Elek 平板毒力实验，在平板中央铺一条含有白喉抗毒素的滤纸条，再垂直于滤纸条接种待检菌和阳性对照菌，培养后若待检菌产生白喉外毒素，则在滤纸条和菌苔交界处会出现抗原抗体特异性结合的白色沉淀线，无毒菌株不会出现白色沉淀线。

（一）体内毒力实验——豚鼠实验

【实验材料】

1. 约 250 g 的豚鼠 2 只。

2. 白喉棒状杆菌纯培养物、白喉抗毒素。

3. 浊度仪、接种环、豚鼠剃毛工具、生理盐水、消毒酒精、无菌注射器。

【实验方法和步骤】

1. 于一只豚鼠腹腔内注射白喉抗毒素 250～500 U，作为对照。12 h 后开始后续实验。

2. 用接种环挑取少量白喉棒状杆菌纯培养物，研磨均匀后溶于无菌生理盐水，用浊度仪调整至 0.5 麦氏浊度（约 $1×10^8$ cfu/ml）。

3. 两只豚鼠备皮、消毒，于皮下注射细菌悬液 2 ml。

4. 每天观察注射细菌后实验组与对照组豚鼠的局部反应变化。

【实验结果观察】

1. 若实验组出现毒性反应，如局部红肿、坏死糜烂等，甚至死亡，而对照组存活并无明显局部反应，则该菌株为产毒株。

2. 若实验组与对照组豚鼠都没有发生毒性反应，则表明该菌株为无毒株。

【注意事项】

进行动物实验时注意无菌操作，以免杂菌污染导致局部炎症反应，造成结果误判。

（二）体外毒力实验——琼脂 Elek 平板毒力实验

【实验材料】

1. 白喉棒状杆菌及类白喉棒状杆菌纯培养物、白喉抗毒素（10 000 U/ml）。

2. Elek 蛋白胨琼脂培养基、灭活的无菌兔血清。

3. 无菌棉签和镊子、灭菌滤纸条和平皿、孵育箱。

【实验方法和步骤】

1. 加热融化 Elek 蛋白胨琼脂培养基，至热而不烫时加入 2 ml 灭活的无菌兔血清，混匀，将配制好的培养基倒入灭菌平皿。在培养基未完全凝固前，用无菌镊子将浸有白喉抗毒素的灭菌滤纸条置于平皿的中央。将培养基置于 37℃孵育箱烘干约 1 h。

2. 用无菌棉签蘸取白喉棒状杆菌纯培养物，沿与滤纸条垂直的方向划线接种细菌，接种的菌量宜多不宜少，以使实验结果更显著。同时，以类白喉棒状杆菌作为阴性对照，操作同前。

3. 将平皿置于 37℃孵育箱静置培养，24～72 h 后观察实验结果。

【实验结果观察】

实验结果示意图见图 32-1，横向条带为滤纸条，1 为白喉棒状杆菌接种线，2 为类白喉棒状杆菌接种线。观察接种线与滤纸条之间有无白色沉淀线出现，接种线 1 与滤纸条间出现呈约 45°角的沉淀线，即白喉外毒素与抗毒素在此发生抗原抗体特异性结合，Elek 平板毒力实验阳性，表明该菌株能产生白喉外毒素。而接种线 2 与滤纸条间未出现沉淀线，即 Elek 平板毒力实验阴性，表明该菌株不产生白喉外毒素。

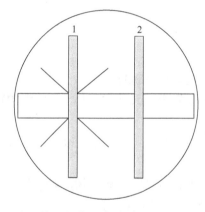

图 32-1　白喉棒状杆菌 Elek 平板毒力实验结果示意图

【注意事项】

1. 注意把握贴滤纸条的时机，保证实验顺利进行。

2. 为了更好地呈现实验结果，细菌接种量宜多一些。

3. 毒力实验可辅助诊断白喉棒状杆菌感染，但确诊需结合患者临床症状。

（姜　北）

第十章　厌氧性细菌的检验

厌氧性细菌（anaerobic bacteria），简称厌氧菌，是指一大类专性厌氧、必须在无氧环境下才能生长的细菌。厌氧菌广泛分布于自然界和人及动物体内。据文献报道，约60%的临床感染有厌氧菌参与，且大多数是与需氧菌混合感染，故开展厌氧菌的检验对感染的诊断、治疗都有重要意义。

厌氧菌主要分为厌氧芽胞梭菌和无芽胞厌氧菌两大类。人类致病的厌氧芽胞梭菌主要有3种：破伤风梭菌（*Clostridium tetani*）、产气荚膜梭菌（*Clostridium perfringens*）和肉毒梭菌（*Clostridium botulinum*）。破伤风梭菌和产气荚膜梭菌引起的感染临床症状明显，容易诊断，必要时才采取临床标本（创口分泌物、坏死组织或异物）进行微生物学检验。无芽胞厌氧菌一般为条件致病菌，多为革兰阴性杆菌，主要有脆弱类杆菌（*Bacteroides fragilis*）、产黑素类杆菌（*Bacteroides melaninogenicus*）、核梭杆菌（*Fusobacterium nucleatum*）等。

厌氧菌缺乏细胞色素与细胞色素氧化酶，不能氧化那些氧化还原电势较高的氧化型物质；同时由于缺乏超氧化物歧化酶和过氧化氢酶，而不能分解超氧化物（O_2^-）和过氧化氢（H_2O_2）等有害化合物，因此，厌氧菌在有氧环境中无法生存，人工培养时要求厌氧条件较高，一般使用的厌氧标准混合气体包含80% N_2、10% CO_2 和10% H_2。

实验三十三　厌氧芽胞梭菌的形态、染色性及培养特性

一、破伤风梭菌、产气荚膜梭菌和肉毒梭菌的形态、染色性及培养特性

【目的要求】

了解厌氧芽胞梭菌的形态、培养特性及鉴定方法。

【实验材料】

1. 菌种：破伤风梭菌、产气荚膜梭菌和肉毒梭菌肉渣培养物。

2. 培养基：肉渣培养基、牛心脑浸液血平板、牛奶培养基、生化鉴定培养基。

3. 试剂：结晶紫、革兰氏碘液、95%乙醇、稀释复红、石炭酸复红、孔雀绿、碱性美蓝、20%鞣酸、无菌生理盐水。

4. 器材：酒精灯、玻片、厌氧罐与厌氧试剂、恒温培养箱或厌氧培养箱。

【实验方法】

1. 灭菌接种环取培养 24～48 h 的破伤风梭菌、产气荚膜梭菌和肉毒梭菌肉渣培养基培养物，接种肉渣培养基，塞上胶塞，厌氧培养 48 h。

2. 灭菌接种环取培养 24～48 h 的破伤风梭菌、产气荚膜梭菌和肉毒梭菌肉渣培养基培养物，三线法接种牛心脑浸液血平板，厌氧培养 48 h。

3. 灭菌接种环取培养 24～48 h 的产气荚膜梭菌肉渣培养基培养物，接种牛奶培养

基，塞上胶塞，厌氧培养 48 h。

4. 灭菌接种环取培养 24～48 h 的破伤风梭菌、产气荚膜梭菌和肉毒梭菌肉渣培养基培养物，接种生化鉴定培养基，厌氧培养 48 h。

5. 灭菌接种环取培养 24～48 h 的破伤风梭菌、产气荚膜梭菌和肉毒梭菌肉渣培养基培养物，革兰染色、芽胞染色、荚膜染色，镜检。

【实验结果】

1. 破伤风梭菌的形态及染色性：该菌革兰染色阳性，但陈旧培养物（超过 48 h）或芽胞形成后，革兰染色呈阴性。菌体细长，大小（4～8）μm×（0.3～0.5）μm，散在排列，无荚膜，周生鞭毛，芽胞位于菌体顶端，大而圆，因而带芽胞的菌体似火柴棒或鼓槌状。

2. 破伤风梭菌的培养特性：该菌为专性厌氧菌，严格厌氧培养。营养要求不高，可在普通琼脂平板上生长。在厌氧血琼脂平板上 37℃培养 48 h 后，形成扁平、灰色、半透明、边缘不整齐菌落，直径 1 mm 以上，中心紧密，周边疏松，似羽毛状，易在培养基表面迁徙扩散，有 α 溶血现象，继续培养可变为 β 溶血。在肉渣培养基中 37℃培养 72 h，生长良好，肉汤混浊，肉渣部分被消化，微变黑，有腐败恶臭气味。破伤风梭菌一般不发酵糖类，能液化明胶，生成甲基硫醇及硫化氢，多数菌株靛基质（吲哚）实验阳性，不能还原硝酸盐为亚硝酸盐。

3. 产气荚膜梭菌的形态及染色性：该菌革兰染色阳性，菌体短粗，大小（3～5）μm×（1～1.5）μm，两端钝圆，散在或成双排列，偶见链状排列。在机体组织中菌体周围可形成明显的荚膜，无鞭毛，不能运动。芽胞位于菌体中央或次极端，椭圆形，直径不大于菌体，一般培养时不易形成芽胞，无糖培养基有利于芽胞形成。

4. 产气荚膜梭菌的培养特性：该菌为非专性厌氧菌，不严格厌氧培养。营养要求不高，可在普通琼脂平板上生长，若加葡萄糖和血液，则生长更好。在厌氧血琼脂平板上，经 35℃培养 24 h，菌落可达 2～4 mm，菌落灰白色，光滑，圆形，扁平，半透明，边缘整齐，无迁徙生长现象；多数菌株有双圈溶血现象，在 θ 毒素的作用下，内环形成狭窄的完全溶血，外面环绕着由 α 毒素产生的不完全溶血环。在肉渣培养中培养 72 h，生长良好，上部肉汤混浊，肉渣淡红色，不被消化。在牛奶培养基中能分解乳糖产酸，使酪蛋白凝固，同时产生大量气体，将凝固的酪蛋白冲成蜂窝状，附着于管壁，并将液面上的凡士林层向上推挤，甚至冲开管口棉塞，气势凶猛，称为"汹涌发酵"。产气荚膜梭菌所有型菌株均能发酵葡萄糖、麦芽糖、乳糖和蔗糖，产酸产气，不发酵甘露醇或水杨素；能液化明胶，产生硫化氢，不能消化已凝固的蛋白质和血清，靛基质实验阴性，卵磷脂酶阳性。生长适宜温度为 37～47℃，43～47℃时该菌生长和繁殖速率极快。可利用高温快速培养法，对该菌进行选择分离，如在 45℃下，每培养 3～4 h 传种 1 次，即可较易获得纯培养。

5. 肉毒梭菌的形态及染色性：该菌革兰染色阳性，但陈旧培养物革兰染色呈阴性。菌体短粗，大小（4～6）μm×（0.9）μm，两端钝圆，散在排列，偶见成双或链状排列；无荚膜，周身鞭毛，运动迟缓。芽胞位于菌体次极端，椭圆形，直径大于菌体，菌体呈汤匙或网球拍状；当菌体形成芽胞时，常伴有自溶现象，因此多见游离芽胞。

6. 肉毒梭菌的培养特性：该菌为专性厌氧菌，严格厌氧培养。营养要求不高，可在普通琼脂平板上生长。在葡萄糖血琼脂平板上，菌落较小，不规则，扁平，半透明，表面呈颗粒状，边缘不整齐；在血平板上出现与菌落等大或者稍大的 β 溶血环。在乳糖卵黄牛奶平板上，多数菌株菌落及其周围培养基表面覆盖特有的彩虹样薄层。在肉渣培养基中生长良好，肉渣被消化，变黑，有恶臭气味。肉毒梭菌能分解葡萄糖、麦芽糖及果糖，产酸产气；在病原性梭菌中，该菌的特征是发酵蔗糖，不发酵乳糖；各型均液化明胶，产生硫化氢，靛基质实验阴性。

二、牛奶发酵实验

【实验原理】

产气荚膜梭菌生化代谢活跃，分解多种糖、产酸产气。在牛奶培养基中生长时，能迅速分解牛奶中的乳糖产酸，使酪蛋白凝固，同时产生大量气体，将凝固的酪蛋白冲成蜂窝状，并将封闭培养基表面的凝固凡士林层向上推挤，甚至冲开管口棉塞，气势凶猛，称为"汹涌发酵"。

【实验材料】

1. 菌种：产气荚膜梭菌和破伤风梭菌肉渣培养物。
2. 培养基：牛奶培养基。
3. 器材：厌氧罐与厌氧试剂、恒温培养箱或厌氧培养箱。

【实验方法】

用灭菌接种环分别取产气荚膜梭菌和破伤风梭菌培养物，接种于凡士林已稍微加热融化的牛奶培养基中。置于厌氧培养罐内，37℃培养 24～48 h，观察结果。

【实验结果】

产气荚膜梭菌出现"汹涌发酵"现象，破伤风梭菌无此现象。

【注意事项】

灭菌后的牛奶培养基置于 37℃培养 24～48 h，无菌生长即可使用。

（王 竞）

实验三十四 无芽胞厌氧菌的形态、染色性及培养特性

无芽胞厌氧菌，包括多种革兰阴性和革兰阳性厌氧菌，大多为人体正常菌群的重要组成部分，致病力不强，多为条件致病菌。因手术、拔牙、肠穿孔等原因，可使屏障作用受损，致细菌侵入非正常寄居部位。长期应用抗生素治疗使正常菌群失调，机体免疫力减退，局部组织供血不足、组织坏死，或有异物及需氧菌混合感染，形成局部组织厌氧微环境等情况下均会引起感染。临床常见的无芽胞厌氧菌多为革兰阴性杆菌，主要有脆弱类杆菌、产黑素类杆菌、核梭杆菌等。对于这些无芽胞厌氧菌，一般根据其菌落与菌体形态、药敏实验及生化特性即可做出初步鉴定。

【目的要求】

了解无芽胞厌氧菌的常见形态、培养特性及鉴定方法。

【实验材料】

1. 菌种：脆弱类杆菌、产黑素类杆菌和核梭杆菌肉渣培养物。

2. 培养基：肉渣培养基、牛心脑浸液血平板、生化鉴定培养基。

3. 试剂：结晶紫、革兰氏碘液、95%乙醇、稀释复红、石炭酸复红、孔雀绿、碱性美蓝、20%鞣酸、无菌生理盐水。

4. 器材：酒精灯、玻片、厌氧罐与厌氧试剂、恒温培养箱或厌氧培养箱。

【实验方法】

1. 灭菌接种环取培养 24～48 h 的脆弱类杆菌、产黑素类杆菌和核梭杆菌肉渣培养基培养物，接种肉渣培养基，塞上胶塞，厌氧培养 48 h。

2. 灭菌接种环取培养 24～48 h 的脆弱类杆菌、产黑素类杆菌和核梭杆菌肉渣培养基培养物，三线法接种牛心脑浸液血平板，厌氧培养 48 h。

3. 灭菌接种环取培养 24～48 h 的脆弱类杆菌、产黑素类杆菌和核梭杆菌肉渣培养基培养物，革兰染色、芽胞染色、荚膜染色，镜检。

【实验结果】

1. 脆弱类杆菌的形态及染色性：该菌革兰染色阴性，两端浓染，中间有不着色部分。菌体短小，大小（1.3～1.6）μm×（0.5）μm，两端钝圆，菌体中可有空泡，无芽胞，无荚膜，无鞭毛、无动力。

2. 脆弱类杆菌在牛心脑浸液血平板上培养的菌落特点：培养 48 h 后，菌落 1～3 mm，圆形，微凸，灰白，表面光滑，边缘整齐，半透明，一般不溶血。

3. 产黑素类杆菌的形态及染色性：该菌革兰染色阴性。菌体短小，呈球杆形，无芽胞，有荚膜与菌毛，无鞭毛，无动力。

4. 产黑素类杆菌在牛心脑浸液血平板上培养的菌落特点：培养 48 h 后，菌落 0.5～2 mm，圆形、凸起、边缘整齐，有光泽、光滑，菌落初时为灰白色，培养 2～3 天开始呈浅棕色，5～7 天转为黑色，多数菌株呈 β 溶血。

5. 核梭杆菌的形态及染色性：该菌革兰染色阴性，有时菌体中有革兰阳性颗粒存在。菌体细长，大小（5～10）μm×1 μm，菌体呈梭状，两端尖细，无芽胞，无荚膜，无鞭毛。

6. 核梭杆菌在牛心脑浸液血平板上培养的菌落特点　培养48 h后,菌落直径1~2 mm,不规则圆形,扁平,中间略凸起,边缘不整齐,灰色,发亮如玻璃屑或不发亮如面包屑。

7. 脆弱类杆菌、产黑素类杆菌和核梭杆菌的生化反应（表34-1）

表 34-1　三种厌氧杆菌的生化反应

细菌名称＼实验项目	葡萄糖	乳糖	麦芽糖	甘露醇	蔗糖	阿拉伯糖	木糖	鼠李糖	海藻糖	水杨素	七叶灵水解	液化明胶	靛基质实验	还原硝酸盐	过氧化氢酶实验	20%胆汁生长
脆弱类杆菌	+	+	+	−	+	−	+	−	−	−	+	−	−	−	+−	+
产黑素类杆菌	+	+	+	−	+	−+	−+	−+	−+	−	+−	+	−	−	−	−
核梭杆菌	−	−	−	−	−	−	−	−	−	−	−+	+	−	−	−	−

注：+：产酸；−：不产酸；+−大多数阳性少数阴性；−+大多数阴性少数阳性。

（王　竞）

实验三十五　破伤风外毒素与抗毒素中和实验

【目的要求】

1. 熟悉检测外毒素的动物实验方法。

2. 通过抗毒素的保护作用加深对破伤风痉挛毒素致病机制的理解。

【实验原理】

破伤风梭菌能产生一种强烈的外毒素，即破伤风痉挛毒素，该毒素是一种神经毒素，毒性非常强烈，仅次于肉毒毒素。该毒素为十余种氨基酸组成的蛋白质，可被肠道蛋白酶破坏，故口服毒素不起作用。破伤风痉挛毒素进入机体后，可选择性地作用于中枢神经系统，与神经组织中的神经节苷脂结合，封闭脊髓抑制性突触末端，阻止抑制性介质甘氨酸和 γ 氨基丁酸的释放，使脊髓前角细胞对运动神经元的抑制作用丧失，从而破坏上下神经元之间的正常抑制性冲动的传递，造成运动神经元超反射反应（兴奋性异常增高、亢进），导致骨骼肌发生强直性痉挛而出现牙关紧闭、角弓反张等典型症状，严重时可因呼吸肌痉挛窒息而死。

外毒素大多为蛋白质或多肽，可用甲醛等处理脱毒，但仍保留其免疫原性，称为类毒素。使用类毒素免疫马，可刺激产生相对应外毒素的抗体或抗血清，称为抗毒素。抗毒素可中和相应外毒素，对疑似患者起到保护作用。本实验利用这一原理，验证破伤风抗毒素对注射了破伤风外毒素的小鼠的保护作用。

【实验材料】

1. 动物：小白鼠。

2. 破伤风毒素：取破伤风梭菌肉渣培养基 48～72 h 培养物上清，过滤除菌，灭菌生理盐水稀释 100 倍。

3. 试剂：破伤风抗毒素、碘酒、乙醇。

4. 器材：一次性无菌注射器、无菌棉球。

【实验方法】

1. 将体重 18～20 g 的健康小鼠随机分成 2 组，每组 6 只，分别进行实验。

2. 破伤风毒素实验组：每只小鼠于左后腿肌肉注射与等体积生理盐水混合的破伤风毒素 0.2 ml，做好标记。

3. 破伤风抗毒素保护组：破伤风毒素和破伤风抗毒素生理盐水稀释液（50 IU/ml）等体积混合，室温作用 0.5 h 后，每只小鼠于左后腿肌肉注射 0.2 ml，做好标记。

【实验结果】

1. 破伤风毒素实验组：出现典型发病症状，小鼠尾部强直，注射毒素侧下肢麻痹，有强直性痉挛，之后逐渐蔓延至另一侧下肢或全身。小鼠于 2～3 天内死亡。

2. 破伤风抗毒素保护组：无上述发病情况。

【注意事项】

1. 破伤风梭菌培养物过滤液需稀释后使用，否则小鼠会很快死亡，以至不能观察到典型发病症状。

2. 破伤风毒素毒性剧烈，微量即可使动物死亡及使人致病，因此在使用注射器吸取毒素液体及注射时均应小心操作，防止划伤皮肤，不能将针头指向人，使用后应立即盖上针头盖。

（王　竞）

实验三十六 产气荚膜梭菌动物实验

【实验原理】

产气荚膜梭菌是气性坏疽的病原菌，它在感染的局部生长繁殖，产生强烈的外毒素和一些致病性的酶类，引起感染局部水肿、气肿、组织肿胀（主要是分解肌肉和组织中的糖类所致）和坏死、恶臭（主要是分解蛋白质产生丁酸所致），且伴有全身中毒症状。

【实验材料】

1. 动物：家兔或小白鼠。

2. 菌种：产气荚膜梭菌。

3. 试剂：结晶紫、革兰氏碘液、95%乙醇、稀释复红、石炭酸复红、孔雀绿、20%鞣酸。

4. 器材：解剖器材、玻片、酒精灯、无菌棉签等。

【实验方法】

1. 取培养 24 ～ 48 h 的产气荚膜梭菌肉渣培养基培养物 2～3 ml，注入家兔的耳缘静脉；或取 0.5 ml 培养物，注入小白鼠腹腔内。

2. 5～10 min 后处死动物。

3. 立即将处死的动物置于 37℃孵箱中。

4. 5～8 h 后，将动物尸体取出，观察。解剖并取肝或心血涂片，进行革兰染色或荚膜染色。

【实验结果】

1. 可见动物体积膨大、腹部鼓胀。尸体解剖可见肌肉有进行性坏死、发黑并有奇臭，各脏器布满气泡，尤以肝为甚，称为"泡沫肝"。

2. 肝或心血涂片，如见有革兰染色阳性，且具有荚膜的大杆菌，可以认为是产气荚膜梭菌。

（王 竞）

实验三十七　临床标本厌氧菌的分离培养与鉴定

一、临床标本厌氧菌的检验程序

（一）临床标本的采集

1. 采集标本注意事项。

（1）不被正常菌群污染，并尽量避免接触空气。

（2）采集深部组织标本时，需用碘酒消毒皮肤后，用注射器抽取，穿刺针头应准确插入病变部位深部，抽取数毫升即可，抽出后可排出一滴标本于酒精棉球上。

（3）若病灶处标本量较少，则可先用注射器吸取 1 ml 还原性溶液或还原性肉汤，然后再抽取标本。

（4）在紧急情况下，可用棉拭取材，并用适合的培养基转送。

（5）厌氧培养最理想的检查材料是组织标本，因厌氧菌在组织中比在渗出物中更易生长。坏死组织、可疑食物及其他固体标本，应经研磨制成悬液。

2. 标本运送方法。

标本送到实验室后，应在 20～30 min 内处理完毕，最迟不超过 2 h，以防止标本中兼性厌氧菌过度繁殖而抑制厌氧菌的生长。如不能及时接种，可将标本置室温保存（一般认为，冷藏对某些厌氧菌有害，而且在低温时氧的溶解度较高）。

（1）针筒运送：一般用无菌针筒抽取标本后，排尽空气，针头插入无菌橡皮塞，以隔绝空气，立即送检。这种方法多用于液体标本的运送，如血液、脓液、胸腹水、关节液等。

（2）无菌小瓶运送：一般采用无菌的小瓶，瓶内加一定量的培养基和少量氧化还原指示剂，用橡皮盖加铝盖固定密封，排除瓶内空气，充以 CO_2 气体。同时先观察瓶内氧化还原指示剂的颜色，以判断瓶内是否为无氧环境，如合格，用无菌注射器将液体标本注入瓶中即可。

（3）棉拭子运送：一般不采用棉拭子运送。如果使用该方法，将棉拭子插入特制的还原性半固体运送培养基中，确保无氧环境，不被污染，快速送检。

（4）厌氧罐或厌氧袋运送：将厌氧罐或厌氧袋内装入可有效消耗氧气的物质，确保无氧环境。该方法一般用于运送较大的组织块或床边接种的培养皿等。

（二）检验流程

如图 37-1。

二、气性坏疽病原菌的分离与鉴定

【实验目的】
熟悉产气荚膜梭菌分离、鉴定的程序与方法。

【实验材料】
1. 样品：新鲜采集的气性坏疽感染标本。
2. 培养基：肉渣培养基、牛心脑浸液血平板、牛奶培养基、生化鉴定培养基。
3. 动物：小白鼠。

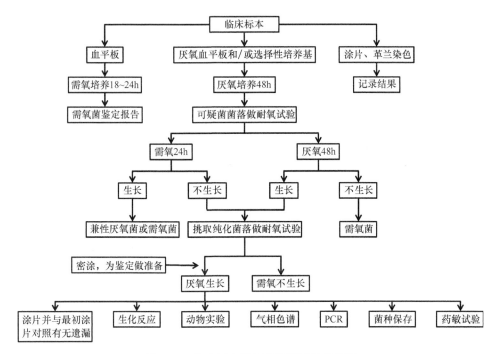

图 37-1　临床标本厌氧菌的通用检验流程

4. 试剂：结晶紫、革兰氏碘液、95%乙醇、稀释复红、石炭酸复红、碱性美蓝、孔雀绿、20%鞣酸。

5. 器材：酒精灯、玻片、厌氧罐与厌氧试剂、恒温培养箱和厌氧培养箱等。

【实验方法】

1. 分离培养：三线法接种标本于牛心脑浸液血平板，37℃厌氧培养 48 h，观察菌落形态。

2. 挑取上一步获得的疑似菌落，革兰染色、荚膜染色，镜检；接种肉渣培养基，37℃厌氧培养 48 h，获得纯培养物，观察结果。

3. 取肉渣培养物，接种牛奶培养基，37℃厌氧培养 24～48 h，观察结果。

4. 取肉渣培养物 0.5 ml，接种小白鼠腹腔，10 min 后处死小白鼠，置于 37℃孵箱中 5 h，进行观察与解剖。

5. 生化反应：取纯培养物，接种生化鉴定培养基。

【实验结果】

1. 标本接种牛心脑浸液血平板，厌氧培养 48 h 后，取出观察。菌落直径可达 2～4 mm，呈灰白色，光滑，圆形，扁平，半透明，边缘整齐，有特有的双层溶血现象。

2. 在肉渣培养基中培养 48 h，上部肉汤混浊，肉渣淡红色，不被消化。镜检结果：革兰染色阳性，菌体短粗，两端钝圆，散在或成双排列，荚膜染色结果阳性。

3. 在牛奶培养基中表现为"汹涌发酵"，可初步鉴定为产气荚膜梭菌。

4. 生化鉴定结果：

实验项目 细菌名称	葡萄糖	乳糖	麦芽糖	甘露醇	蔗糖	水杨酸	液化明胶	靛基质实验	还原硝酸盐
产气荚膜梭菌	⊕	⊕	⊕	－	⊕	－	＋	－	＋

注：⊕：产酸产气；＋：产酸；－：不产酸。

三、无芽胞厌氧菌的分离与鉴定

【实验目的】

熟悉无芽胞厌氧菌分离、鉴定的程序与方法。

【实验材料】

1. 样品：新鲜采集的疑为脆弱类杆菌、产黑素类杆菌、核梭杆菌感染标本。

2. 培养基：牛心脑浸液血平板、生化鉴定培养基。

3. 试剂：结晶紫、革兰氏碘液、95%乙醇、稀释复红。

4. 器材：酒精灯、玻片、厌氧罐与厌氧试剂、恒温培养箱和厌氧培养箱。

【实验方法】

1. 分离培养：三线法接种标本于牛心脑浸液血平板，37℃厌氧培养48 h，观察菌落形态。

2. 耐氧实验：挑取上一步获得的疑似菌落，分别接种2块血平板，分别置于有氧和厌氧环境培养，分离专性厌氧菌获得纯培养物。

3. 革兰染色镜检：取纯培养物涂片，干燥固定，革兰染色，镜检，观察细菌的形态特征、染色性。

4. 生化反应：取纯培养物，接种生化鉴定培养基。

【实验结果】

1. 标本接种牛心脑浸液血平板，厌氧培养48 h后，取出观察菌落特点、耐氧实验结果（图37-2）及染色结果初步识别，并进一步做生化鉴定。

（1）菌落1～3 mm，圆形，微凸，灰白，表面光滑，边缘整齐，半透明，不溶血。专性厌氧，耐氧实验阴性。革兰染色阴性，两端浓染，中间有不着色部分。初步鉴定为脆弱类杆菌。

（2）菌落0.5～2 mm，圆形、凸起、边缘整齐，有光泽、光滑，灰白色或浅棕色，呈β溶血。专性厌氧，耐氧实验阴性。革兰染色阴性，菌体短小，球杆状。初步鉴定为产黑素类杆菌。

（3）菌落直径1～2 mm，不规则圆形，扁平，中间略凸起，边缘不整齐，灰色，发亮如玻璃屑或不发亮如面包屑。专性厌氧，耐氧实验阴性。革兰染色阴性，菌体呈梭状，两端尖细。初步鉴定为核梭杆菌。

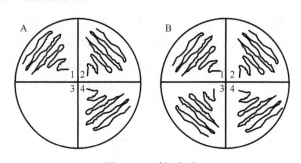

图37-2　耐氧实验

A. 需氧培养；B. 厌氧培养

2. 生化鉴定结果

实验项目 细菌名称	葡萄糖	蔗糖	七叶灵水解	靛基质实验	过氧化氢酶实验
脆弱类杆菌	+	+	+	−	+
产黑素类杆菌	+	+	+	−	−
核梭杆菌	−	−	−	+	−

注：+：产酸；−：不产酸。

【注意事项】

厌氧菌过氧化氢酶实验应采用 10%～15% H_2O_2。

四、肉毒毒素检验

【实验原理】

肉毒梭菌可产生毒性极强的外毒素即肉毒毒素。该毒素为高分子蛋白的神经毒素，是目前已知在天然毒素和合成毒剂中毒性最强烈的生物毒素，它主要抑制神经末梢释放乙酰胆碱，引起肌肉松弛麻痹，特别是呼吸肌麻痹是致死的主要原因。人主要由于误食被该菌污染的密封肉制品或者豆类制品而发病。肉毒毒素不耐高温，100℃处理 30 min 即可破坏该毒素。由于肉毒毒素毒力强于氰化钾 1 万倍，极微量就可导致小白鼠产生中毒症状甚至死亡，因此动物实验是检测肉毒毒素快捷而简便的方法。对疑似肉毒梭菌中毒患者紧急注射抗毒素可起到保护作用。

【实验材料】

1. 肉毒毒素：肉毒梭菌肉渣培养物滤液。
2. 热处理肉毒毒素：肉毒梭菌肉渣培养物滤液 100℃加热处理 30 min。
3. 待检滤液：可疑食物或患者呕吐物滤液（可用肉毒梭菌肉渣培养物滤液代替）。
4. 动物：小白鼠（25 g/只）。
5. 试剂：肉毒梭菌多价抗毒素。
6. 器材：一次性注射器、解剖器材、75%乙醇、无菌棉球等。

【实验方法】

1. 将待检滤液 0.5 ml 注射入一只小白鼠腹腔，片刻后再于腹腔注射 0.5 ml 肉毒梭菌多价抗毒素，标记，观察结果。
2. 将热处理肉毒毒素 0.5 ml 注射入第二只小白鼠腹腔，标记，观察结果。
3. 将肉毒毒素 0.5 ml 注射入第三只小白鼠腹腔，标记，观察结果。

【实验结果】

1. 注入多价抗毒素一组不出现症状。
2. 注入热处理肉毒毒素一组也不出现症状。
3. 注入肉毒毒素一组，1 h 后，小白鼠出现呼吸困难、眼睑下垂、四肢麻痹、瞳孔放大及流涎等中毒症状，最后因心力衰竭和呼吸困难而死亡。解剖可见内脏充血、出血及血栓形成。

【注意事项】

肉毒毒素毒性剧烈，微量即可使动物或人死亡，因此在使用注射器吸取毒素液体及注射时均应小心操作，防止划伤皮肤，不能将针头指向人，使用后应立即盖上针头盖。

（王　竞）

第十一章 动物源性细菌的检验

动物源性细菌是以动物作为传染源，能够引起动物和人类发生人畜共患病的病原菌。它们通常以野生动物或家畜作为储存宿主，人类通过直接接触病畜或其污染物及媒介动物叮咬等途径感染而致病，这些病主要发生在畜牧区或自然疫源地。动物源性细菌主要包括布鲁菌属、耶尔森菌属、芽胞杆菌属、柯克斯体属、巴通体属、弗朗西斯菌属和巴斯德菌属等。本章实验主要介绍炭疽芽胞杆菌、布鲁菌和鼠疫耶尔森菌的检验。

实验三十八 炭疽芽胞杆菌的检验

炭疽芽胞杆菌（*Bacillus anthraci*）是芽胞杆菌属中主要的致病菌，可引起炭疽病，它是芽胞杆菌属内唯一的专性寄生病原菌，是人类历史上第一个被发现的病原菌。牛羊等食草动物的发病率最高，人类通过接触病畜的皮毛、吸入含致病菌（芽胞型）的尘埃或进食未煮熟的病畜肉类而感染，发病有明显的职业性和地区性。炭疽芽胞杆菌的检验主要通过涂片镜检、分离培养观察菌落特点、青霉素串珠实验等进行鉴定，必要时可以进行动物实验。

【实验目的】

1. 熟悉炭疽芽胞杆菌的镜下形态结构。

2. 熟悉炭疽芽胞杆菌的培养特点和菌落特征。

3. 熟悉炭疽芽胞杆菌串珠实验的操作方法及结果判定。

一、炭疽芽胞杆菌的形态染色

【实验材料】

1. 菌种：皮肤炭疽的脓液、渗出物或炭疽芽胞杆菌斜面培养物。

2. 试剂：革兰染色所需试剂（结晶紫染液、碘液、95%乙醇、稀释复红染液）与芽胞染色所需试剂（石炭酸复红染液、95%乙醇、碱性美蓝染液）。

3. 其他：酒精灯、接种环、载玻片与光学显微镜等。

【实验方法】

1. 炭疽芽胞杆菌的革兰染色：参照第一章、实验三"革兰染色法"进行。

2. 炭疽芽胞杆菌的芽胞染色：参照第一章、实验四"芽胞染色法"进行。

【实验结果】

1. 炭疽芽胞杆菌革兰染色镜下结果：炭疽芽胞杆菌被染成紫色，革兰染色阳性。菌体粗大，两端平截，大小为（1～1.5）μm×（5～10）μm。新鲜标本直接涂片时，常呈单个或短链；经培养后则排列似竹节状，如图 38-1 所示。有毒菌株在人体或含血清的培养基中可形成荚膜。

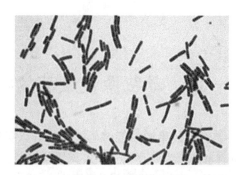

图 38-1　炭疽芽胞杆菌革兰染色（彩图请扫封底二维码）

2. 炭疽芽胞杆菌芽胞染色镜下结果：染色后可见芽胞呈红色，菌体呈蓝色，芽胞呈椭圆形，位于菌体中央，其宽度小于菌体的宽度。

【注意事项】

1. 炭疽芽胞杆菌是炭疽病的病原菌，标本的采集和运送需要注重安全措施，实验操作要在指定的实验室进行，操作过程严格无菌，避免造成实验室感染和污染。

2. 若实验室不具备操作条件，可直接镜下观察炭疽芽胞杆菌的革兰染色标本示教片。

二、炭疽芽胞杆菌的分离培养

【实验材料】

1. 菌种：皮肤炭疽的脓液、渗出物或炭疽芽胞杆菌斜面培养物。

2. 培养基：普通琼脂平板、血琼脂平板与肉汤培养基管。

3. 其他：接种环、酒精灯、光学显微镜等。

【实验方法】

1. 炭疽芽胞杆菌在固体培养基中的分离培养：用接种环取炭疽芽胞杆菌划线接种于普通琼脂平板和血琼脂平板（参照第二章、实验七"细菌的接种技术与分离培养方法"进行），接种后将平板倒置于 37℃孵箱内培养，24 h 后肉眼和低倍显微镜下观察菌落特征。

2. 炭疽芽胞杆菌在液体培养基中的分离培养：用接种环取炭疽芽胞杆菌接种于肉汤培养基中（参照第二章、实验七"细菌的接种技术与分离培养方法"进行），接种后置于 37℃恒温摇床上振荡培养，5～12 h 后观察结果。

【实验结果】

1. 在普通琼脂平板上，炭疽芽胞杆菌菌落呈灰白色，表面粗糙、扁平、干燥、不透明、毛玻璃状、边缘不整齐，呈卷发状。

2. 在血琼脂平板上，炭疽芽胞杆菌菌落呈灰白色、半透明，常不规则，周围无明显的溶血环，但培养较久后可出现轻度溶血。

3. 低倍镜下观察菌落可见菌落边缘有盘旋的条纹，呈卷发状或狮子头状。

4. 在肉汤培养基管中，炭疽芽胞杆菌形成白色絮状沉淀。在生长初期，肉汤上部澄清，无菌膜，下部有絮状沉淀，沉淀不易摇散。

【注意事项】

1. 实验操作须在指定的实验室严格无菌进行。

2. 使用后的炭疽芽胞杆菌的标本、废弃物及接触物需要严格消毒灭菌，严禁乱丢乱弃，避免实验室感染和污染。

3. 炭疽芽胞杆菌菌落特征出现最佳时间为 12～15 h，注意培养时间。

三、炭疽芽胞杆菌的串珠实验

【实验原理】

炭疽芽胞杆菌对青霉素敏感，在含低浓度（0.05～0.5 U/ml）青霉素的培养基上菌落形态发生变异，菌体膨大呈圆形或椭圆形，排列似串珠状，如图 38-2 所示，而其他需氧芽胞杆菌无此现象。该现象具有高度特异性，可作为鉴别炭疽芽胞杆菌与其他需氧芽胞杆菌的方法之一。

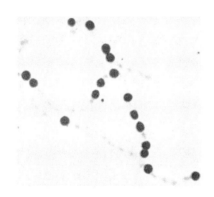

图 38-2　炭疽芽胞杆菌串珠实验（彩图请扫封底二维码）

【实验材料】

1. 菌种：培养 4～6 h 的炭疽芽胞杆菌肉汤培养物。

2. 培养基：2%血清琼脂平板。

3. 其他：青霉素滤纸片（在含 50～100 U/ml 的青霉素液中浸过）、L 形玻棒、光学显微镜等。

【实验方法】

1. 取培养 4～6 h 的炭疽芽胞杆菌肉汤培养物（取之前应将培养物充分摇匀）0.1 ml 滴在 2%血清琼脂平板上，用无菌 L 形玻棒将培养物涂布均匀，置于 37℃孵箱内烘干。

2. 将准备好的青霉素滤纸片贴于血清琼脂平板中央，置于 37℃孵箱内培养 1.5～4 h（1.5 h 后开始镜下观察），高倍镜下观察滤纸片周围有无串珠形成。

【实验结果】

若菌体大而圆，均匀，排列整齐呈串珠状，则为串珠实验阳性；若菌体无变化，仍呈杆状，则为串珠实验阴性。

【注意事项】

1. 实验操作须在指定的实验室进行。

2. 本方法的串珠实验的培养时间一般不超过 4 h，从 1.5 h 开始，每隔 30 min 观察一次。

（申梦宇）

实验三十九　布鲁菌的检验

布鲁菌属（*Brucella*）是布鲁菌病的病原菌，布鲁菌病在世界各地广泛分布，每年约有 50 万新发病例，地中海地区、亚洲、中南美洲等是高发地区。世界动物卫生组织（OIE）将其列为多种动物共患病，我国将其列为二类动物疫病。人类主要通过接触病畜或接触被污染的畜产品，经皮肤、黏膜、眼结膜、消化道、呼吸道等不同途径感染。布鲁菌有 6 个生物种（species）、20 个生物型（biotype），包括：羊布鲁菌（马耳他布鲁菌，*B. melitensis*）3 个生物型；牛布鲁菌（*B. abortus*）9 个生物型；猪布鲁菌（*B. suis*）5 个生物型；沙林鼠布鲁菌（*Br. neotomae*）、绵羊附睾布鲁菌（*B. ovis*）和犬布鲁菌（*B. canis*）各 1 个生物型。其中使人致病的有羊布鲁菌、牛布鲁菌、猪布鲁菌和犬布鲁菌，我国流行的主要是羊布鲁菌病，其次为牛布鲁菌病。不同种的布鲁菌其致病力不同，其中羊布鲁菌对人的致病力最强，猪布鲁菌次之，而牛布鲁菌的致病力最弱。布鲁菌的鉴定可通过染色镜检、分离培养特性及血清学实验作出初步判定，如有需要可在纯培养后进行菌型鉴定。不同种的布鲁菌可根据产生 H_2S 的多少、在含染料的碱性培养基中的生长状况及凝集实验进行鉴别（表 39-1）。

表 39-1　主要布鲁菌的特性与鉴别

菌种	CO_2 需要	H_2S 产生	含染料培养基中生长			凝集实验	
			碱性复红 1 : 20 000	硫堇 1 : 25 000	硫堇 1 : 50 000	抗 A 因子	抗 M 因子
羊布鲁菌	−	−	+	−	+	−	−
牛布鲁菌	+	+	+	−	−	+	−
猪布鲁菌	−	++	−	+	+	+	+
犬布鲁菌	−	−	−	−	+	−	−

【实验目的】

1. 掌握布鲁菌的镜下形态结构。
2. 了解布鲁菌玻片凝集实验的原理及操作方法。

一、布鲁菌的形态染色

【实验材料】

1. 菌种：羊布鲁菌（牛布鲁菌、猪布鲁菌）细菌标本。
2. 试剂：革兰染色所需试剂（结晶紫染液、碘液、95%乙醇、稀释复红）。
3. 其他：载玻片、滤纸、酒精灯、光学显微镜、接种环。

【实验方法】

1. 羊布鲁菌（牛布鲁菌、猪布鲁菌）的革兰染色：参照第一章、实验三"革兰染色法"进行。
2. 显微镜下观察羊布鲁菌（牛布鲁菌、猪布鲁菌）的形态。注意观察菌体的染色、形态及大小。

【实验结果】

镜下可见羊布鲁菌（牛布鲁菌、猪布鲁菌）呈红色，革兰染色阴性。菌体短小，呈球杆状或短杆状，大小为（0.5～1.5）μm×（0.4～0.8）μm，无鞭毛，无芽胞，光滑型菌株有微荚膜。

【注意事项】

1. 采取临床标本时需根据患者或者病畜的病情不同，相应地分别采取血液、骨髓、子宫分泌物、羊水、肝、脾等。

2. 布鲁菌为人畜共患传染病的病原菌，操作时须严格无菌，避免实验室污染与感染。

3. 布鲁菌在自然环境中的抵抗力较强，在水中可生存 4 个月，在土壤、皮毛和乳制品中可生存数周至数月，使用后的布鲁菌标本与废弃物等需要严格消毒灭菌，避免环境污染。

二、布鲁菌玻片凝集实验

【实验原理】

布鲁菌病患者发病 1～7 天后血清中开始出现 IgM 抗体，且持续时间相对较长，将布鲁菌灭活作为已知抗原，可检查患者血清中是否存在抗体，有利于早期诊断和追溯诊断。本实验敏感性高，特异性强，操作方便，适于普查。

【实验材料】

1. 抗原：诊断菌液（灭活的布鲁菌：$1×10^{10}$ cfu/ml）。

2. 抗体：待检血清（经 60℃、30 min 灭活）、已知阳性血清、已知阴性血清。

3. 其他：载玻片、吸管、接种环等。

【实验方法】

1. 取 1∶10 稀释的患者待检血清、已知阳性血清和已知阴性血清各 1 滴，分别滴加于载玻片的 3 个区域。

2. 用灭菌接种环挑取等量诊断菌液分别与患者待检血清、已知阳性血清和已知阴性血清研磨混匀，静置片刻后观察结果。

【实验结果】

结合已知阳性血清和已知阴性血清的结果进行判定：若待检血清与诊断菌液混匀后呈块状或小颗粒凝集状，则为阳性；若呈均匀混浊状，无明显凝集颗粒，则为阴性。

【注意事项】

1. 取患者待检血清、已知阳性血清和已知阴性血清时避免交叉污染，导致假阳性结果。

2. 滴加患者待检血清、已知阳性血清和已知阴性血清时注意三者间隔一定距离，避免相互之间干扰。

3. 患者发病 1～7 天后血清中开始出现 IgM 抗体，即可进行此实验。

（申梦宇）

实验四十　鼠疫耶尔森菌的检验

鼠疫耶尔森菌（*Yersinia pestis*）属肠杆菌科耶尔森菌属，原系动物感染性疾病的病原菌，俗称鼠疫杆菌，是鼠疫的病原菌。鼠疫耶尔森菌的天然宿主是啮齿类动物，感染与多种啮齿动物有关，可通过跳蚤在陆地动物间传播。生活和工作在疫区的人可能被感染的跳蚤叮咬，或通过接触病畜感染，发生腹股沟淋巴结和皮肤鼠疫。吸入来自于感染动物或死亡动物的病菌可引起肺炎、咽炎或结膜炎。另外，此病可经呼吸道飞沫而致人间传播。目前我国仅在青海等个别地区有少数散在病例。我国鼠疫耶尔森菌可分为 5 群（A～E）、17 个生态型。鼠疫耶尔森菌的鉴定可通过染色镜检、分离培养菌落特点及血清学实验作出初步判定。

【实验目的】

1. 熟悉鼠疫耶尔森菌革兰染色的镜下形态结构。

2. 熟悉鼠疫耶尔森菌的培养特点和菌落特征。

3. 熟悉鼠疫耶尔森菌串珠实验的操作方法及结果判定。

一、鼠疫耶尔森菌的革兰染色

【实验材料】

1. 菌种：鼠疫耶尔森菌标本。

2. 试剂：革兰染色试剂（结晶紫染液、碘液、95%乙醇、稀释复红染液）。

3. 其他：酒精灯、接种环、载玻片、光学显微镜等。

【实验方法】

1. 制片：参照第一章、实验二"细菌涂片标本的制备"进行，干燥后用甲醇或乙醇乙醚混合液固定 5～10 min。

2. 鼠疫耶尔森菌的革兰染色：参照第一章、实验三"革兰染色法"进行。

3. 显微镜下观察鼠疫耶尔森菌的形态结构。注意观察菌体的染色、形态、大小及排列。

【实验结果】

镜下可见鼠疫耶尔森菌被染成红色，革兰染色阴性，两端钝圆，呈卵圆形短小杆菌，大小为（0.5～1.0）μm×（1.0～2.0）μm。分散存在，偶尔成双或呈短链排列。有荚膜，无鞭毛，无芽胞。

【注意事项】

1. 鼠疫为法定甲类传染病，实验操作须在有严格防护措施的专用实验室进行，一般的实验室可采用鼠疫耶尔森菌的革兰染色标本示教片进行学习。

2. 鼠疫耶尔森菌进行革兰染色前需用甲醇或乙醇乙醚混合液固定 5～10 min。

3. 不同材料来源的鼠疫耶尔森菌，菌体的大小、形态有很大差异，除典型形态外，往往可见菌体呈多形态性，镜检时需加以注意。

二、鼠疫耶尔森菌的分离培养

【实验材料】

1. 菌种：鼠疫耶尔森菌标本。

2. 培养基：血琼脂平板、肉汤培养基管。

3. 其他：接种环、酒精灯等。

【实验方法】

1. 鼠疫耶尔森菌在固体培养基中的分离培养：用接种环取鼠疫耶尔森菌划线接种于血琼脂平板（参照第二章、实验七"细菌的接种技术与分离培养方法"进行），接种后将平板倒置于30℃孵箱内培养，24～48 h后观察菌落特征。

2. 鼠疫耶尔森菌在液体培养基中的分离培养：用接种环取鼠疫耶尔森菌接种于肉汤培养基中（参照第二章、实验七"细菌的接种技术与分离培养方法"进行），接种后置于30℃恒温摇床上振荡培养，24～48 h后观察结果。

【实验结果】

1. 在血琼脂平板上，鼠疫耶尔森菌形成细小、圆形、无色半透明的菌落，中央厚而致密，边缘薄而不规则。灰白色、黏液性菌落则为有毒菌株形成。

2. 在肉汤培养基管中，鼠疫耶尔森菌呈沉淀生长，肉汤表面形成菌膜，培养基不混浊，稍加摇动菌膜则下沉，呈"钟乳石"状。

【注意事项】

鼠疫为法定甲类传染病，实验操作须在有严格防护措施的专用实验室进行，且操作时须严格无菌操作，避免实验室污染和感染。

三、鼠疫耶尔森菌玻片凝集实验

【实验材料】

1. 抗原：诊断菌液（灭活的鼠疫耶尔森菌：1×10^{10} cfu/ml）。

2. 抗体：待检血清（已灭活）。

3. 其他：生理盐水、载玻片、吸管、接种环等。

【实验方法】

1. 取1∶10稀释的患者待检血清、生理盐水各1滴，分别滴加于载玻片的两端。

2. 用灭菌接种环挑取等量诊断菌液分别与患者待检血清、生理盐水研磨混匀，静置片刻后观察结果。

【实验结果】

若待检血清与诊断菌液混匀后呈块状或小颗粒凝集状，则为阳性；若呈均匀混浊状，无明显凝集颗粒，则为阴性。

【注意事项】

1. 鼠疫为法定甲类传染病，实验操作须在有严格防护措施的专用实验室进行。

2. 取待检血清与生理盐水时防止交叉污染，滴加标本时注意两者间隔距离，避免假阳性。

（申梦宇）

第二篇

病毒学实验

第十二章　病毒的形态学观察

实验四十一　电子显微镜观察负染病毒

【实验目的】

掌握负染技术的基本原理、常用的病毒负染方法及其在实际工作中的用途。

【实验原理】

负染色也叫阴性反差染色，是利用染液里的重金属离子为"染料"把生物标本包围起来，由于病毒标本的电子密度较重金属离子低，电子束对重金属离子和病毒标本穿透能力不同，在黑暗的背景上呈现阴性反差，使病毒呈现明亮清晰的结构。所以负染色所显示的电镜图像正好与超薄切片正染色相反，其样品结构为透明浅色，而背景则为无结构的灰色或黑色。对于负染色的机制目前还不够清楚。它是电镜生物样品制备中普遍应用而又比较简单的技术，可以显示大分子、细菌、病毒、原生动物、亚细胞碎片、分离的细胞器及蛋白质晶体的形状、大小及表面结构等特征，尤其在病毒学领域，负染色更能发挥其独特作用，是一种不可缺少的技术。

【实验材料】

1. 超滤膜。

2. 蔗糖、PBS。

3. 高速离心机（Beckman，Allegra 21R）；超速离心机（Beckman，Optima LE-80K）。

4. 0.5%～2%磷钨酸（PTA）水溶液，1 mol/L 的 NaOH 调至 pH 6.4～7.0。

5. 新鲜配制的 0.1%～1%乙酸铀水溶液，1 mol/L 的 NaOH 调至 pH 4.5。

6. Formvar 膜或碳膜的铜网。

7. 平皿、滤纸、游丝镊子、微量毛细管。

8. 透射电子显微镜（Hitachi，H-600 A-2）。

【实验方法和步骤】

1. 样品制备。

（1）浓缩取样法（适用于病毒等微细颗粒的浓缩处理）。

① 红细胞吸附法（主要用于黏液病毒和副黏液病毒的制备）：将病毒悬液与等量红细胞混合，室温放置 5 min，使病毒吸附于红细胞表面；然后以 800 r/min 离心 15 min，使吸附有大量病毒的红细胞沉于管底；最后，弃去上清液，加入少量生理盐水，于室温下或冰箱中存放 3～4 h，病毒即可从红细胞表面释放到上面的溶液里，取溶液滴在铜网载膜上，进行后染色处理。

② 低渗释放法：从培养瓶中刮下所培养的腺病毒或疱疹病毒，低速离心，弃上清，于沉淀物中加入培养液与双蒸水的混合物（1∶4），使细胞因低渗破裂而释放出病毒，然后快速冻融数次，再将冻融后的悬液低速离心（3000 r/min，10 min），取其上清液滴

膜染色。

③ 病毒抗体凝集沉淀法：某些病毒如鼻病毒、风疹病毒、小儿腹泻轮状病毒及甲、乙型肝炎病毒等，可与相应的抗体形成病毒-抗体复合物，经离心沉淀而浓缩，而后取浓缩的沉淀物滴膜染色，可找到较多的病毒。目前这一技术已广泛用于病毒疾病的快速诊断。

（2）直接取样法：对于某些皮肤病毒性疱疹（如天花、水痘及疱疹等），可用毛细吸管直接刺入疱疹中取样，再将吸管中的泡液滴在带有支持膜的铜网上，干燥后立即染色观察。此法主要用于临床快速诊断。对于生长在固体培养基上的微生物，可用白金环刮取，再用生理盐水稀释成悬液，即可滴样，待干燥后染色观察。对于生长在琼脂板上的噬菌斑，也可采用直接取样法。

（3）离心提纯法。

① 病毒的纯化：收取的病毒上清液先低速离心（3000 r/min，10 min）除去样品中杂质，经超滤膜超滤后，浓缩至原体积的 1/5，收取截留液。

② 病毒的浓缩：截留液用 300 g/L 蔗糖垫底，36 000 r/min 离心 1 h，沉淀用适量 PBS 悬浮后叠加到从上到下依次为 300 g/kg、400 g/kg、500 g/kg、600 g/kg 的蔗糖不连续密度梯度上，36 000 r/min 离心 2 h，吸取分离后的条带，36 000 r/min 离心 2 h 脱糖，用适量 PBS 分散沉淀物，制成病毒悬液。

2. 样品浓度稀释：样品病毒颗粒浓度太高，堆叠成堆，难以观察；浓度太低则在电镜下不易找到，所以要先将样品制成适当浓度的悬液（10^6 个/L）。

3. 滴加样品。

（1）悬滴法：用一根细滴吸管吸一滴经过提纯、浓缩的悬液样品在覆有 Formvar 膜或碳膜的铜网上，沉淀 5～10 min 后用滤纸吸干。

（2）喷雾法：将染色液和悬液样品等量混合，用特制的喷雾器喷到有膜的铜网上，待干后用电镜观察（此法优点是雾滴较小，分布均匀，不易凝结成块，但操作较麻烦，溶液混合时易产生沉淀，需要耗费较多的样品和染色液，尤其容易造成病毒扩散，故不常用）。

（3）漂浮法：先将带有支持膜的铜网在悬液样品的液滴上漂浮（有支持膜的一面向下），然后再在负染色液的液滴上漂浮。漂浮期间，样品和染液吸附在铜网的支持膜上，漂浮时间与悬滴法相近。

4. 染色：待 Formvar 膜干燥后滴加磷钨酸或乙酸铀进行负染，染色时间为 1～3 min，然后用滤纸将染液吸去。

5. 待铜网干燥后用透射电子显微镜进行观察。

【实验结果观察】

透射电子显微镜下观察病毒形态和结构。以登革病毒为例，镜下可见大量完整的病毒颗粒，直径为 45～55 nm，以及一些小的未成熟颗粒。除磷钨酸染色背景外，未发现其他杂质成分。

【注意事项】

1. 超速离心后上清液必须充分吸干再用双蒸水制成悬液，否则残留的蛋白质会干扰病毒颗粒的观察。

2. 磷钨酸不能杀灭病毒，故标本制备后应在火焰上或沸水中消毒，用过的镊子、铜网也应消毒。用过的铜网应用滤纸充分吸干残留标本，以免污染其他标本出现假阳性。

3. 负染色中遇到的最大困难是颗粒悬浮样品的凝集现象，即生物样品与染色剂形成电子不能穿透的团块而使超微结构无法观察。为了促进样品和染色剂均匀分散，提高染色效果，最有效的办法是采用分散剂。常用的分散剂是牛血清白蛋白（BSA）和杆菌肽。其方法是在 0.5 ml 的样品内加入 3～4 滴 0.005%～0.05% 的 BSA 或直接用 0.01% BSA 作为离心沉淀的稀释剂，也可将杆菌肽粉末按 30～50 μg/ml 的浓度用蒸馏水配制成水溶液，用来稀释沉淀的颗粒样品或按比例加入悬滴样品。

4. 负染色操作时，吸管不能离铜网太近，应让液体离开吸管后自然滴下，否则液滴易将铜网吸起。支持膜应完好无损，吸管不能太粗，液滴不能太大，否则都不能形成良好的液珠。

5. 负染色时应掌握染色时机，染色应在铜网上的悬液将要干燥而又没完全干燥时进行，如果铜网上的悬液残留较多或完全干燥后染色，则严重影响染色效果而得不到理想的负染电镜图像。

6. 控制 pH。悬浮液与染液的 pH 对负染效果有着明显的影响，一般应使悬液呈中性或略偏酸性为宜（pH 6.7～7.2）。较酸的染液对病毒负染可产生较好的效果，二染液越是偏碱，其染色效果越差。染液的酸碱度不仅可影响染液的扩散，也会影响到病毒的结构。

（杨 杰）

实验四十二　病毒包涵体的检查

【实验目的】

了解病毒包涵体的形态，掌握常用的病毒包涵体染色方法。

【实验原理】

病毒包涵体（inclusion body，IB）出现在病毒感染的细胞内。为了弄清感染后，病毒在人体及各种动物组织中的形态分布及所致病变情况，通常进行病毒包涵体的染色观察。常规 HE 染色中部分病毒包涵体（如巨细胞病毒、传染性软疣病毒）容易找到；有些病毒包涵体不易发现（如核内包涵体、疱疹病毒包涵体等），需要做特殊染色。

一、荧光桃红-酒石黄法

【实验材料】

1. 天青石蓝染液：天青石蓝 0.5 g，硫酸铁铵 5 g，蒸馏水 100 ml，纯甘油 14 ml，麝香草酚 50 mg。

2. Mayer 苏木精液：苏木精 0.1 g，蒸馏水 100 ml，碘酸钠 20 mg，硫酸铝铵 5 g，柠檬酸 100 mg，水合氯醛 5 g。将苏木精置于蒸馏水中，完全溶解后（可稍加温至约 50℃），再加入碘酸钠和硫酸铝铵，不断用玻璃棒搅动使其彻底溶解，最后加入柠檬酸和水合氯醛，过滤后即可使用。

3. 荧光桃红染液：荧光桃红 0.5 g，蒸馏水 100 ml，溶解混匀备用。

4. 酒石黄液：酒石黄 2.5 g，乙二醇单甲醚 100 ml，溶解混匀备用。

【实验方法和步骤】

1. 组织块固定于 4% 中性甲醛液中，常规脱水、石蜡包埋和切片。

2. 切片脱蜡至水。

3. 天青石蓝液染 4 min。

4. 稍水洗。

5. Mayer 苏木精染 4 min。

6. 稍水洗。

7. 1% 盐酸乙醇分化。

8. 流水冲 10 min。

9. 荧光桃红液染 25 min。

10. 稍水洗，用滤纸吸去载玻片多余的水分。

11. 酒石黄液分化和复染，在显微镜下控制。

12. 用 95% 乙醇稍洗。

13. 常规脱水、透明，中性树胶封固。

【实验结果观察】

病毒包涵体呈亮红色，红细胞呈橙黄色至橙红色，细胞核呈蓝褐色，背景呈黄色。

【注意事项】

1. 在配制天青石蓝染液时，用三角烧瓶盛蒸馏水，加入硫酸铁铵，用玻璃棒不断搅动至完全溶解；再加入天青石蓝，煮沸 2~3 min；于沸腾时，用玻璃棒不断轻轻搅动，否则天青石蓝会在瓶底聚集成块。待溶液冷却后过滤，再加入纯甘油和麝香草酚。

2. 切片厚度不能超过 3 μm，过厚则背景染色深。

二、醛品红法

【实验材料】

1. 酸化高锰酸钾水溶液。

甲液：0.5%高锰酸钾水溶液（高锰酸钾 0.5 g，蒸馏水 100 ml，溶解混匀）。

乙液：0.5%硫酸水溶液（硫酸 0.5 ml，蒸馏水 99.5 ml，溶解混匀）。

甲、乙两液分瓶盛装，使用前等份混合。

2. 2%草酸液：草酸 2 g，蒸馏水 100 ml，溶解混匀。

3. 醛品红染液：碱性品红 0.5 g，70%乙醇 100 ml，浓盐酸 1 ml，三聚乙醛 1 ml。将碱性品红溶于 70%乙醇，然后加入浓盐酸和三聚乙醛，轻轻摇动使混合均匀，于室温下静置 1~2 天（室温低时需 3~4 天），待变为深紫色即为成熟。过滤于小口砂塞瓶内，置 4℃冰箱内保存备用。

4. 橙黄 G 液：橙黄 G 2 g，蒸馏水 100 ml，磷钨酸 5 g，混合后稍摇动数分钟，使其尽量溶解，静置一夜，取上清液使用。

【实验方法和步骤】

1. 组织块固定于 4%中性甲醛液中，常规脱水、石蜡包埋和切片。

2. 切片脱蜡至水。

3. 酸化高锰酸钾水溶液氧化 5 min。

4. 稍水洗。

5. 2%草酸液漂白 3 min。

6. 流水冲洗 5 min。

7. 70%乙醇稍洗。

8. 醛品红液浸染 8 min。

9. 70%乙醇浸洗 2 次，每次约 30 s，至切片不再脱色为止。

10. 稍水洗。

11. 橙黄 G 液滴染约 1 s。

12. 稍水洗。

13. 常规脱水、透明，中性树胶封固。

【实验结果观察】

肝细胞内的乙型肝炎病毒表面抗原（HBsAg）呈深紫色，细胞核和背景呈不同程度的黄色。

【注意事项】

1. 进行大批量标本染色时，脱色应尽可能单片进行，以保证恰当的脱色程度。

2. 注意染色时间的把控。

3. 切片厚度不能超过 3 μm，过厚则背景染色深。

三、地衣红法

【实验材料】

1. 酸化高锰酸钾水溶液，配制方法同前。

2. 2%草酸液，配制方法同前。

3. 地衣红乙醇液：地衣红 1 g，70%乙醇 100 ml，浓盐酸 1 ml。将地衣红溶于 70% 乙醇，然后加入浓盐酸，放置 2 天后即可使用。

【实验方法和步骤】

1. 组织块固定于 4%中性甲醛液中，常规脱水、石蜡包埋和切片。

2. 切片脱蜡至水。

3. 酸化高锰酸钾水溶液氧化 5 min。

4. 稍水洗。

5. 2%草酸液漂白 3 min。

6. 流水冲洗 5 min。

7. 70%乙醇稍洗。

8. 地衣红乙醇液浸染 4 h。

9. 70%乙醇浸洗 2 次，每次约 30 s，至染液不脱出为止。

10. 95%乙醇，无水乙醇脱水。

11. 二甲苯透明，中性树胶封固。

【实验结果观察】

肝细胞内的乙型肝炎病毒表面抗原（HBsAg）呈深棕色，细胞核和背景不着色或呈淡棕色。

【注意事项】

1. 切片厚度不能超过 3 μm，过厚则背景染色深。

2. 地衣红染液的 pH 最好在 1 左右，若 pH>2 或存放 2 周以上的染液均不宜使用。

（杨　杰）

第十三章　病毒的分离培养

相较于细菌，病毒只能在活细胞内复制增殖，因此对于病毒的分离培养的要求要比细菌高。首先得保证活细胞的生长条件，然后将待检病毒接种到活细胞中继续培养，观察各种指标进行鉴定。现实验室常用的方法主要有三种：细胞培养、鸡胚培养和动物接种。

实验四十三　病毒的组织细胞培养方法

病毒的分离培养是病毒鉴定的金标准，其中最为常用的方法是组织培养。将离体的活组织或分散的活细胞，在实验室的试管或培养瓶中，模拟正常的生理条件使之生存和生长，称为组织培养。组织培养法有三种类型：器官培养、组织块培养和细胞培养，其中又以细胞培养最为常用。

【实验目的】

1. 掌握原代细胞和传代细胞的培养技术。
2. 观察病毒感染鸡胚单层细胞后的细胞病变效应（cytopathic effect，CPE）。

【实验原理】

病毒是严格细胞内寄生的微生物，病毒感染细胞后，大多数能引起细胞病变（CPE），无需染色即可直接在普通光学显微镜下观察。有的细胞不产生病变，但能改变培养液的pH或出现红细胞吸附及血凝现象（如流感病毒或副流感病毒），有时还可用免疫荧光技术检查细胞中的病毒和细胞变化。

组织来源：人、猴、禽的胚胎和脏器为组织培养常见的组织来源，对于虫媒病毒可使用蚊组织，手术切除的癌瘤组织可用于建立传代细胞。组织要保持新鲜，一般需在 6 h 内处理。

单细胞制备：主要分为三种方法（机械分散法、酶消化法、螯合剂分散法，后两种方法多与机械法结合使用），其中机械分散法主要适用于细胞间连接较松的组织，酶消化法主要用胰酶消化细胞间的蛋白质成分，螯合剂分散法主要是通过螯合钙离子和镁离子使细胞变圆并分散为单细胞。

细胞培养的基本条件：细胞的接种量要适中，不同的细胞接种量是有差别的，故选择合适的细胞接种量是细胞培养的基础。细胞培养还需要选择合适的培养液，以前多用天然培养液，现多用合成培养液，其中多种营养物质对细胞代谢有重要影响，如维生素、糖类、无机盐等。

pH 及气体条件：细胞生长最佳 pH 范围是 7.0～7.4，细胞可忍受较大的范围 pH 变化（pH 6.6～7.8），培养环境偏酸更宜于细胞贴壁。培养液中的缓冲体系主要是碳酸氢盐、磷酸氢盐和血清，其中碳酸氢盐/CO_2 为主要的缓冲体系。pH 的变化主要取决于

HCO_3^-浓度、CO_2分压、细胞糖代谢能力。

温度及无菌条件：细胞培养的最适温度与细胞来源的动物体温一致。培养液不仅对细胞是高度营养物，对于细菌和真菌也是高度营养物。细胞培养中如出现细菌污染，其繁殖比细胞快，并能产生毒素使细胞死亡，因此细胞培养技术的关键之一是防止污染。故在进行细胞培养的同时应注意无菌操作及使用无菌器材。

培养器皿的处理：培养器皿处理的好坏能直接影响细胞的贴壁生长。

现以鸡胚原代细胞培养法和 HeLa 细胞传代培养法为例介绍。

【实验材料】

1. 病毒株：水疱性口炎病毒（vesicular stomatitis virus，VSV）。

2. 细胞及培养基：9～11 日龄的鸡胚，HeLa 细胞，细胞生长液（5%～10%小牛血清及 100 U/ml 双抗的 RIMI-1640 液），细胞维持液（不含血清的 RIMI-1640 液），细胞冻存液（30%血清，10% DMSO 的 RIMI-1640 液）。

3. 其他试剂：0.25%的胰酶，PBS 液，无菌蒸馏水。

4. 仪器设备：培养瓶，培养皿，吸管，滴管，小试管等无菌器皿，100 目不锈钢网，无菌手术器械，CO_2孵箱，水浴锅，倒置显微镜等。

【实验方法和步骤】

(一) 鸡胚单层细胞培养

1. 取胚：收 9～11 日龄鸡胚放在蛋架上，用碘酒、酒精消毒气室部，用剪刀剪除气室部蛋壳，用无菌弯头镊子轻轻取出鸡胚置无菌培养皿中。

2. 去除鸡胚的头、爪、内脏及骨骼，用 PBS 液洗 3 次，以去除残余的血液，然后将鸡胚组织移入小三角烧瓶内，用眼科剪在瓶口处将胚组织剪成 1 mm³ 大小的组织块，用含有双抗的 PBS 液洗 2 次。

3. 胰酶消化：根据鸡胚量的多少，加入 5 倍量的 0.25%胰酶溶液（每个鸡胚约需加胰酶 10～15 ml），塞好瓶口，置 37℃水浴锅消化 15～30 min，视其组织块聚合成一团、表面呈绒毛状时，吸弃胰酶，用冷 PBS 清洗 1～3 次，以去除残存的胰酶。

4. 分散细胞：加入 10 ml 不含血清的营养液，用大口吸管反复吹打细胞悬液，使细胞充分分散，将细胞悬液通过不锈钢筛网，补加 1 ml 小牛血清。

5. 细胞计数：吸取 0.1 ml 细胞悬液与 PBS 液 0.8 ml、0.4%的台盼蓝染液 0.1 ml 混匀于小试管中，取少许滴入血细胞计数板内，计数台盼蓝拒染的细胞（即活细胞）。

6. 细胞分装培养：如果活细胞数在 90%以上，即可以按$(3～5)×10^5$/ml 分装于培养瓶中，于 5% CO_2的孵箱内 37℃孵育，2～3 天后可于倒置显微镜下看到成片的单层成纤维样细胞。

(二) VSV 在鸡胚细胞上的感染实验

1. 吸弃单层培养的鸡胚细胞上的培养液，加入一定量的 VSV 病毒液，置 37℃孵箱内孵育 1h，使病毒吸附到细胞上。

2. 吸弃病毒液，加入新的细胞维持液，置 37℃、5% CO_2的孵箱内孵育。

3. 观察 CPE：于感染后 18 h、24 h、36 h 和 96 h，在倒置显微镜下观察病毒引起的细胞圆缩、堆积及脱落等 CPE 现象。

（三）HeLa 细胞传代培养法

1. 细胞的复苏：先从液氮中取出冻存管，迅速投入 32~37℃温水中，并不时摇动使细胞尽快融化。然后将细胞转种至含细胞生长液的细胞瓶中，于 37℃、5% CO_2 的孵箱内孵育。次日更换培养液，以去除 DMSO，继续在 37℃、5% CO_2 的孵箱内孵育至细胞长成单层。形成单层培养后，可传代或供感染病毒等实验用。

2. 细胞的传代：先将传代后长成 90%~100%的细胞，吸弃培养液，PBS 洗涤细胞单层 1 次，然后用 0.25%胰酶消化细胞，37℃约 2 min。用含有血清的培养液终止消化，轻轻吹打成单个细胞，1000 r/min 离心 5 min，去上清液。最后用 5% FBS 的 MEM 培养液重悬细胞，轻轻吹打成单个细胞悬液。按 1∶3 的比例，分装至细胞培养瓶，加入含5% FBS 的 MEM 培养液，在 37℃、5% CO_2 孵箱中孵育至细胞长成单层。形成单层细胞后，可传代或进行病毒感染等实验。

3. 细胞的冻存：传代后长成 80%融合的 HeLa 细胞，吸弃培养液，PBS 洗涤细胞单层 1 次。用 0.25%胰酶消化细胞，37℃约 2 min，吸弃消化液。用含有血清的培养液终止消化，轻轻吹打单个细胞，1000 r/min 离心 5 min，去上清液。用细胞冻存液重悬细胞，轻轻吹打成单个细胞悬液后，分装至冻存管（1.5 ml/管）。在 4℃放置 30 min，–20℃放置 1.5 h，液氮罐颈口放置 1 h 后，放入液氮内，长期保存。

（四）HeLa 细胞的感染实验

同鸡胚细胞的感染实验。

【注意事项】

1. 细胞病变：多数病毒在细胞内增殖，可引起细胞的形态学改变，称为细胞病变效应（CPE）。常见的病变为细胞变圆、融合、坏死、溶解、脱落。有的病变表现为细胞变圆，堆积成葡萄状，如腺病毒；有的则表现为细胞融合，形成多核巨细胞，如麻疹病毒；有的细胞内出现包涵体，如狂犬病病毒。细胞病变的判断标准可根据出现病变的细胞在整个单层中所占面积的比例进行判定。采用标准如下："+"表示开始出现病变至少有 25%细胞发生病变；"++"表示有 25%~50%的细胞发生病变；"+++"表示有 50%~75%的细胞发生病变；"++++"表示有 75%~100%的细胞发生病变。判定时必须对整个细胞单层进行全面的观察，然后加以判定。不能只看几个视野。因有些病毒感染可引起特殊的细胞病变，所以根据病毒所引起的病变特点可进行初步推断，缩小鉴定范围。

2. 有些病毒感染细胞时不出现 CPE 或其他易于观察的变化，但能干扰在其后感染的另一病毒的增殖。例如，风疹病毒感染 Vero 细胞后，CPE 不明显，但能干扰后感染的埃可病毒（ECHOV）的增殖，从而阻抑后者特有的 CPE。若细胞出现 ECHOV 感染所特有的 CPE，则表示在细胞内无风疹病毒增殖；反之，若培养后 Vero 细胞不出现特有的 CPE，则说明培养细胞中有风疹病毒增殖。

3. 胰酶处理时，浓度过大或时间过长对细胞均有损害，影响细胞的生长。一般用2.5~5 g/L 的胰酶，消化液量为消化物的 5~10 倍，37℃作用 20~30 min，大的组织块可作用 60 min，pH 范围一般在 7.4～7.6。

4. 乙二胺四乙酸（versene）容易与钙、镁螯合而使细胞间及细胞与玻璃培养瓶间的钙、镁离子螯合，从而达到细胞分散的目的，但对于新鲜组织的分散效果不佳，故多用于单层细胞的分散。Versene 不受血清的抑制，所以，消化后需要用 Hanks 液洗去残留 versene，以免影响细胞生长。

（杨雨卉）

实验四十四 病毒的鸡胚培养方法

鸡胚培养是较早用于病毒分离培养的技术之一，操作简单，来源容易，对黏病毒、痘病毒、疱疹病毒、脑炎病毒等都很敏感。一般采用孵化 9～12 日龄的鸡胚，根据病毒的特性将病毒标本接种于鸡胚的不同部位，常用的有尿囊腔、绒毛膜尿囊膜、卵黄囊、羊膜腔等几种接种方法。

【实验目的】

掌握能用鸡胚分离培养的病毒种类及常用的鸡胚接种途径。

【实验原理】

鸡胚是由三个胚层发育起来的，即外胚层、中胚层和内胚层。在发育过程中由三个胚层逐渐构成鸡胚的组织和器官。鸡胚的最外层为石灰质的卵壳，上有气孔进行气体交换；壳下为卵膜，为一层易于与卵壳分离的软膜，该膜的功能是使气体、液体分子进行内外交换。卵的钝端有气室，功能为呼吸和调节压力。卵膜下是血管丰富的绒毛膜，内为尿囊膜，绒毛尿囊膜具有胚胎呼吸器官的功能，气体交换是在膜的血管内通过卵壳孔进行的。尿囊腔是胚胎的排泄器官，内含尿囊液（尿液），初为透明，待胚胎发育 10～12 日龄后变混浊，是因尿酸盐量增加所致。尿液量以 11～13 日龄为最多，平均为 6～6.5 ml。羊膜为包裹胚胎的包膜，羊膜腔内盛有羊水，胎体浸泡其中。羊水初为生理盐水，继而蛋白含量逐渐增加。量为 1 ml 左右。卵黄膜附着于胚胎，内包有卵黄，是胚胎的营养物质。卵白位于卵的锐端，为胚胎发育晚期的营养物质。鸡胚生理解剖见图 44-1。

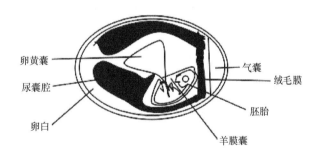

图 44-1 鸡胚生理解剖图

【实验材料】

1. 病毒：流行性感冒病毒悬液、乙型脑炎病毒悬液及 2 型单纯疱疹病毒悬液。

2. 新鲜白色壳受精鸡卵。

3. 1 ml 一次性注射器

4. 其他：无菌生理盐水，卵架，检卵灯，碘酒，酒精棉球，无菌手术刀，镊子，剪刀，平皿，38～39℃孵箱等。

【实验方法和步骤】

（一）鸡胚的准备

将受精卵置相对湿度 40%～70%的 38～39℃孵箱孵育 3 天，每天翻动鸡胚 1 次。第

4 日起，用检卵灯观察鸡胚发育情况，未受精卵只见模糊的卵黄黑影，弃掉。受精卵可见清晰的血管和鸡胚的暗影，较大鸡胚可见胚影活动。然后每天观察一次，若出现胚动呆滞，或胚影固定于卵壳，或血管暗淡模糊者，说明鸡胚生长不良，应随时清除。生长良好的鸡胚一直孵育到适当的胚龄。

（二）接种方法

1. 尿囊腔接种法。

（1）取 9～11 日龄鸡胚，在检卵灯下画出气囊界限，在胚胎面于气囊交界的边缘上约 1 mm 处或在胚胎的对侧处，避开血管作一标记，作为注射点。

（2）用碘酒、酒精消毒后，用无菌刀尖在记号处打一小孔。

（3）用无菌注射器吸取流行性感冒病毒悬液，从小孔处刺入 5 mm，注入病毒液0.1～0.2 ml。

（4）用透明胶带封闭注射孔，蜡笔标记号码及日期等，放卵架上置 33～35℃孵箱孵育，每日观察，如果鸡胚在接种后 24 h 内死亡者为非特异性死亡，应予剔除。

（5）孵育 48～72 h 取出，放 4℃冰箱过夜。

（6）次日取出鸡胚，消毒气囊部位蛋壳，用无菌剪刀沿气囊线上缘剪去蛋壳，用无菌镊子撕去卵膜，用无菌毛细吸管吸取尿囊液，收集于无菌试管中进行进一步检测。

2. 卵黄囊接种法。

（1）取 6～8 日龄鸡胚，在检卵灯下画出气囊及胚胎的位置，垂直放于蛋架上，气囊端向上。

（2）用碘酒、酒精消毒后，用无菌刀尖在顶部气囊中央打一小孔。

（3）用 1 ml 注射器吸取乙脑病毒液，自小孔刺入，对准胚胎对侧，垂直接种于卵黄囊内，深度为 35 mm 左右，注入病毒液 0.2～0.5 ml。

（4）透明胶带封口，37℃孵育，每天观察 2 次。

（5）取孵育 24 h 以上将死的鸡胚，无菌条件下于气囊端开窗，用镊子提起卵黄囊蒂，挤出卵黄囊液，用无菌生理盐水洗去卵黄囊上的卵黄囊液后，将卵黄囊置于无菌平皿内，低温保存，以便进一步鉴定。

3. 绒毛膜尿囊膜接种法。

（1）取 12 日龄鸡胚，于检卵灯下标记胚胎位置及大血管处。

（2）碘酒、酒精消毒附近无大血管走行的卵壳处，用小锯片锯一三角形窗，同时用无菌刀尖在气室顶部锥一小孔。

（3）用针头挑去三角形窗上的卵壳，勿伤及卵壳膜，滴加灭菌生理盐水 1 滴于壳膜上。

（4）用橡皮吸头从气室小孔吸气，可见绒毛膜尿囊膜下沉，去壳膜后可见壳膜与尿囊膜之间形成人工气室。

（5）用注射器吸取 0.2～0.5 ml 单纯疱疹病毒液滴于绒毛膜尿囊膜上，用透明胶带封口，置 37℃孵箱孵育 4～5 天。

（6）剪开气室，若接种成功，可在绒毛膜尿囊膜上见到明显的疹斑，用无菌剪刀剪下此膜，置无菌平皿中，低温保存，以备进一步鉴定用。

4. 羊膜囊接种法。

（1）取 12 日龄鸡胚，于检卵灯下标记胚胎位置及大血管处。

（2）碘酒、酒精消毒气室部卵壳，在气室顶部开方形窗，选择无大血管走行处，用无菌镊子快速刺破绒毛膜尿囊膜进入尿囊后，夹起羊膜，轻轻将其从绒毛膜尿囊膜破裂处拉出，以 1 ml 注射器刺破羊膜，注入 0.1～0.2 ml 病毒液。

（3）用镊子将羊膜轻轻送回原处，用透明胶带封闭气室端的开窗，置 37℃孵箱孵育 3～5 天。

（4）收获时，先消毒气室部，剪去壳膜及绒毛膜尿囊膜，吸弃尿囊液，夹起羊膜，用毛细吸管吸取羊水，收集于无菌小瓶内冷藏，备用。

【实验结果观察】

检查接种标本后的鸡胚是否被病毒感染有两种方法：直接法和间接法。

1. 直接法：仅能看到绒毛尿囊膜上是否形成痘疮，鸡胚是否有特殊的病理变化，是否生长发育缓慢或死亡。例如，疱疹病毒在绒毛尿囊膜上可形成特殊的痘疮；流行性乙型脑炎病毒、新城鸡瘟病毒可引起鸡胚死亡，可用作感染指标，但必须与接种损伤、标本毒性、细菌污染相区别。

（1）接种损伤：接种损伤所引起的死亡，通常散在无规律性，病毒引起的死亡有潜伏期并有一定规律性。

（2）标本毒性：毒性引起的死亡，标本经稀释后，即不出现死亡。

（3）细菌污染：污染引起死亡，尿液呈灰色、混浊、鸡胚无光泽。

（4）排除上述三种情况，可确认为临床诊断指标。

2. 间接法：大部分需要鸡胚培养后收获，利用间接法。例如，流感病毒用尿液和羊水作血凝和血凝抑制实验；腮腺炎病毒用鸡胚的体液、组织及特异性诊断血清作补体结合实验；狂犬病病毒注入鸡胚脑内，收获后取脑组织作病理切片或直接涂片查找包涵体。由于病毒种类不同，可选择不同方法作临床指标。

【注意事项】

1. 防止污染。接种全程要求无菌操作。为减少污染，要求方法简单、操作迅速。

2. 温度要适宜。在室温较低的冬季要采取保温措施才能进行鸡胚接种，以减少死亡。接种过的鸡胚，要根据所接种的病原体生长增殖所需要的温度，置温箱中孵育。

（杨雨卉）

实验四十五　病毒的动物接种

动物实验在病毒学中的应用主要是分离、鉴定病毒，用于研究病毒的致病性及病毒性疾病的防治。

【实验目的】

了解病毒的动物接种技术。

【实验原理】

选择合适的实验动物对实验结果的准确性具有重要的意义，选择内容应包括动物的种系特征、动物对病毒的敏感性，以及动物的年龄、体重、性别和数量等。最常用的实验动物是称 3 日龄的小白鼠。按病毒侵袭部位的不同选择适宜的接种途径，接种后经一定的潜伏期动物发病或死亡即行解剖。根据动物的症状、器官病理改变，以及感染器官组织悬液能在同种动物连续传代，并排除其他微生物污染的可能性，即可证明有病毒增殖。本节以乙型脑炎病毒小白鼠颅内接种为例进行叙述。

【实验材料】

1. 乙型脑炎病毒悬液。

2. 3 日龄小白鼠。

3. 0.25 ml 无菌注射器。

【实验方法和步骤】

病毒学常见的动物接种法有脑内接种、鼻内接种、乳鼠接种、静脉接种、腹腔接种、皮下接种和角膜接种等。这里以小鼠脑内接种为例。

1. 左手拇指及食指夹住小白鼠颈部皮肤，在小白鼠眼耳之间用碘酒、乙醇消毒。

2. 右手持注射器在消毒部位刺入（其深度为针头的 1/3），注入 0.02 ml 乙型脑炎病毒悬液。

3. 接种后每天观察数次，注意动物的症状。通常感染 3～4 天后小白鼠开始表现竖毛，活动减少或增强，并出现不正常的行为，如震颤、尾垂直或麻痹等症状，此时可做旋转实验：手提小鼠尾部，先向一方向旋转，再向另一方向旋转，然后放下。如小白鼠已发病，则有旋转或抽搐现象，即行解剖。取脑组织、制备匀浆上清，可进一步传代并进行病毒鉴定。

【实验结果观察】

实验动物接种后，每日观察数次并做好实验记录，注意动物饮食、活动能力、精神状态及粪便情况等；根据实验要求，每天定时检测动物体温并作体温曲线；定时称量体重；观察各部位有无局部反应，是否出现全身症状，如角膜刺激症状、角弓反张、四肢震颤、全身发抖、最后抽搐死亡，以及发烧、食欲减退、呼吸加快、萎靡不振等症状。

【注意事项】

感染动物的尸体，包括动物感染后死亡的尸体和症状齐备捕杀死亡的尸体，均应立即进行剖检。如不能及时剖检，可将尸体包好放–20℃冰箱冻存，以防腐败。根据需要选择相应部位进行剖检，如消化道病毒，可做腹部剖检；呼吸道病毒，可做胸部剖检；各种脑炎病毒及狂犬病病毒，做颅腔剖检等。剖检过程所见一切变化均作详细记录。剖检完毕，对感染动物的尸体、传染性组织要立即焚烧或高压灭菌，以防病毒扩散和传播。

（杨雨卉）

第十四章　病毒的感染性定量测定

实验四十六　病毒组织半数感染量（$TCID_{50}$）的测定

【实验目的】

了解病毒 $TCID_{50}$ 测定的基本原理，掌握其操作步骤、计算方法及含义。

【实验原理】

$TCID_{50}$（50% tissue culture infective dose）是组织半数感染量的简称，可作为病毒感染临床诊断和治疗的依据。其含义是将病毒标本进行一定量的稀释后，取 100 μl 接种可使半数组织发生病变，而其所对应的稀释度即为 $TCID_{50}$ 的值。为了计算 $TCID_{50}$，需要将病毒标本进行梯度稀释，一般是稀释 10^{-1}、10^{-2}……10^{-10} 倍，然后每个稀释度的病毒分别取 100 μl 接种一定量的细胞，每个稀释度做 6～8 次重复，培养后显微镜下观察细胞病变（CPE）现象，统计结果后按照特定公式即可计算出 $TCID_{50}$ 的值。

此方法局限于能产生明显 CPE 的病毒。下面以登革病毒 DENV-1 为例，详细介绍其 $TCID_{50}$ 测定的方法步骤。

【实验材料】

1. 登革病毒 DENV-1 悬浮液标本。
2. 非洲绿猴肾细胞（Vero 细胞）。
3. Vero 细胞培养液（含 5% FBS 的 MEM）。
4. 病毒稀释液（含 2% FBS 的无血无抗 MEM）。
5. 96 孔板。
6. 多道加样器（排枪）。
7. 1×PBS。
8. 1×胰酶 EDTA。
9. 倒置显微镜。

【实验方法和步骤】

（一）细胞准备

1. 在 T25 细胞培养瓶中加入 5 ml 的 Vero 细胞培养液，接入 Vero 细胞，封闭，静置于 37℃恒温、5% CO_2 孵箱内培养 3 天，生成贴壁的单层细胞。

2. 吸弃培养液，用 2 ml 1×PBS（足以覆盖细胞表面）洗涤细胞，吸弃 PBS。

3. 加入 2 ml 1×胰酶 EDTA（恰好覆盖细胞表面），37℃孵育 5～10 min。

4. 向细胞中加入 2 ml Vero 细胞培养液，移入锥形管，用 2 ml Vero 细胞培养液洗瓶壁，移入同一锥形管中，1100 r/min 离心沉淀细胞，吸弃培养基。

5. 用 10 ml Vero 细胞培养液重新悬浮细胞，用排枪吸取细胞悬液，加入 96 孔板中

（每孔加 100 μl），静置于 37℃恒温、5% CO_2 孵箱内培养过夜。

（二）稀释待测病毒液

1. 用病毒稀释液对登革病毒 DENV-1 悬浮液标本进行 10 倍倍比稀释，即向 10 支 1.5 ml EP 管中均加入 900 μl 病毒稀释液，向 1 号 EP 管中加入 100 μl 登革病毒 DENV-1 悬浮液标本，振荡或吹打混匀，此为稀释至 10^{-1}。

2. 从 1 号管中取 100 μl 稀释液加入 2 号管中，振荡或吹打混匀，此为稀释至 10^{-2}。

3. 从 2 号管中取 100 μl 稀释液加入 3 号管中，这样依次 10 倍系列稀释至 10^{-10}。

（三）病毒稀释液接种细胞

1. 取准备好的 96 孔细胞培养板，用多道加样器吸去板中的培养液。

2. 吸取 100 μl 病毒稀释液加入每个孔中再轻轻吹打一次，吸出病毒稀释液（此步目的是去除血清，因为血清可干扰病毒的吸附）。

3. 将梯度稀释好的待测病毒液加到 96 孔板上，每孔 100 μl，每个稀释度做 8 个重复（即 1 竖排）。可根据 96 孔板上面的数字和字母标记，从左到右 12 个竖排，从低稀释度到高稀释度加样。同时设置正常的细胞对照 16 孔（即最后 2 竖排）。具体加样顺序参考图 46-1。

4. 于 37℃恒温振摇孵育 1 h 后，取出 96 孔培养板，吸去病毒液（从低浓度向高浓度吸取可避免窜孔）。

5. 加入 Vero 细胞培养液 200 μl，继续在 37℃恒温、5% CO_2 孵箱内培养。

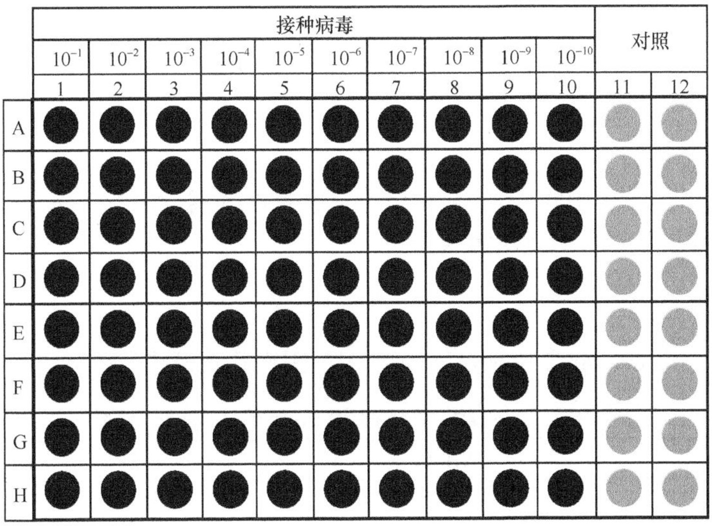

图 46-1　病毒稀释液接种含细胞的 96 孔板加样顺序示意图

（四）细胞病变测定

1. 接种病毒的细胞培养板在 37℃恒温、5% CO_2 孵箱内培养 72 h 后取出。

2. 倒置显微镜下比较观察不同稀释度的细胞病变效应（CPE），有 CPE 的判定阳性，无 CPE 的判定阴性；对照组细胞应均无 CPE 发生。

【实验结果分析】

记录病毒不同稀释度阳性和阴性孔数，可用 Reed-Muench 法或 Karber 法计算 $TCID_{50}$，其中前者较常用。下面分别介绍这两种分析方法的计算过程与结果。

（一）Reed-Muench 法

假设统计结果如表 46-1 所示。

表 46-1　96 孔板上细胞病变统计结果（Reed-Muench 法）

病毒稀释度	阳性孔数目（a）	阴性孔数目（b）	阳性孔累积数（c）	阴性孔累积数（d）	比率（e）	阳性数百分比（f%）
10^{-1}	8	0	30	0	30/（30+0）	100
10^{-2}	8	0	22	0	22/（22+0）	100
10^{-3}	7	1	14	1	14/（14+1）	93
10^{-4}	5	3	7	4	7/（7+4）	64
10^{-5}	2	6	2	10	2/（2+10）	17
10^{-6}	0	8	0	18	0/（0+18）	0

1. 计算各病毒稀释度阳性孔数目（a）和阴性孔数目（b）。

2. 计算阳性孔累积数（c）和阴性孔累积数（d）：阳性孔总数累计由下向上累积，阴性孔总数累积由上向下累积。

3. 计算阳性孔的百分比（e）：$e=c/(c+d)$。

4. 阳性数百分比 f%=e×100%。

5. 计算距离比例：距离比例=(最接近且大于 50 的 f−50)/(最接近且大于 50 的 f−最接近且小于 50 的 f)=(64−50)/(64−17)=14/47=0.3。

6. $TCID_{50}$ 的对数=大于 50%的阳性数百分比的最高稀释系数的对数−距离比例 =−4−0.3= −4.3。（稀释系数的对数：1∶10 稀释为−1，1∶100 稀释为−2，1∶1000 稀释为−3，依此类推）。

7. 则 $TCID_{50}$=$10^{-4.3}$/100 μl，表明该病毒（DENV-1）悬浮液标本进行 $10^{-4.3}$ 倍稀释取 100 μl 接种，可使半数组织发生病变。

（二）Karber 法

假设统计结果如表 46-2 所示，表 46-2 中的阳性孔数目统计结果同表 46-1 一致。

表 46-2　96 孔板上细胞病变统计结果（Karber 法）

病毒稀释度	阳性孔数目	阳性孔数目比率
10^{-1}	8	8/8=1
10^{-2}	8	8/8=1
10^{-3}	7	7/8=0.875
10^{-4}	5	5/8=0.625
10^{-5}	2	2/8=0.25
10^{-6}	0	0/8=0

1. $TCID_{50}$ 的对数=$L-D×(S-0.5)$，其中，L，最低稀释度的对数；D，相邻两个稀释度

对数的差值的绝对值；S，阳性孔数目比率的总和。

2. 计算数值：$L=-1$，$D=1$，$S=3.75$，代入公式可得：$TCID_{50}$ 的对数 $=-1-1\times$ $(3.75-0.5)=-4.25$；

3. $TCID_{50}=10^{-4.25}/100 \ \mu l$，表明该病毒（DENV-1）悬浮液标本进行 $10^{-4.25}$ 倍稀释取 $100 \ \mu l$ 接种可使半数组织发生病变。这与 Reed-Muench 法的计算结果（$10^{-4.3}$）基本一致。

【注意事项】

1. 准备细胞时，96 孔板中每个孔大约传 8000～10 000 个细胞，操作中注意要传均匀，不要窜孔；接种病毒前每个孔的细胞最好铺成单层大约 60% 丰度，一般下午传好板，第二天早上用时即可达到单层 60% 丰度。

2. 滴定与对照可以在一块培养板上进行，也可以分别在不同的细胞培养板上进行，但要保证实验条件一致。

3. 病毒稀释过程中一定要将登革病毒 DENV-1 悬浮液标本与病毒稀释液充分混匀。此过程中需要使用移液枪和对应枪头，使用前用 75% 乙醇擦拭移液枪，并用紫外线照射 20 min，确保无菌。要使用新高压的枪头，且一定要在超净工作台（或安全柜）中打开外包装。

4. 低致病性病毒一般在胰酶存在的条件下才能感染细胞，因此病毒稀释液中需加入 2 μg/ml TPCK-胰酶。高致病性病毒在无胰酶存在条件下即可感染细胞，本次的病毒为高致病性 DENV，无需胰酶作用。

5. 细胞对照应无 CPE，在无标准品时，应增加实验次数以减少误差。

（卢曙光）

实验四十七　病毒的空（蚀）斑形成实验

【实验目的】

了解病毒的蚀斑形成实验的基本原理，掌握其操作步骤和应用。

【实验原理】

1952 年，Dulbecco 在噬菌体空斑技术的启发下，发明病毒蚀斑形成（virus plaque formation）实验，为许多病毒的滴定和研究提供便利。许多病毒都可以在多种原代细胞及传代细胞中增殖，并产生细胞病变作用（CPE）。在固体介质的限制下，受病毒感染的细胞所释放的病毒只能由最初感染的细胞向周边扩展。经过几个增殖周期，便形成一个局限性病变细胞区，此即病毒蚀斑（plaque）。从理论上讲，一个蚀斑是由最初感染细胞的一个病毒颗粒形成的，因此可进行病毒的计数，这就是蚀斑计数法（plaque assay）的含义。但由于有些病毒个体可能未能引起感染，所以蚀斑计数法的实际效率难以接近 100%，故一般不用病毒颗粒的绝对数量而是用蚀斑形成单位（plaque-forming units，PFU）来表示病毒的滴度，其单位通常以 pfu/ml 表示。病毒的蚀斑形成实验常用于分离病毒的克隆（无性繁殖纯系）、病毒或血清的滴定，也可用蚀斑形态和大小研究病毒的生物学特性。

此方法局限于能产生明显 CPE 的病毒。下面以登革病毒 DENV-1 为例，详细介绍其蚀斑形成实验的方法步骤。

【实验材料】

1. 登革病毒 DENV-1 悬浮液标本。

2. 非洲绿猴肾细胞（Vero 细胞）。

3. Vero 细胞培养液（含 5% FBS 的 MEM）。

4. 病毒稀释液（含 2% FBS 的无血无抗 MEM）。

5. 24 孔板。

6. 1×PBS。

7. 1×胰酶 EDTA。

8. 覆盖介质（overlay medium），配方：200 ml MEM 培养液；4 ml FBS；2 ml 谷氨酰胺（200 mmol/L）；2 ml HEPES（1 mol/L）；5 ml $NaHCO_3$（7%）；2 g 甲基纤维素；200 μl 双抗。

9. 结晶紫染液，配方：1 g 结晶紫溶解于 20 ml 乙醇（95%）中，再与 80 ml 草酸铵溶液（1%）混合均匀。

10. 倒置显微镜。

【实验方法和步骤】

（一）细胞准备

1. 在 T25 细胞培养瓶中加入 5 ml 的 Vero 细胞培养液，接入 Vero 细胞，封闭，静置于 37℃恒温、5% CO_2 孵箱内培养 3 天，生成贴壁的单层细胞。

2. 吸弃培养液，用 2 ml 1×PBS（足以覆盖细胞表面）洗涤细胞，吸弃 PBS。

3. 加入 2 ml 1×胰酶 EDTA（恰好覆盖细胞表面），37℃孵育 5～10 min。

4. 向细胞中加入 2 ml Vero 细胞培养液，移入锥形管，用 2 ml Vero 细胞培养液洗瓶壁，移入同一锥形管中，1100 r/min 离心沉淀细胞，吸弃培养基。

5. 用 10 ml Vero 细胞培养液重新悬浮细胞。

（二）稀释待测病毒液

1. 用病毒稀释液对登革病毒 DENV-1 悬浮液标本进行 10 倍倍比稀释，即向 10 支 1.5 ml EP 管中均加入 900 μl 病毒稀释液，向 1 号 EP 管中加入 100 μl 登革病毒 DENV-1 悬浮液标本，振荡或吹打混匀，此为稀释至 10^{-1}。

2. 从 1 号管中取 100 μl 稀释液加入 2 号管中，振荡或吹打混匀，此为稀释至 10^{-2}。

3. 从 2 号管中取 100 μl 稀释液加入 3 号管中，这样依次 10 倍系列稀释至 10^{-10}。

（三）病毒接种

1. 吸取准备好的细胞悬液，加入 24 孔板中（每孔加 400 μl，约 $1×10^5$ 细胞量），静置于 37℃恒温、5% CO_2 孵箱内培养至细胞长成单层（约 16 h）。

2. 吸弃 24 孔板中的培养液，用病毒稀释液洗涤单层细胞。

3. 依次加入 200 μl 一定稀释度的待测病毒液，每个稀释度接种 2 孔，剩余 4 孔加入不含病毒的稀释液，作为对照。具体加样顺序参考图 47-1。

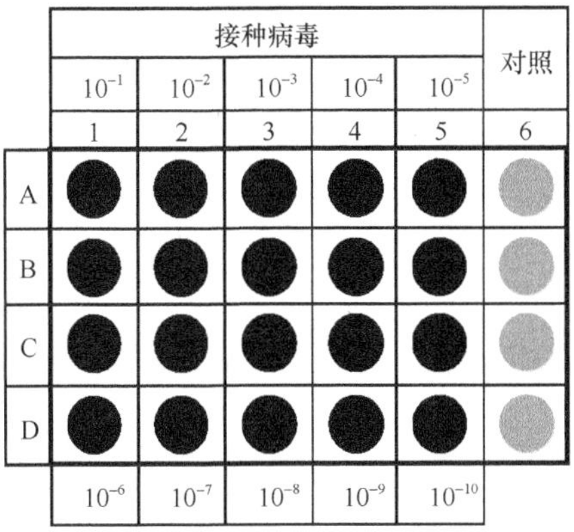

图 47-1 病毒稀释液接种含细胞的 24 孔板加样顺序示意图

10^{-1} 稀释度接 A1 和 B1，10^{-2} 稀释度接 A2 和 B2，依此类推，10^{-10} 稀释度接 C5 和 D5

（四）病毒培养及噬斑染色

1. 24 孔板于 37℃恒温振摇孵育 1 h 后，吸去病毒液（从低浓度向高浓度吸取可避免窜孔）。

2. 加入覆盖介质 3 ml/孔，静置于 37℃恒温、5% CO_2 孵箱内培养。

3. 大约培养 7 天左右，在倒置显微镜下观察，若出现明显的蚀斑，则吸除覆盖介质，加入结晶紫染色 20 min，蒸馏水洗去结晶紫。

【实验结果分析】

观察并计数蚀斑，一个蚀斑即为一个 PFU，计算病毒滴度：两个平行孔的 PFU 均值乘以 5 再乘以相应稀释倍数的倒数即为病毒滴度。一般选取蚀斑数目容易计数（如几个或几十个的）的稀释度进行计数，当然也可以选取连续的几个好计数的稀释度进行计数，分别计算滴度，再取平均值，这样可得到更为准确的病毒滴度。

假设蚀斑计数统计结果如表 47-1 所示。

表 47-1　24 孔板蚀斑计数统计结果

稀释度	10^{-4}	10^{-5}	10^{-6}
孔 1 计数	79	11	0
孔 2 计数	85	7	1
平均数	82	9	0.5

1. 10^{-4} 稀释度的滴度 $=82 \times 5 \times 10^4 = 4.1 \times 10^6$。
2. 10^{-5} 稀释度的滴度 $=9 \times 5 \times 10^5 = 4.5 \times 10^6$。
3. 10^{-6} 稀释度的滴度 $=0.5 \times 5 \times 10^6 = 2.5 \times 10^6$。
4. 最终病毒滴度 = 三个稀释度滴度的平均值 $=(4.1+4.5+2.5)/3 \times 10^6 = 3.7 \times 10^6$。

【注意事项】

1. 在实际操作中，常出现几个病毒颗粒同时感染一个细胞的情况，影响滴定的准确性和克隆的纯一性，为此，接种的病毒液要充分分散和稀释。

2. 对于细胞结合性病毒，如 MDV，需用单层细胞；对细胞释放性病毒，既可用固相介质悬浮的细胞，也可用单层细胞，但后者需用琼脂等固体介质盖在细胞上，以防释放的病毒在液体介质中流动。

3. 固体介质的浓度由病毒的大小而定，大病毒用浓度较低的介质，小病毒用浓度较高的介质，以便将蚀斑的生长速率控制在适宜的范围内。

4. 小蚀斑需用显微镜观察，1～10 mm 的大蚀斑可用肉眼计数。

5. 为便于肉眼观察，常用中性红、结晶紫等染料染色。因病变细胞不吸收染料，病变细胞区便呈现无色蚀斑。

6. 24 孔板中对照孔内不能有任何蚀斑出现，否则要重做。

（卢曙光）

第十五章　病毒抗原的检测

目前，人类所认识到的由病毒引起的疾病种类越来越多，对病毒性疾病进行迅速而正确的诊断也变得越来越重要，然而传统的病毒诊断方法并不能达到这一要求。最近，随着生物技术突飞猛进的发展，出现了许多新的病毒诊断方法。这些方法具有快速经济、灵敏度及特异性高、操作容易等特点，并能直接从样本中检测病毒特异性抗原或核酸，而不需要先经过病毒分离的步骤。本章将重点介绍三种病毒抗原的检测方法。

实验四十八　直接免疫荧光实验

免疫荧光技术（immunofluorescence technique）是标记免疫技术中发展最早的一种，建立在免疫学、生物化学和显微镜技术的基础上。用荧光抗体示踪或检查相应抗原的方法称荧光抗体法；用已知的荧光抗原标记物示踪或检查相应抗体的方法称荧光抗原法。这两种方法总称免疫荧光技术，因为荧光色素不但能与抗体球蛋白结合，用于检测或定位各种抗原，也可以与其他蛋白质结合，用于检测或定位抗体，但是在实际工作中荧光抗原技术很少应用，以荧光抗体方法较常用。免疫荧光技术的主要特点是：特异性强、敏感性高、速率快。

免疫荧光技术是将不影响抗原抗体活性的荧光色素标记在抗体（或抗原）上，与其相应的抗原（或抗体）结合后，在荧光显微镜下呈现一种特异性荧光反应。免疫荧光技术分为直接法和间接法。直接法是将荧光素标记在相应的抗体上，直接与相应抗原反应。间接法是先用已知未标记的特异抗体（第一抗体）与抗原标本进行反应，再用荧光素标记的抗抗体（第二抗体），进而形成抗原-抗体-荧光标记抗体的复合物。

免疫荧光染色中常用的荧光色素有：

1. 异硫氰酸荧光素（fluoresceinisothiocyanate，FITC）为黄色或橙黄色结晶粉末，易溶于水或乙醇等溶剂。相对分子质量为389.4，最大吸收光波长为490～495 nm，最大发射光波长520～530 nm，呈现明亮的黄绿色荧光，是应用最广泛的荧光素。

此外，Cy2、Dylight488 等，也呈现绿色荧光。

2. 四乙基罗丹明（rhodamine，RIB200）为橘红色粉末，不溶于水，易溶于乙醇和丙酮。最大吸收光波长为570 nm，最大发射光波长为595～600 nm，呈橘红色荧光。

3. 四甲基异硫氰酸罗丹明（tetramethyl rhodamine isothiocyanate，TRITC），最大吸收光波长为550 nm，最大发射光波长为620 nm，呈橙红色荧光。与FITC 的翠绿色荧光对比鲜明，可配合用于双重标记或对比染色。

此外，Cy3、Texas Red、Dylight 539 等，也呈现红色荧光。

4. 藻红蛋白（P-phycoerythrin，PE），最大吸收波长为490～560 nm，最大发射光波长为595 nm，呈现红色荧光。

5. 4',6-二脒基-2-苯基吲哚（4',6-diamidino-2-phenylindole，DAPI），激发光波长为 358 nm，发射光波长为 461 nm，呈现蓝色荧光。

本实验将重点介绍直接免疫荧光法检测病毒抗原的方法。

【实验目的】

1. 熟悉直接免疫荧光法的原理和应用。

2. 掌握直接免疫荧光法检测病毒抗原的方法。

【实验原理】

直接免疫荧光实验将荧光素标记在相应的抗体上，直接与相应抗原反应，在荧光显微镜下检测时，可产生特异性荧光。其优点是方法简便、特异性高，非特异性荧光染色少；缺点是敏感性偏低，而且每检查一种抗原就需要制备一种荧光抗体。

【实验材料】

1. 载玻片、盖玻片、试管、吸管、湿盒、微量加样器、孵箱、荧光显微镜、离心机等。

2. 荧光标记的抗汉坦病毒单克隆抗体、荧光标记的非抗汉坦病毒单克隆抗体、无水乙醇、无水丙酮、PBS（0.01 mol/L，pH 7.4）、甘油盐水（90%甘油，pH 9.0）。

【实验方法和步骤】

1. 制片：静脉取血 1 ml，置于加有 3.8%枸橼酸钠 0.4 ml 的试管内，混匀，离心，弃血浆。用铂金环从沉淀的血包层中挑取一环，在洁净的载玻片上涂制一直径约 1.0 cm 的薄血膜，每份标本涂两孔，分别作为实验孔和对照孔，晾干。检测尿液标本时取尿液 3～4 ml，3000 r/min 离心 5～10 min，弃上清后用铂金环挑取沉淀物涂片。

2. 固定和保存：将涂片浸于冷丙酮中固定 10 min，取出晾干。置 PBS 液中漂洗 10 min，再晾干。

3. 染色：在涂片部位滴加用 PBS 稀释至工作浓度的荧光标记单克隆抗体，实验孔加抗 HFRSV 单克隆抗体，对照孔加非抗 HFRSV 单克隆抗体，置 37℃湿盒中染色 30 min。用洁净的中性水缓慢冲去存留的标记抗体，再将涂片浸于 PBS 液中漂洗 10 min 晾干。

4. 镜检：向染色后的涂片滴加缓冲甘油液 1 滴，用荧光显微镜检测。

【实验结果】

实验孔白细胞内可观察到沙粒状、团块状黄绿色荧光标记物，而对照孔未观察到同样荧光标记者可判为阳性。

【注意事项】

1. 每次实验应设阴性对照、阳性对照和荧光标记物对照。

2. 免疫荧光技术是抗原、抗体的反应，要求有合适的温度、必要的时间、恰当的 pH 和充分的抗体量。最适温度是 37℃，有时为了方便也可在室温进行反应。反应的 pH 以 7.0～7.2 为宜。抗体的浓度一般要选择最适当的比例。

3. 染色反应中还要充分保持一定的湿度，以免反应过程中抗体溶液挥发干燥，使抗体非特异结合在玻片上，造成非特异荧光。

4. 染色完成后应尽快完成观察，随着时间延长，荧光会减弱。

（陈　炜）

实验四十九　酶联免疫吸附实验——双抗体夹心法

酶联免疫吸附实验（enzyme-linked immunosorbent assay，ELISA）是酶免疫测定技术中应用最广的技术。ELISA 的基础是抗原或抗体的固相化及抗原或抗体的酶标记。结合在固相载体表面的抗原或抗体仍保持其免疫学活性，酶标记的抗原或抗体既保留其免疫学活性，又保留酶的活性。在测定时，受检标本（测定其中的抗体或抗原）与固相载体表面的抗原或抗体起反应。用洗涤的方法使固相载体上形成的抗原-抗体复合物与液体中的其他物质分开。再加入酶标记的抗原或抗体，通过反应而结合在固相载体上。此时固相上的酶量与标本中受检物质的量呈一定的比例。加入酶反应的底物后，底物被酶催化成为有色产物，产物的量与标本中受检物质的量直接相关，故可根据呈色的深浅进行定性或定量分析。由于酶的催化效率很高，间接放大了免疫反应的结果，使测定方法达到很高的敏感度。常用的 ELISA 法有双抗体夹心法和间接法，前者用于检测大分子抗原，后者用于测定特异抗体。本实验将重点介绍使用双抗夹心法检测病毒抗原的方法。

【实验目的】

1. 熟悉 ELISA 法的原理和应用。

2. 掌握 ELISA 法检测乙型肝炎表面抗原的方法。

【实验原理】

ELISA 双抗体夹心法（enzyme-linked immunosorbent assay sandwich technique）的原理是将特异性抗体结合到固相载体上形成固相抗体，然后和待检血清中的相应抗原结合形成免疫复合物，洗涤后再加酶标记抗体，与免疫复合物中抗原结合形成酶标抗体-抗原-固相抗体复合物，加底物显色，判断抗原含量。

本实验主要采用单克隆抗 HBs 包被反应板，加入待测标本，同时加入多克隆抗 HBs 酶结合物，形成一步夹心法，底物液为 TMB 显色系统，显色为阳性，无色为阴性。

【实验材料】

1. 待检血清。

2. HBsAg 酶免检测试剂盒：包被板条、阴性对照血清、阳性血清、酶结合物、质控血清、显色剂 A、显色剂 B、浓缩洗涤液、终止液、封片、说明书。

3. 微量移液器、酶标仪、洗板机、孵箱。

【实验方法和步骤】

1. 配制洗涤液：将浓缩洗涤液以蒸馏水稀释至 500 ml。

2. 加样：设空白对照 1 孔，阴、阳性对照各 1 孔，质控血清 1 孔。分别加阴、阳性对照血清，以及质控血清各 1 滴和 50 μl 待测样品于包被板相应孔内。

3. 加酶结合物：除空白对照外，每孔加 1 滴酶结合物，轻轻振荡混匀后，37℃孵箱孵育 30 min。

4. 洗涤：弃去保温箱后反应孔内液体，用洗涤液注满各孔充分洗涤，弃去洗涤液，重复 6 次后在吸水纸上拍干。

5. 显色：每孔加显色剂 A、B 液各 1 滴，轻轻振荡混匀后，37℃孵箱孵育 15 min。

6. 结果判定：每孔加终止液 1 滴后，用空白孔校零，酶标仪检测，测定各孔 A 值。

【实验结果】

目测：在白色背景下观察各孔显色情况，有明显蓝色者为阳性；无色者为阴性。

用酶标仪检测（选波长 450 nm）：用空白孔校零，测定各孔 A 值。

临界值（cut-off）计算：阴性对照平均 A 值×2.1（对照 A 值<0.05，按 0.05 计算；>0.05，按实际值计算）。

阳性结果：样品 A 值≥临界值。

阴性结果：样品 A 值<临界值。

【注意事项】

1. 试剂盒应放在 2~8℃条件下保存。

2. 洗涤时请务必保证各孔均能洗涤干净，以防出现假阳性。

3. 滴加试剂时，瓶身应保持垂直，以使滴量准确。

4. 所有样品都应按传染源处理。

5. 质控血清仅作为参考。

（陈 炜）

实验五十 免 疫 印 迹

　　1979 年 Towbin 最先采用免疫印迹（Western blot）技术用于分析蛋白质。它是根据抗原、抗体特异性结合的原理来检测复杂样品中的某种蛋白质。"印迹"是指蛋白质从凝胶转移到膜上的过程中同时保持它们的相对位置和分辨率。Western blot 具有分析容量大、敏感度高、特异性强等优点，是检测蛋白质特性、表达与分布的一种最常用的方法，如组织抗原的定性定量检测、多肽分子的质量测定及病毒的抗体或抗原检测等。

　　免疫印迹检测的具体操作过程存在很大差异，其中最常见的是直接和间接检测法。间接检测法即一抗首先与抗原结合，再加入能与一抗特异结合的、标记过的二级抗体。标记物包括生物素、荧光探针（如荧光素和罗丹明）和酶（如辣根过氧化物酶和碱性磷酸酶）。这种方法的优点是单个二级抗体可测定多种多样的一级抗体，从而避免了逐一标记一级抗体的缺点，另外，一抗通常能与几个二抗分子结合，从而起了信号放大的作用。直接检测法就是直接标记一抗，再用底物显色。这种方法与间接法相比有诸多不足，所以一般情况下都采用间接法进行检测。本实验将重点介绍采用 Western Blot 间接法检测病毒抗原的方法。

【实验目的】

1. 熟悉 Western blot 的原理和应用。
2. 掌握 Western blot 检测病毒抗原的方法。

【实验原理】

　　免疫印迹法是一种将高分辨率凝胶电泳和免疫化学分析技术相结合的杂交技术。该法将用聚丙烯酰胺凝胶电泳分离的蛋白质经电泳转移到固相载体上，固相载体以非共价键形式吸附蛋白质，且能保持电泳分离的多肽类型及其生物学活性不变。以固相载体上的蛋白质或多肽作为抗原，与对应的抗体起免疫反应，再与酶或同位素标记的第二抗体起反应，经过底物显色或放射自显影以检测电泳分离的特异性目的基因表达的蛋白成分。免疫印迹法具有分析容量大、敏感度高、特异性强等优点。

　　用于 Western 印迹法的固相支持体已有多种，其中包括重氮苯硫醚纸、重氮苄氧甲基纸、溴化氰活化纸、氰尿酰氯纸及活化尼龙等。虽然这类固相支持体容量大并能更牢固地结合蛋白质，但一般难于制备，而且在蛋白质转移之前可能还需要把凝胶中的甘氨酸浸泡出来。尼龙膜的缺点是背景高，还可能无法高效地结合带同种电荷的蛋白质。尼龙膜电荷密度高，使得非结合区的封闭比疏水性硝酸纤维素膜（nitrocellulose，NC）困难，尤其不适用于灵敏度高的检测方法，且当转移缓冲液中存在 SDS 时，蛋白质就容易从尼龙膜上泄漏。另外，至今也没有适合尼龙膜上的直接染色方法。

　　目前进行的 Western 印迹反应大多还是从凝胶上直接把蛋白质电转移至硝酸纤维素滤膜之上。硝酸纤维素膜是免疫印迹最广泛使用的转移介质，对蛋白质有很强的结合能力，而且适用于各种显色方法，包括同位素、化学发光（luminol 类）、常规显色、染色和荧光显色；背景低，信噪比高；使用简便，很容易封闭，也不需要特别严格的清洗条件。转印到硝酸纤维素膜上的蛋白质在合适的条件下可以保存很长时间。但是，NC 膜比较脆，又容易卷，操作要小心，不太适合于需要多次重复清洗的程序。此外，与 NC 膜相比，聚偏二氟乙烯（PVDF）膜在蛋白质截留能力、机械强度和化学相容性上有更优越的性能，但是操作比较麻烦，需要甲醇预处理，而且价格较高。

　　常用的电泳转移方法有湿转和半干转。两者的原理完全相同，只是用于固定胶/膜叠层和施加电场的机械装置不同。湿转是一种传统方法，将胶/膜叠层浸入缓冲液槽然后加电压。这是一种有效方法但比较慢，需要大体积缓冲液且只能用一种缓冲液。半干转移，用浸透缓冲液的多层滤纸代替缓冲液槽。与湿转相比，这种方法更快速。

　　转移后的膜就称为一个印迹（blot），用于对蛋白质的进一步检测。印迹首先用蛋白溶液（如 BSA 或脱脂奶粉溶液）处理以封闭膜上剩余的疏水结合位点，而后用所要研究的蛋白质的抗体（一抗）处理，印迹中只有待研究的蛋白质可与一抗特异结合形成抗原-抗体复合物，而其他的蛋白质不能与一抗结合，这样清洗除去未结合的一抗后，印迹中只有待研究的蛋白质的位置上结合着一抗。处理过的印迹进一步用适当标记的二抗处理，二抗是指一抗的抗体，如一抗是从鼠中获得的，则二抗就是抗鼠 IgG 的抗体。处理后，带有标记的二抗与一抗结合形成抗体复合物可以指示一抗的位置，即是待研究的蛋白质的位置。目前有结合各种标记物的抗体特定 IgG 的抗体（二抗）可以直接购买，最常用的一种是酶连的二抗，印迹用酶联二抗处理后，再用适当的底物溶液处理，当酶催化底物生成有颜色的产物时，就会产生可见的区带，指示所要研究的蛋白质位置。在酶联抗体中使用的酶通常是碱性磷酸酶（AP）或辣根过氧化物酶（HRP）。碱性磷酸酶可以将无色的底物 5-溴-4-氯吲哚磷酸盐（BCIP）转化为蓝色的产物；而辣根过氧化物酶可以 H_2O_2 为底物，将 3-氨基-9-乙基咔唑氧化成褐色产物或将 4-氯萘酚氧化成蓝色产物。另一种检测辣根过氧化物酶的方法是用增强化学发光法，辣根过氧化物酶在 H_2O_2 存在下，氧化化学发光物质鲁米诺并发光，通过将印迹放在照相底片上感光就可以检测出辣根过氧化物酶，即目标蛋白质的存在了。

【实验材料】

　　1. SDS-PAGE 试剂：30%丙烯酰胺（称取丙烯酰胺29 g、甲叉双丙烯酰胺1 g，加 ddH_2O 溶解至 100 ml）、1.5 mol/L Tris·Cl pH 8.8（Tris 碱 18.165 g，溶于 90 ml ddH_2O 中，用 1 mol/L HCl 调 pH 至 8.8，补加 ddH_2O 至 100 ml）、0.5 mol/L Tris·Cl pH 6.8（Tris 碱 6.055 g，溶于 90 ml ddH_2O 中，用 1 mol/L HCl 调 pH 至 6.8，补加 ddH_2O 至 100 ml）、10%十二烷基硫酸钠（SDS）、10%过硫酸铵、2×SDS-PAGE 上样缓冲液（含 0.1 mol/L Tris·Cl pH 6.8 1 ml，SDS 0.4 g，50%甘油 4 ml，0.5%溴酚蓝 2 ml，加 ddH_2O 至 9 ml，使用时加入 5%的 β-巯基乙醇）、5×Tris-甘氨酸电泳缓冲液（Tris 碱 7.55 g，甘氨酸 47 g，SDS 2.5 g，加 ddH_2O 至 500 ml）、TEMED。

　　2. 蛋白酶抑制剂。

　　3. 转移缓冲液（Tris 碱 5.8 g、甘氨酸 2.9 g、SDS 0.37 g，并加入 200 ml 甲醇，加水至总量为 1 L）。

　　4. TTBS（1.0 mol/L Tris·Cl 100 ml、NaCl 9 g、Tween-20 0.5 ml，加水定容至 1000 ml）。

　　5. 封闭液：脱脂奶粉 5 g，加入 TTBS 至 100 ml。

6. 0.01 mol/L PBS（pH 7.4）。

7. 辣根过氧化物酶标记的 IgG 抗体。

8. 硝酸纤维素膜（NC 膜）。

9. ECL 化学发光液。

10. SDS-PAGE 垂直平板电泳仪、半干蛋白转印系统、pH 计、凝胶成像系统。

【实验方法和步骤】

1. SDS 聚丙烯酰胺凝胶的灌制。

（1）根据厂家说明书安装玻璃板。

（2）配制分离胶溶液，在两玻璃板的间隙中灌注丙烯酰胺溶液，注意留出灌注积层胶所需的空间，并在丙烯酰胺溶液上覆盖一层 0.1%SDS（当丙烯酰胺浓度≤8%时）或异丁醇（当丙烯酰胺浓度≥10%时），室温放置。

（3）分离胶完全聚合后（30 min），倾倒覆盖层液体，用去离子水洗涤凝胶顶部数次以去除未聚合丙烯酰胺。尽可能排出凝胶上的液体，再用纸巾的边缘吸净残留液体。

（4）制备积层胶，并进行灌注，在积层胶溶液中插入 Teflon 梳子，室温放置。

2. 去培养液后用 PBS 冲洗细胞 2～3 遍。

3. 用细胞刮刮取病毒感染细胞，离心去上清。

4. 加适量蛋白酶抑制剂混匀后，加入等体积 2 倍蛋白上样缓冲液振荡混匀，100℃加热 10 min 后，10 000 r/min 离心 5 min 取 15 μl 上样。

5. 经 SDS-聚丙烯酰胺凝胶电泳使各抗原组分得到分离。

6. 停止电泳后，小心取出凝胶，剪裁与切下凝胶大小相同的 3MM 滤纸和 NC 膜。将 NC 膜用去离子水浸泡 5 min 以上以驱除留于滤膜上的气泡，随后浸入转移液中；将凝胶和滤纸也放入转印缓冲液中浸泡平衡。按照由下至上依次为滤纸→NC 膜→凝胶→滤纸的顺序放至半干转印仪，避免产生气泡，以恒压方式进行转印。

7. 转印结束后，凝胶用考马斯亮蓝 R-250 染色，观察转移效率，NC 膜用含 5%脱脂奶粉的 TTBS 于 4℃封闭过夜。

8. 次日将特异性抗体稀释于含有 0.5%脱脂奶粉的 TTBS 中，加入至 NC 膜上，完全覆盖，4℃孵育过夜，使特异抗体可与膜上相应抗原结合。

9. 用 TTBS 洗膜 3 次，每次 10 min，再将辣根过氧化物酶偶联的二抗稀释于含有 0.5%脱脂奶粉的 TTBS 中，加入至 NC 膜上，完全覆盖，室温 1 h。

10. 用 TTBS 洗膜 3 次，每次 10 min，加入 ECL 化学发光液后熄灯至可见淡绿色荧光条带（5 min 左右）后滤纸贴角吸干，置于保鲜膜内固定于片盒中，迅速盖上胶片，关闭胶盒，根据所见荧光强度曝光。取出胶片立即完全浸入显影液中 1～2 min，清水漂洗一下后放在定影液中至底片完全定影，清水冲净晾干。

11. 凝胶成像系统照相分析结果。

【实验结果观察】

根据已知分子质量的标准参照物，判断分离到的蛋白条带为相关病毒抗原，可确定为相关病毒感染。

【注意事项】

1. 要设计对照实验，对照分为：阳性对照、阴性对照、空白对照。

2. 一抗和二抗的浓度一般要选择最适当的比例。

3. 凝胶的质量直接影响以后的实验结果，要特别注意几点：凝胶要均一没有气泡；积层胶与分离胶界面要水平；过硫酸铵和 TEMED 的量不能过多，太多会导致胶易脆裂，过硫酸铵一定要新鲜（2 周之内使用）；拔梳子时要快，尽量保证加样孔平整。

4. 如果是生物素标记的二抗就不宜用牛奶，因为牛奶中含有生物素，用 BSA 效果更好。

5. 洗膜要注意尽可能地将一抗或二抗洗净，有利于降低背景。

（陈　炜）

第十六章　病毒抗体的检测

实验五十一　血凝实验与血凝抑制实验

【实验目的】

掌握血凝实验与血凝抑制实验的基本原理、常用方法及其在实际工作中的用途。

【实验原理】

有血凝素（HA）的病毒，如正黏病毒、副黏病毒、痘病毒和虫媒病毒等，能凝集人或动物红细胞，称为血凝现象，利用这种特性设计的实验称血凝实验，以此来推测被检材料中有无病毒存在，是非特异性的。

血凝现象能被相应抗体抑制，称为血凝抑制实验。血凝抑制实验是特异性的，可用于测定患者血清中的相应抗体的效价，亦可用标准血清鉴定新分离的病毒或检测抗原变异等。

【实验材料】

1. 96 孔"U"形或"V"形微量反应板，定量移液器，200μl 一次性枪头，微型振荡器等。

2. 生理盐水，0.5% 鸡红细胞悬液。

3. 流感病毒液（尿囊液或冻干疫苗液），抗流感病毒免疫血清，流感患者待检血清。

【实验方法和步骤】

（一）病毒血凝实验

1. 在 96 孔微量反应板上进行，自左至右各孔加 50μl 生理盐水。

2. 于左侧第 1 孔加 50μl 病毒液（尿囊液或冻干疫苗液），混合均匀后，吸 50μl 至第 2 孔，依次倍比稀释至第 11 孔，吸弃 50μl；第 12 孔为红细胞对照。

3. 自右至左依次向各孔加入 0.5% 鸡红细胞悬液 50μl，在振荡器上振荡，室温下静置后观察结果（表 51-1）。

表 51-1　病毒血凝实验的操作方法　　　　　（单位：μl）

孔号	1	2	3	4	5	6	7	8	9	10	11	12
病毒稀释度	1:2	1:4	1:8	1:16	1:32	1:64	1:128	1:256	1:512	1:1024	1:2048	对照
生理盐水	50	50	50	50	50	50	50	50	50	50	50	50
病毒液	50	50	50	50	50	50	50	50	50	50	50	50弃去
0.5%红细胞	50	50	50	50	50	50	50	50	50	50	50	50

摇匀，室温中静置 60 min

结果观察

（二）血凝抑制实验

1. 根据 HA 实验结果，确定病毒的血凝价，配制出 4 个血凝单位的病毒液。

2. 在 96 孔微量反应板上进行，自第 1 孔至第 11 孔各加 50μl 生理盐水。

3. 第 1 孔加被检血清 50μl，吹吸混合均匀，吸 50μl 至第 2 孔，依次倍比稀释至第 10 孔，吸弃 50μl，稀释度分别为：1∶2、1∶4、1∶8 ……；第 11 孔不加，第 12 孔加阳性血清 50μl，作为血清对照。

4. 自第 1 孔至第 11 孔各加入 4 个血凝单位的流感病毒液 50μl，其中第 11 孔未加血清，作为病毒对照，振荡混合均匀，置室温中作用 10min 。

5. 自第 1 孔至第 12 孔各加 0.5% 鸡红细胞悬液 50μl，振荡混合均匀，室温下静置后观察结果（表 51-2）。

表 51-2　病毒血凝抑制实验的操作方法　　　　（单位：μl）

孔 号	1	2	3	4	5	6	7	8	9	10	11	12
血清稀释度	1∶2	1∶4	1∶8	1∶16	1∶32	1∶64	1∶128	1∶256	1∶512	1∶1024	病毒对照	血清对照
生理盐水	50	50	50	50	50	50	50	50	50	50	50	
被检鸡血清	50									50 弃去		50
4 单位病毒	50	50	50	50	50	50	50	50	50	50	50	50
				摇匀，室温中静置 10 min								
0.5%红细胞	50	50	50	50	50	50	50	50	50	50		50
				摇匀，室温中静置 60 min								
结果观察											++++	−

【实验结果观察】

（一）病毒血凝实验

结果判定：从静置后 10 min 开始观察结果，待对照孔红细胞已沉淀即可进行结果记录。红细胞全部凝集，沉于孔底，平铺呈网状，有时有皱缩，为 100% 凝集（++++），红细胞呈片状凝集，面积稍小于（++++）记为（+++）；红细胞呈片状凝集，但有少量聚集于孔底中央（++）；红细胞大部分沉于孔底中央，周围有散在凝集颗粒（+）；不凝集者（−）红细胞沉于孔底呈点状。

凝集效价：以（++）凝集发生时的病毒最大稀释度记为该病毒血凝价，即一个凝集单位。

（二）血凝抑制实验

结果判定：待病毒对照孔（第 11 孔）出现红细胞 100%凝集（++++），而血清对照孔（第 12 孔）为完全不凝集（−）时，即可进行结果观察。

以 100%抑制凝集（完全不凝集）的被检血清最大稀释度为该血清的血凝抑制效价，即 HI 效价。凡被已知流感病毒阳性血清抑制血凝者，证明该病毒为流感病毒。

【注意事项】

观察结果时，应轻拿慢摇。

【附录】

0.5%鸡红细胞制备方法

1. 先用灭菌注射器吸取 Alsever 氏液（Biosera 公司）置灭菌离心管内，其量为所需血量的 1/5，从鸡翅静脉或心脏采血至所需的血量，迅速混匀，4℃保存不超过 1 个月。

2. 使用前，吸取红细胞悬液至离心管中，加灭菌生理盐水，以 2000 r/min 离心 10 min，弃上清液，再加生理盐水悬浮血细胞，同上法离心沉淀，如此将红细胞洗涤三次，最后根据所需用量，用灭菌生理盐水配成 0.5% 鸡红细胞悬液。

（张俊磊）

实验五十二　补体结合实验

【实验目的】

掌握补体结合实验的基本原理和常用方法。

【实验原理】

抗原-抗体复合物可以结合补体，这是补体结合实验的依据。绵羊红细胞和其相应抗体（溶血素）的复合物结合补体后出现溶血现象，被作为补体结合实验中判断待测系统中有无抗原抗体反应的复合物系统。如待测系统产生抗原-抗体复合物，则可结合一定量补体，此时加入溶血系统则不出现溶血，视为补体结合实验阳性；如待测系统中只有抗原或抗体，不能结合补体，加入溶血系统则与游离补体结合而发生溶血，为补体结合实验阴性。补体结合实验可用已知抗原来检测相应抗体，或用已知抗体来检测相应抗原，是高敏度检出方法之一。抗原-抗体反应不能用沉淀反应或凝集反应观察时也可以利用此法。病毒感染后，补体结合抗体出现早，此方法可了解病毒性传染病近期流行情况。

补体结合实验的改良方法较多，以小量法（0.6 ml）和微量法（塑板法）应用广泛，本实验主要介绍小量法。

【实验材料】

1. 实验器材及耗材：Eppendorf 管，小试管架，定量移液器，一次性枪头等。

2. 试剂。

（1）病毒抗原：已知滴度的乙脑病毒鼠脑抗原。

（2）对照：正常鼠脑悬液，与病毒抗原稀释度相同。

（3）待测血清：患者早期和恢复期血清。

（4）补体：浓度为 2 U/0.2 ml（预先滴定，方法见附录）。

（5）溶血素：浓度为 2 U/0.1 ml。

（6）1%绵羊红细胞，预先致敏。

（7）PBS 溶液。

【实验方法和步骤】

以小量法测定抗体的补体结合实验为例。按表 52-1 逐步加入各种试剂。

表 52-1　测定抗体的补体结合实验操作程序

反应物/ml	待检血清管		抗原对照管		血清对照	补体对照管			红细胞对照管
	对照	测定	正常	病毒		2 U	1 U	0.5 U	
不同稀释度待检血清（早期/恢复期）	0.1	0.1	—	—	0.1	—	—	—	—
病毒抗原	—	0.1	—	0.1	—	—	—	—	—
正常鼠脑悬液	0.1	—	0.1	—	0.1	—	—	—	—
PBS 溶液			0.1	0.1		0.2	0.2	0.2	0.4
2U 补体	0.2	0.2	0.2	0.2	0.2	0.2	—	—	—
1U 补体	—	—	—	—	—	—	0.2	—	—
0.5U 补体	—	—	—	—	—	—	—	0.2	—
致敏红细胞	0.2	0.2	0.2	0.2	0.2	0.2	0.2	0.2	0.2
观察结果	溶血		溶血	溶血	溶血	全溶	半溶	不溶	不溶血

【实验结果观察】

温育后先观察各类对照管，应与预期的结果吻合。血清（抗体）或抗原对照管、待检血清对照管都应完全溶血。绵羊红细胞对照管不应出现自发性溶血。补体对照管应呈现：2 U 为全溶，1 U 为全溶略带有少许红细胞，0.5 U 应不溶。如 0.5 U 补体对照出现全溶，表明补体用量过多；如 2 U 对照管不出现溶血，说明补体用量不够，对结果都有影响，应重复进行实验。补体结合实验结果，受检血清不溶血为阳性，溶血为阴性。

【附录】

补体滴定

补体滴定按表 52-2 逐步加入各试剂，温育后观察最少量补体能产生完全溶血者，确定为 1 个实用单位，正式实验中使用 2 个实用单位。如表 52-1 中的结果为 1：60 的补体 0.12 ml 可产生完全溶血，按比例公式 0.12×2：60=0.2：X 计算，X=50，即实际应用中的 2 个补体实用单位应为 1：50 稀释的补体 0.2 ml。

表 52-2 补体的滴定

管号	1：60 补体/ml	缓冲液/ml	稀释抗原/ml	致敏 SRBC/ml	结果
1	0.04	0.26	0.1	0.2	不溶血
2	0.06	0.24	0.1	0.2	不溶血
3	0.08	0.22	0.1	放置 37℃水浴 30 min	0.2 放置 37℃水浴 30 min	微溶血
4	0.10	0.20	0.1		0.2	微溶血
5	0.12	0.18	0.1	0.2	全溶血
6	0.14	0.16	0.1	0.2	全溶血

（张俊磊）

实验五十三　酶联免疫吸附实验

【实验目的】

掌握酶联免疫吸附实验（ELISA）的基本原理、常用的 ELISA 方法及其在实际工作中的用途。

【实验原理】

酶联免疫吸附实验（ELISA）的基本原理是酶分子与抗体或抗抗体分子共价结合，此种结合不会改变抗体的免疫学特性，也不影响酶的生物学活性。此种酶标记抗体可与吸附在固相载体上的抗原或抗体发生特异性结合。滴加底物溶液后，底物可在酶作用下使其所含的供氢体由无色的还原型变成有色的氧化型，出现颜色反应。因此，可通过底物的颜色反应来判定有无相应的免疫反应，颜色反应的深浅与标本中相应抗体或抗原的量呈正比。此种显色反应可通过 ELISA 检测仪进行定量测定，这样就将酶化学反应的敏感性和抗原抗体反应的特异性结合起来。ELISA 方法具有敏感性高、特异性强、操作简便、结果易观察、便于大规模检测等特点，加之计算机化程度极高的 ELISA 检测仪的使用，使该方法更为简便实用和标准化，从而成为最广泛应用的检测方法之一。

ELISA 的检测方法有多种，可分别用于抗原和抗体的检测（表 53-1）。本实验主要介绍检测抗体的 IgM 捕获法和间接法。

表 53-1　常用 ELISA 方法

方法	酶标记物	检测种类
间接法	酶标记抗 IgG 或抗球蛋白抗体	检测抗体
捕获法	酶标记抗 IgM 抗体	检测 IgM 抗体
间接夹心法	酶标记抗 IgG 或抗球蛋白抗体	检测抗体
夹心法	酶标记抗原特异性抗体	检测抗原
竞争法	酶标记抗原	检测抗原

一、捕获法检测特异性 IgM 抗体

该方法是先在聚苯乙烯微板孔中包被抗人 IgM 抗体，然后相继加入被检血清、已知病毒特异性抗原和酶标记的抗病毒抗原的抗体。该法的特异性强，敏感性高；许多病毒感染后患者血清中 IgM 类抗体出现早，且持续时间较短，因此该法多用于早期诊断。

下面以检测抗流行性乙型脑炎病毒（乙脑病毒）特异性 IgM 抗体为例介绍该方法。

【实验材料】

1. 实验器材及耗材：聚苯乙烯微板，定量移液器，一次性枪头等。
2. 试剂。
（1）被检乙脑患者血清。
（2）抗乙脑病毒 IgM 抗体阳性对照血清及阴性对照血清。
（3）马抗人 IgM。
（4）乙脑病毒感染鼠脑悬液上清（特异性抗原，简称特抗）。

（5）鼠脑悬液上清（正常抗原，简称正抗）。

（6）辣根过氧化物酶（HRP）标记抗乙脑病毒 mAb。

（7）邻苯二胺（OPD，底物）。

（8）包被液、稀释液和洗涤液（鼎国公司）。

【实验方法和步骤】

1. 包被：用包被液将马抗人 IgM 稀释成 10 μg/μl，加入微板孔内，每孔 100 μl；将微板置湿盒中，4℃过夜。

2. 洗涤：甩干板中液体，加入洗涤液，室温静置 3 min，甩干，再加入洗涤液；如此反复 3 次。

3. 加被检患者血清：用稀释液将患者血清稀释成 1∶100，加入微板孔内，每份血清加入 2 孔（A 排 1 孔，B 排 1 孔），每孔 100 μl；将微板置湿盒中，37℃水浴 1 h。

4. 洗涤同上。

5. 加特抗和正抗：用稀释液将特抗和正抗稀释成 1∶5～1∶10，在板内 A 排孔内加入特抗，B 排孔内加入正抗，每孔 100 μl；将微板置湿盒中，37℃水浴 1 h。

6. 洗涤同上。

7. 加酶标结合物：用稀释液将 HRP 标记的抗乙脑病毒 mAb 稀释至工作浓度，加入各孔，每孔 100 μl；将微板置湿盒中，37℃水浴 1 h。

8. 洗涤同上。

9. 加底物：每孔加 OPD 底物 100 μl；将微板置湿盒中，37℃水浴 20 min。

10. 终止反应：每孔加入终止液（2 mol/L H_2SO_4）50 μl。

11. 对照设置：实验时每块微板均要同时设立阳性血清对照、阴性血清对照和调零孔。调零孔第 1 步仅加包被液，第 3、5、7 步仅加相应的稀释液，最后与各检测孔同步加入底物和终止液。

【实验结果观察】

1. 肉眼判定：被检血清加特抗孔的颜色呈棕黄色，与相应正抗孔颜色有明显差别，即可判为阳性。

2. ELISA 测定仪判定：先以调零孔校正零点；然后测定 492 nm 下各孔的光密度（OD）值。被检血清加特抗孔的 OD 值（P）与加正抗孔的 OD 值（N）之比≥2.1，即可判为阳性。

3. 若进行效价测定，则将被检血清从 1∶100 开始做系列 10 倍稀释，以检测阳性的最高稀释度为该份血清的效价。

二、ELISA 间接法检测 IgG 抗体

该方法是先在聚苯乙烯微板孔中包被病毒特异性抗原，然后相继加入被检血清和酶标记的抗 IgG 抗体。该法可用于辅助临床诊断和流行病学调查。

下面以检测抗单纯疱疹病毒 1 型（HSV-1）特异性 IgG 抗体为例介绍该方法。

【实验材料】

1. 实验器材及耗材：聚苯乙烯微板、定量移液器、一次性枪头等。

2. 试剂。

（1）被检患者血清。

（2）抗 HSV-1 IgG 阳性对照血清和阴性对照血清。

（3）HSV-1 抗原。

（4）HRP 标记羊抗人 IgG 抗体。

（5）邻苯二胺（OPD，底物）。

（6）包被液、稀释液和洗涤液（鼎国公司）。

【实验方法和步骤】

1. 包被：用包被液将 HSV-1 抗原稀释后，加入微板孔内，每孔 100 μl；将微板置湿盒中，4℃过夜。

2. 洗涤：甩干板中液体，加入洗涤液，室温静置 3 min，甩干，再加入洗涤液；如此反复 3 次。

3. 加被检患者血清：用稀释液将患者血清稀释成 1∶100，加入微板孔内，每份血清加入 2 孔，每孔 100 μl；将微板置湿盒中，37℃水浴 1 h。

4. 洗涤同上。

5. 加酶标抗体：用稀释液将 HRP 标记羊抗人 IgG 稀释至工作浓度，加入各孔，每孔 100 μl；将微板置湿盒中，37℃水浴 1 h。

6. 洗涤同上。

7. 加底物：每孔加 OPD 底物 100 μl；将微板置湿盒中，37℃水浴 20 min。

8. 终止反应：每孔加入终止液（2 mol/L H_2SO_4）50 μl。

9. 对照设置：实验时每块微板均要同时设立阳性血清对照、阴性血清对照和调零孔。调零孔第 1 步仅加包被液，第 3、5 步仅加相应的稀释液，最后与各检测孔同步加入底物和终止液。

【实验结果观察】

1. 肉眼判定：阴性孔应无色，阳性孔呈黄色或浅黄色。

2. ELISA 测定仪判定：先以调零孔校正零点；然后测定 492 nm 下各孔的光密度（OD）值。阴性对照孔的 OD 值（N）应<0.1，阳性对照孔的 OD 值（P）与 N 之比应≥2.1；被检孔血清孔的 OD 值（P）与 N 之比应≥2.1，即可判为阳性。

3. 若进行效价测定，则将被检血清从 1∶100 开始做系列 10 倍稀释，以检测阳性的最高稀释度为该份血清的效价。

（张俊磊）

实验五十四　病毒中和实验

【实验目的】

掌握病毒中和实验的原理、基本的病毒中和实验的方法。

【实验原理】

特异性的抗体与病毒作用，能够抑制病毒对敏感细胞的吸附、穿入，从而使其失去感染力。中和实验即是利用这一原理建立起来的鉴定病毒和测定中和抗体的经典实验。根据实验目的，病毒中和实验有两种方法：固定免疫血清用量（稀释病毒法）和固定病毒用量（稀释血清法）。后者可以用于测定中和抗体的效价，应用比较广泛，常用方法是蚀斑减少中和实验和微量细胞中和实验。

蚀斑减少中和实验是检测血清中和抗体的一种敏感性较高的方法，主要针对裂解细胞的病毒，如单纯疱疹病毒、乙型脑炎病毒、登革病毒等，这些病毒可以在体外培养的细胞上形成蚀斑。实验以使蚀斑数减少50%的血清稀释度作为其中的效价。实验使用定量的病毒（100pfu）与不同稀释度的等量血清混合后，接种预先准备好的单层细胞，再覆盖上营养琼脂（或 1%甲基纤维素），置 37℃二氧化碳培养箱培养，数天后分别统计蚀斑数，用 Karber 法计算该血清的蚀斑中和效价。

微量细胞中和实验，是将敏感细胞接种在 96 孔板内，用定量的病毒（100 pfu）与不同稀释度的等量血清混合后，接种预先准备好的细胞孔内。置 37℃二氧化碳培养箱培养数天。实验以使产生细胞病变的细胞孔数减少50%的血清稀释度作为其中的效价。

一、蚀斑减少中和实验

【实验材料】

1. 24 孔板，定量移液器，200 μl 一次性枪头，微型振荡器等。

2. 1%甲基纤维素等，详见实验四十七"病毒的空（蚀）斑形成实验"。

3. 登革病毒液、抗登革病毒免疫血清、登革病患者待检血清。

【实验方法和步骤】

1. 待检血清 10 倍递增稀释。

2. 将病毒液与待检血清的混合，37℃，孵育 1 h。

3. 后续实验方法与实验四十七相似，用病毒与待检血清的混合物代替空（蚀）斑形成实验中的待检病毒。

【实验结果观察】

计数蚀斑数，与对照相比较，以使蚀斑数减少50%的血清稀释度作为其效价。

二、微量细胞培养中和实验

【实验材料】

1. 96 孔板，定量移液器，1.5 ml EP 管，200 μl 一次性枪头，微型振荡器等。

2. Vero 细胞及常规培养试剂。

3. 单纯疱疹病毒 1 型（HSV-1）病毒液（滴度已知），抗病毒免疫血清，患者待检血清。

【实验方法和步骤】

1. 96 孔板中接种 Vero 细胞，长成细胞单层后进行中和实验。

2. 将病毒液稀释成 100 pfu/50 μl，作为工作抗原。

3. 待检血清用 MEM 液进行 10 倍递增稀释：取 6 个 EP 管各加 450 μl MEM 液，第 1 管中加入待检血清 50 μl，混匀后取 50 μl 加入到第 2 管中，依此方法，稀释至第 6 孔。

4. 取将不同稀释度的待检血清和工作抗原各 200 μl，在 EP 管中充分混合，室温中和 1 h。

5. 每个样品接种 4 孔细胞，100 μl /孔。37℃培养，72 h 后，用倒置显微镜检查致细胞病变效应。

6. 对照设置：每次实验设标准阳、阴性血清对照，病毒对照，细胞对照。

（1）标准阳、阴性血清各接种 4 孔细胞，每孔 50 μl，各孔加入工作抗原 50 μl。

（2）病毒对照；工作抗原滴加培养板内 4 孔、每孔 50 μl，补加细胞生长液 50 μl。

（3）细胞对照：正常 Vero 细胞，100 μl 细胞生长液。

【实验结果观察】

接种细胞后于 72 h 判定结果。当病毒抗原对照，阴性血清加抗原对照均出现细胞病变，阳性血清加抗原对照无细胞病变，细胞对照正常，即可判定结果。其判定标准是：以使产生细胞病变的细胞孔数减少 50% 的血清稀释度作为其中的效价。

（张俊磊）

第十七章　病毒核酸的检测

实验五十五　聚合酶链反应定性检测病毒核酸

【实验目的】

1. 掌握 PCR 技术的原理。

2. 熟悉 PCR 扩增检测乙肝病毒的操作过程。

【实验原理】

聚合酶链反应（polymerase chain reaction，PCR）是一种用于放大扩增特定的 DNA 片段的分子生物学技术，目前在生命科学和医学实践中得到广泛应用。

PCR 技术的基本原理类似于 DNA 的复制过程，其特异性依赖于与靶序列两端互补的寡核苷酸引物。PCR 由"变性—退火—延伸"三个基本反应步骤构成。①模板 DNA 的变性：模板 DNA 经加热至 93℃左右一定时间后，使模板 DNA 双链或经 PCR 扩增形成的双链 DNA 解离，使之成为单链，为下轮反应作准备。②复性：模板 DNA 与引物退火：模板 DNA 经加热变性成单链后，开始逐渐降低温度至一个最佳复性温度，如 55℃左右，这时引物与模板 DNA 单链的互补序列配对结合。③引物的延伸：引物与目的 DNA 模板结合后，升温至 72℃，此时 DNA 聚合酶（如 *Taq* DNA 聚合酶）开始工作，以 dNTP 为反应原料、靶序列为模板，按碱基互补配对与半保留复制原理，从引物的 3′端开始合成一条新的、与模板 DNA 链互补的半保留复制链。通过重复循环"变性—退火—延伸"三个步骤就可获得更多的"半保留复制链"，而且这种新链又可成为下次循环的模板。根据扩增目的片段的引物长度和 DNA 聚合酶的复制效率来设计延伸时间。每完成一个循环需 2~4 min，2~3 h 就能将目的基因扩增放大几百万倍。

PCR 技术由于其特异性较高、操作较方便，目前大量的病原体都可以用 PCR 技术进行快速检测，如 HBV、HCV、麻疹病毒等。PCR 由于其具有引物特异性，在检查病原体时会比 ELISA 等方法更为精确、敏感。此外，很多病原体感染后常常具有窗口期，如 HIV，因此检测病原抗体抗原的方法常常会滞后。所以，欧美等国都会对血液中的 HIV/HBV 进行 PCR 筛查，如美国 FDA 认证可用于血液筛检的试剂（Roche COBAS Ampli Screen HBV/HCV/HIV 和 HIV 1/HCV 检测系统）已经被广泛用于欧美多国血液的筛检，有效降低了输血导致的感染。可见 PCR 是病原体检测的重要手段之一。本节以 PCR 定性检测 HBV 为例，介绍 PCR 在定性检测病毒核酸中的应用。

【实验材料】

1. 乙型肝炎病毒核酸定量检测试剂盒。

2. 乙肝患者血清。

【实验方法和步骤】

1. 病毒 DNA 的提取：取 100 μl 待检血清样本（冻存血清使用前在室温融解，振荡混匀 10 s）加入 100 μl 核酸提取液 A，振荡混匀 10 s，12 000 r/min 离心 10 min，弃上清；加入 50 μl 核酸提取液 B 与内参的混合液至沉淀中（使用前一定要充分混匀，将颗粒和液体一起加入沉淀中，其中颗粒量应在 15% 以内），振荡混匀 10 s，100℃保温 10 min，12 000 r/min 离心 2 min。样品处理上清液即可用于 PCR 检测。样品应在 1 h 内使用，或在 –20～–80℃最长保存 1 个月。

2. PCR 按以下比例配置 PCR 体系，每管 50 μl 体系。

试剂	体积
PCR 缓冲液	15 μl
HBV 引物探针	10 μl
Taq 酶	5 μl
MgCl$_2$	13 μl
样品	7 μl
总体积	50 μl

PCR 程序

温度	时间
1. 94℃	5 min
2. 94℃	10 s
3. 60℃	45 s （步骤 2 和步骤 3 循环 30 次）

3. 琼脂糖凝胶电泳：仪器程序运行完成后，进行琼脂糖凝胶电泳观察结果。

（1）制备 1% 浓度的琼脂糖凝胶，放入电泳槽，电泳缓冲液没过凝胶约 1 mm。

（2）将 PCR 产物和 0.2 倍体积的 6×载样缓冲液混合。用移液器将样本加入加样孔中，同时在样本的另一侧加入分子质量标准品（DNA marker），

（3）关上电泳槽盖，给予 1～5 V/cm 的电压。待溴酚蓝和二甲苯氰迁移到适当距离后，停止电泳，关闭电源。

（4）将凝胶放入含有溴化乙锭（0.5 μg/ml）的水中浸染 30 min。将凝胶放入凝胶成像仪进行观察。

【实验结果观察】

如果电泳后可以观察到一条约 300 bp 的条带，则证实血清样本中存在 HBV DNA，结果为阳性；如果没有检测到条带，则可能血清中没有 HBV DNA，或者 HBV 的滴度低于此法的检测下限。

【注意事项】

1. 核酸提取一定要在样本采集后 48 h 内尽快进行，否则 DNA 会发生明显降解。不能尽快进行的，血清标本 2～8℃可放置 72 h，–70℃可长期保存。标本不宜反复冻融。

2. 实验中所用器具均应经过灭菌处理。

3. 加样时应使样本完全落入反应液中，不应有样本黏附于管壁上，加样后应尽快盖紧管盖。

4. 样本处理等步骤须在生物安全柜或其他防护设施中进行。

5. 溴化乙锭（EB）是一种致癌物，接触含有 EB 的物品时都要使用一次性手套，避免交叉污染。

（乐　率）

实验五十六　荧光定量 PCR 检测病毒核酸

【实验目的】

1. 掌握荧光定量 PCR 技术的原理。
2. 熟悉荧光定量 PCR 检测乙肝病毒的操作过程。

【实验原理】

荧光定量 PCR（quantitative PCR，qPCR）是一种在 DNA 扩增反应中，以荧光化学物质测定每次聚合酶链反应（PCR）循环后产物总量的方法，是通过内参或者外参法对待测样品中的特定 DNA 序列进行定量分析的方法。目前常用的荧光定量 PCR 系统有以下两类。

1. SYBRGreen I 法：在 PCR 反应体系中，加入过量 SYBR 荧光染料。SYBR 荧光染料只能与双链 DNA 结合，不能与单链 DNA 结合。因此，随着 PCR 扩增的进行，会形成越来越多的双链 DNA。SYBR 荧光染料特异性地掺入 DNA 双链后，发射荧光信号，而不掺入链中的 SYBR 染料分子不会发射任何荧光信号，从而保证荧光信号的增加与 PCR 产物的增加完全同步。

2. TaqMan 探针法：TaqMan 探针是一种寡核苷酸探针，荧光基团连接在探针的 5' 端，而淬灭剂则在 3' 端。探针完整时，报告基团发射的荧光信号被淬灭基团吸收；而 PCR 扩增时，*Taq* 酶的 5'→3' 外切酶活性将探针酶切降解，使报告荧光基团和淬灭荧光基团分离，因此 qPCR 仪的荧光监测系统可接收到荧光信号，即每扩增一条 DNA 链，就有一个荧光分子形成，实现了荧光信号的累积与 PCR 产物形成完全同步。

两种方法的数据分析类似：随着循环次数的增加，被扩增的目的基因片段都呈指数规律增长，通过实时检测与之对应的随扩增而变化荧光信号强度，求得 Ct 值。Ct 值（cycle threshold，循环阈值）的含义为：每个反应管内的荧光信号到达设定阈值时所经历的循环数。利用数个已知模板浓度的标准品作对照，即可通过比较 Ct 值得出待测标本目的基因的拷贝数，这是绝对定量法。如果要比较同一样本中两个基因的表达差异，可以选用一个表达稳定的内参基因作为对照，通过比较 Ct 值差异计算两个基因的拷贝数差异，这是相对定量法。

通过 qPCR 对病原体进行定量是临床中的重要应用之一。通过 qPCR 精确判断病原体（如 HIV、HBV）的数量，从而采取针对性的治疗；或者可以通过病原体定量来判断治疗的疗效，如 HBV 治疗时需要根据 HBV 滴度是否下降来判断抗病毒治疗是否有效。本节以 HBV 为例，介绍基于 TaqMan 探针的实时荧光 PCR 技术在 HBV DNA 定量中的应用和操作。

乙型肝炎病毒 HBV 是一种常见的病原体，具有传染性较强、传播途径复杂、流行面广、发病率高等特点，可导致急性慢性肝炎、肝硬化、肝功能衰竭等疾病。目前临床上常用的 HBV 检测方法是酶免疫法，主要检测 HBV 的抗原、抗体。但是对乙肝患者进行治疗前，一定要根据 HBV 定量的结果来制订方案。因此，HBV 定量检测是治疗的重要依据之一，也是观察治疗效果的重要指标。

【实验材料】

1. 乙型肝炎病毒核酸定量检测试剂盒。

2. 乙肝患者血清。

【实验方法和步骤】

1. 病毒 DNA 的提取：取 100 μl 待检血清样本（冻存血清使用前在室温融解，振荡混匀 10 s）分别加入 100 μl 核酸提取液 A，振荡混匀 10 s，12 000 r/min 离心 10 min，弃上清；分别加入 50 μl 核酸提取液 B 与内参的混合液至沉淀中（使用前一定要充分混匀，将颗粒和液体一起加入沉淀中，其中颗粒量应在 15% 以内），振荡混匀 10 s，100℃保温 10 min，12 000 r/min 离心 2 min。样品处理上清液即可用于 PCR 检测。样品应在 1 h 内使用，或在 –20～–80℃最长保存 1 个月。

2. PCR：本实验所用的试剂盒是基 TaqMan 探针的实时荧光 PCR 技术。在 PCR 反应过程中，利用 *Taq* 酶的 5'→3'聚合酶活性和外切核酸酶活性，使得 TaqMan 探针降解，荧光报告基团和淬灭基因的分离使得荧光信号发射，通过检测实时荧光强度，计算 Ct 值。根据标准品的 Ct 值计算出样本中的 HBV DNA 的绝对定量浓度。

3. 按以下比例配置 PCR 体系，每管 50 μl 体系。

试剂	体积
PCR 缓冲液	15 μl
HBV 引物探针	10 μl
Taq 酶	5 μl
$MgCl_2$	13 μl
样品	7 μl
总体积	50 μl

4. PCR 程序　可采用以下荧光定量 qPCR 仪进行本实验（ABI7300/7500/Mx3000P/SLAN 双通道仪器）。反应程序：反应管先在 50℃反应 2 min，然后 94℃保温 5 min，再按 94℃、10s→60℃、45 s 循环 40 次。每次在 60℃采集 FAM、JOE 荧光通道的信号。

5. 质量控制　试剂盒中提供定量校准品 5 个（HBV DNA 浓度分别为 $7.5×10^3$～$7.5×10^7$ IU/ml）、阴性对照、阳性血清对照和弱阳性血清对照各一个。如试剂质量完好，并操作正确，阳性血清对照、弱阳性血清对照、定量校准品应表现为阳性结果，阴性对照应表现为阴性结果，阳性血清对照定量值为 $(5.0±2.5)×10^5$ IU/ml，弱阳性血清定量值为 $(5.0±2.5)×10^3$ IU/ml。如超过范围，则实验无效，应检查仪器、试剂、扩增条件等方面的误差。在每次检测中都应设置阴阳性对照品。

【实验结果观察】

仪器程序运行完成后，按软件要求进行结果保存，输入 HBV 定量校准品的量值，选择自动分析模式，软件将自动给出标准曲线并计算各样本的 HBV DNA 含量 Q（IU/ml）。根据内参 Ct 值和 FAM Ct 值先判断结果是否可靠，如下表所示。试剂盒检测结果阳性提示体内 HBV 处于复制状态，其定量值越高，说明病毒含量越多，复制越活跃。但是这仅仅是辅助诊断，还需要进一步结合其他临床指标进行诊治。

FAM Ct 值	内参 Ct 值	结果判断
Ct<38	Ct<36	阳性
38≤Ct<40	Ct<36	检测灰区，建议重复检测 2 次，如检测结果至少 1 次仍为 FAM 通道 Ct<40，判断为阳性
Ct≥40	Ct<36	阴性
Ct≥40	Ct≥36	存在 PCR 抑制物，或操作不当。应对样本重新提取，扩增复检，或者重新采集样本扩增复检

【注意事项】

1. 核酸提取一定要在样本采集后 48 h 时内尽快进行，否则 DNA 会发生明显降解。不能尽快进行的，应将样本置于–80℃冰箱保存，DNA 置于–20℃保存。

2. 实验中所用器具均应经过灭菌处理。

3. 使用本品时，应遵循临床基因扩增实验室的技术要求进行操作。

4. 加样时应使样本完全落入反应液中，不应有样本黏附于管壁上，加样后应尽快盖紧管盖。

5. 样本处理等步骤须在生物安全柜或其他防护设施中进行。

6. 实验过程应分区进行（试剂准备区、样本制备区、扩增和产物分析区），实验操作的每个阶段使用专用的仪器和设备，各区各阶段用品不得交叉使用；各区间人员流动及空气流向应有严格要求，最大限度避免交叉污染。

7. 实验用消耗品（如离心管、吸头等）应有合理的清洁和质检程序，避免污染或扩增反应抑制物造成假阴性结果。

（乐　率）

实验五十七　原位杂交法检测病毒核酸

【实验目的】

1. 了解原位杂交技术的原理。
2. 掌握原位杂交检测 EB 病毒的方法。

【实验原理】

原位杂交技术（*in situ* hybridization，ISH）是分子生物学、组织化学及细胞学相结合而产生的一门新兴技术，始于 20 世纪 60 年代。1969 年美国耶鲁大学的 Gall 等（1969）首先用爪蟾核糖体基因探针与其卵母细胞杂交，将该基因进行定位，与此同时 Buongiorno-Nardelli 和 Amaldi 等相继利用同位素标记核酸探针进行了细胞或组织的基因定位，从而创造了原位杂交技术。自此以后，由于分子生物学技术的迅猛发展，特别是 20 世纪 70 年代末到 80 年代初，分子克隆、质粒和噬菌体 DNA 的构建成功，为原位杂交技术的发展奠定了深厚的技术基础。

原位杂交技术的基本原理是利用核酸分子单链之间有互补的碱基序列，将有放射性或非放射性的外源核酸（即探针）与组织、细胞或染色体上待测 DNA 或 RNA 互补配对，结合成专一的核酸杂交分子，经一定的检测手段将待测核酸在组织、细胞或染色体上的位置显示出来。为显示特定的核酸序列，必须具备三个重要条件：组织、细胞或染色体的固定，具有能与特定片段互补的核苷酸序列（即探针），有与探针结合的标记物。

探针的种类按所带标记物可分为同位素标记探针和非同位素标记探针两大类。目前，大多数放射性标记法是通过酶促反应将标记的基因掺入 DNA 中，常用的同位素标记物有 ^3H、^{35}S、^{125}I 和 ^{32}P。同位素标记物虽然有灵敏度高、背底较为清晰等优点，但是由于放射性同位素对人和环境均会造成伤害，近来有被非同位素取代的趋势。非同位素标记物中目前最常用的有生物素、地高辛和荧光素三种。

由于原位杂交方法具有定位准确、重复性好、特异性强、敏感性高、快速等优点，因此原位杂交方法在病毒性疾病的诊断中也得到广泛应用，如在宫颈切片中检测 HPV、在肝脏切片中检测 HBV 等。本节以 EB（Epstein-Barr）病毒为例，介绍原位杂交技术在 EB（Epstein-Barr）病毒检测中的应用。

Epstein-Barr 病毒为疱疹病毒科嗜淋巴细胞病毒属的成员，为 95% 以上的成人所携带。它是传染性单核细胞增多症的病原体，还与鼻咽癌、儿童淋巴瘤的发生有密切关系，被列为可能致癌的人类肿瘤病毒之一。实验室检查可发现淋巴细胞增多、转氨酶升高、血小板减少等。常用的诊断方法有：血清抗原抗体反应，Southern Blot，聚合酶链反应（PCR），免疫组织化学（IHC），原位杂交（ISH）技术。由于前三种是非定位性的，因此主要用在病毒的普查、筛选及分型上，后两种方法具有定位作用，能够确定病毒与组织和细胞的关系。在确定 EB 病毒与疾病的关系时，利用 EBV 编码的 mRNA 作为靶点的 EBER 原位杂交以其定位准、灵敏度高和组织形态学密切相关等特点而成为病理诊断的金标准。

【实验材料】

1. 福建泰普生物科技公司原位杂交检测试剂盒。

2. 霍奇金淋巴瘤患者的淋巴结。

【实验方法和步骤】

1. 切片处理：将 4 μm 厚度的组织黏附在 APES 处理的载玻片上，60～70℃烘烤 60 min 以上。

2. 脱蜡及水化

溶液	次数×时间（min）
二甲苯	3×10
100%乙醇	2×3
95%乙醇	1×3
75%乙醇	1×3

3. 蛋白酶 K 消化：甩干切片，将周围组织液体用滤纸吸干，每张切片滴加适量 1× 蛋白酶 K（约 50 μl），孵育 5 min。蒸馏水洗涤一次（1 min），小心擦干组织周围液体。

4. 杂交和检测：滴加杂交液（20 μl EBER 探针），放于水湿盒中，55℃恒温箱孵育 60～90 min，转至 37℃孵育，过夜；48℃（PBS 预温）浸泡洗涤切片。

5. 信号放大与显色：滴加一抗，37℃水湿盒中孵育 30 min，PBS 洗 3 次，每次 2 min，加二抗，室温孵育 20 min，PBS 洗 3 次，每次 2 min，加 HRP，室温 10 min，PBS 洗 3 次，每次 2 min，DAB 显色，苏木精复染，盐酸乙醇分化，氨水返蓝，梯度乙醇脱水，中性树胶封固。

【实验结果观察】

EBV 感染阳性结果判断标准：仅细胞核着色。胞浆和包膜着色不能视为阳性（图 57-1）。

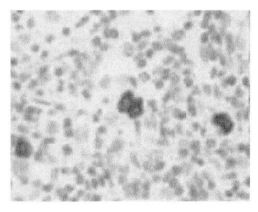

图 57-1 霍奇金淋巴瘤细胞核阳性（DAB 显色）（彩图请扫封底二维码）

【注意事项】

1. 组织取材：组织取材应尽可能新鲜。由于组织 RNA 降解较快，所以新鲜组织和培养细胞最好在 30 min 内固定。

2. 杂交缓冲液孵育：杂交前用不含探针的杂交缓冲液在杂交温度下孵育 2 h，以阻断玻片和标本中可能与探针产生非特异性结合的位点，达到减低背景的目的。

3. 防止污染：由于在手指皮肤及实验室用玻璃器皿上均可能含有 RNA 酶，为防止其污染影响实验结果，在整个杂交前处理过程中都需要戴消毒手套，实验所用玻璃器皿及镊子都应于实验前一日置高温烘烤（180℃）以达到消除 RNA 酶的目的。杂交前及杂交时所用的溶液均需经高压消毒处理。

（乐　率）

第三篇

真菌学实验

实验五十八　真菌的培养及形态观察

【实验目的】

1. 学习真菌培养基的制备方法。

2. 掌握真菌培养及形态观察的方法。

【实验原理】

真菌是自然界非常大的一个生物类群，至少有十万种之多。真菌属于真核生物，不含有叶绿素，但有细胞壁。真菌的细胞壁含有几丁质和葡聚糖，能进行有性生殖和无性繁殖。能引起人类疾病的真菌有 300 多种。

近年来，随着免疫力低下人群的不断增长，真菌的临床感染率大大增加。一方面，真菌在自然界广泛存在，免疫力低下人群被新的真菌类型感染的可能性大大增加；另一方面，随着国际交往的加速，出国旅游、商务往来的增多，新发真菌感染的概率也越来越大。此外，全球气候变化也使得许多新的真菌类型能感染人或动物。

自科赫法则阐明以来，病原菌的纯培养是确定致病微生物的重要环节。对于新发真菌感染，要完整地确定病原体就要用到真菌培养。对于皮肤癣菌，许多患者经常自我诊治，用药的不规范使得耐药真菌的出现频率不断增加。此外，深部真菌病中耐药率也有显著增长，为测定菌株的耐药水平，也需要进行真菌的培养。

与细菌的培养类似，真菌的培养也需要合适的培养基和适宜的培养环境。一般来说，真菌对营养物质的要求不高。常用的培养基有沙保氏培养基、马铃薯葡萄糖培养基等。一些特殊真菌需要使用含特定物质的培养基。为抑制细菌和放线菌的生长，有时需在真菌培养基中添加抗生素。

由于真菌基因组的多样性、生活方式的多样性、代谢能力的多样性、基因表达调控及代谢产物的多样性，不同真菌的菌落在同样的培养基上经常表现出丰富的多样性。利用真菌菌落的多样性，结合显微镜下观察菌丝及无性孢子的形态，同时借助真菌有性生殖过程中的生殖器官及有性孢子的多样性，可以鉴别真菌。这就是传统的真菌形态学鉴定方法。真菌的形态学鉴定作为一种廉价的、对设备要求低的鉴定方法，在基层医疗单位仍然被广泛地使用。对于临床医学生来说，掌握及识别一些常见致病真菌的菌落特征及菌丝、孢子形态特征也是基本技能和基础能力培养的要求。

真菌的培养主要采用试管法和平板法。其中试管培养主要用于临床标本分离的初代培养。平板培养主要用于纯菌种的培养、菌落形态观察及特征鉴定等方面。

【实验材料】

1. 新生隐球菌、白假丝酵母菌、烟曲霉菌。

2. 沙保氏培养基斜面、平板、小瓶固体培养基。

【实验方法和步骤】

1. 真菌的平板培养法：真菌的平板培养法能够观察菌落的形态、颜色等特征，有助于真菌的鉴别。在培养基的中心（在培养基的背面画十字交叉线确定中心）接种菌株。酵母型及类酵母型菌的接种方法与细菌的接种方法一样，采用接种环蘸取菌液进行接种。丝状真菌的接种应该采用接种钩，用接种钩钩取部分菌丝体点种在培养基中心即可。

注意接种丝状真菌时，超净工作台不能吹风，防止真菌孢子四处飘散。为进一步防止空气中真菌孢子的污染，可以采用封口膜在平皿四周缠绕一圈，留下少许通气孔，正面放置，于25℃或37℃孵箱培养。

2. 真菌的斜面培养法：真菌的平板法培养，有时不可避免会被漂浮空气中的真菌孢子污染。因此，需要冷冻保存的真菌常采用斜面培养法。斜面培养基的管口一般采用棉塞，与胶塞相比能保证更好的通气量。

斜面培养法的接种方法与平板培养法基本相同，用接种环或接种钩取真菌至斜面培养基中心接种即可。

3. 真菌的玻片培养法：为全面观察真菌从孢子萌发到菌丝生长发育的各个阶段及不同细胞类型，一般采用真菌的载玻片培养法。用移液器取少量融化的固体培养基在中心均匀地涂开呈 1 cm² 琼脂涂层，在琼脂的边缘接种少量真菌培养物或离心后的孢子悬液，将载玻片放置在灭菌平板中，同时放置一吸水棉球，保持空气湿润。将平板放置在 25℃ 培养箱中进行培养，待真菌生长后将玻片置显微镜下观察。观察后可放回平板内继续培养，从而观察其生长的全过程。

4. 菌丝及孢子形态观察：取少量新生隐球菌或白假丝酵母菌培养物，或用接种钩钩取烟曲霉的菌丝和孢子，置载玻片上，一般采用目镜10倍、物镜10倍就可以观察到菌丝和孢子的形态特征。必要时可放大到物镜40倍或100倍，进一步观察菌丝是否有隔、孢子的形态。对于烟曲霉，还可以直接将平板培养的菌落或玻片培养的微菌落置显微镜下观察，观察烟曲霉典型的分生孢子头。

【实验结果观察】

酵母型菌落：新生隐球菌菌落属于此类型，菌落圆形，光滑，湿润，乳白色，有时呈黏液状。

类酵母型菌落：白假丝酵母菌属于此类型，菌落表面光滑，湿润，乳白色，有营养菌丝深入培养基中，对光观察能看到菌落周围呈分枝状。

丝状型菌落：烟曲霉属于此类型，白色菌落，菌落上方散落黑色点状物。

【注意事项】

由于丝状真菌的孢子非常容易在空气中扩散，空气中经常漂浮着许多曲霉属、青霉属的孢子，平板培养时容易被空气中的孢子污染。为减少污染，同时保证通气，可以在平板周围缠上一圈封口膜。

（胡启文）

实验五十九 真菌病临床标本的直接镜检与染色观察

【实验目的】

掌握真菌病临床标本的直接镜检方法和染色镜检方法。

【实验原理】

真菌的培养一般耗时耗力,采用形态学鉴定的方法对真菌进行鉴定一般需要专门的知识储备及专业训练。另外,当前抗真菌药物的种类非常少,即使培养鉴定得到真菌的种类,也对临床用药的指导作用较小。因此,真菌的镜检作为一种简单的方法,能确定真菌的感染,快速而且方便。

真菌镜检的一个重要理论基础是真菌一般比细菌大几倍到几十倍,在普通光学显微镜下一般不需要通过油镜就能观察得到。另外,真菌细胞一般比人体细胞要小,这样在大小上比较容易进行区分。对人体致病的真菌绝大多数属于丝状真菌,而丝状真菌的菌丝形态与人体细胞形态差异较大。此外,致病丝状真菌的菌丝以有隔菌丝居多,如果能够在菌丝中看到隔的存在,则能更好地确定真菌感染。

皮肤癣菌是引起皮肤浅部感染的常见真菌。皮肤癣菌分为毛癣菌属、表皮癣菌属、小孢子癣菌属三个属。皮肤癣菌属于丝状真菌,都能形成有隔菌丝,产生大、小分生孢子及厚膜孢子。皮肤癣菌具有嗜角质蛋白的特性,其侵犯部位主要在角化的表皮、毛发、指甲、趾甲等部位。日常生活中常见的脚气病就是足癣的代表性疾病。临床上治疗皮肤癣菌主要采用外用唑类药物或丙烯胺类药物,如达克宁、特比萘芬等药膏。由于皮肤癣菌所致疾病临床特征较为明显,且一般采用常规治疗用药,因此对其进行直接镜检是最简单、快速、实用的实验室诊断方法。若直接镜检能发现典型形态的菌丝和孢子,可诊断为皮肤癣菌感染。

常见的深部感染真菌包括白假丝酵母菌、新生隐球菌及烟曲霉等。白假丝酵母菌的假菌丝、烟曲霉的菌丝在显微镜下与人体细胞较易区分,必要时可以采用乳酸酚棉兰染色辅助观察。新生隐球菌与其他的酵母型菌相比,具有肥厚的荚膜,折光性强,一般染色法不被着色,难以发现。用墨汁负染镜检,可于黑色背景下见到圆形的透亮菌体,外包一层透明的荚膜。与有荚膜的细菌相比,新生隐球菌细胞大,一般在 4~12 μm,经墨汁负染后采用 10 倍目镜、10 倍或 20 倍的物镜就能清楚观察到新生隐球菌,无需用油镜观察。

【实验材料】

1. 样本:疑似癣症患者的病灶皮屑或甲屑,新生隐球菌液体培养物或脑脊液标本。
2. 试剂:10%的 KOH,印度墨汁。
3. 器材:小镊子、载玻片、盖玻片、酒精灯、显微镜。

【实验方法和步骤】

(一)皮肤癣真菌的直接镜检法

1. 将皮屑或甲屑标本放置在载玻片上,在标本上加一滴 10%的 KOH 溶液,然后覆盖上盖玻片。

2. 在酒精灯上方微微加热，即在火焰上方快速通过 2～3 次，不应使其沸腾，以免 KOH 结晶。

3. 用镊子轻压盖玻片，将标本压薄，用棉签或吸水纸吸去周围溢液，防止损坏镜头。

4. 先在低倍镜（10 倍物镜）下进行观察，寻找可疑菌丝或孢子所在部位，然后用高倍镜（40 倍物镜）观察菌丝是否分枝、是否有隔及孢子的形态等。

（二）新生隐球菌墨汁负染法

1. 取新生隐球菌菌液或脑脊液标本一滴于载玻片上，再取一滴印度墨汁置于标本旁边。

2. 取盖玻片一张，从菌液或脑脊液标本一侧压向印度墨汁的一边，使标本和墨汁在盖玻片下部分混合。

3. 在黑色背景适中的区域，先用低倍镜寻找菌体，再换用高倍镜观察菌体和荚膜。

【实验结果观察】

皮屑或甲屑标本中若看到典型形态的菌丝和孢子，可诊断为皮肤癣菌感染。

经墨汁负染后，新生隐球菌呈圆形或卵圆形的透明菌体，有时可见圆形的芽生孢子，外周有肥厚的透明荚膜。

【注意事项】

1. 观察菌丝和孢子时，注意与表皮细胞、纤维、气泡等区分。

2. 新生隐球菌负染时所加墨汁不能太多，且不能直接与菌液或脑脊液标本混合，否则背景太暗，影响结果观察。

（胡启文）

实验六十　真菌 DNA 快速提取及 18S rDNA 序列测定鉴定

【实验目的】

1. 学习并理解利用 18S rDNA 序列测定进行真菌鉴定的原理。
2. 学习并掌握真菌 DNA 快速提取方法。
3. 学习并掌握 18S rDNA 序列的 Blastn 分析从而鉴定菌种。

【实验原理】

近年来，深部真菌感染的发病率急剧上升。最常见的致病菌有白假丝酵母菌、烟曲霉及新生隐球菌。由于深部感染真菌的临床表现缺乏特异性，常规真菌的培养阳性率低、周期长，主要依赖形态学和生化实验的传统菌种鉴定需要很强的专业知识，而临床真菌检测的专业人员相对匮乏，因而快速而精确的深部真菌病诊断有广泛的需求。

以 PCR 方法为基础的分子生物学技术以其操作简单、重复性强、具有高度的敏感性和特异性等优点，使真菌的早期诊断成为可能。深部感染致病真菌种属的多样性使得属特异性引物的使用价值受限，而测序成本的快速下降使得序列的测定快速而廉价。因此，一个较好的策略是使用真菌核酸序列的通用引物，而该通用引物扩增得到的序列又具有种属特异性，必要时可以通过序列测定来确定真菌的菌属。

核糖体是合成蛋白质的机器，核糖体 RNA（ribosome RNA，rRNA）是核糖体的重要组成部分，构成蛋白质合成的催化中心。编码 rRNA 的基因 rDNA 在真菌基因组上是一种中度重复序列。真菌的 rDNA 序列由 18S rDNA、5.8S rDNA、28S rDNA 串联成一个基因簇。在 18S rDNA 与 5.8S rDNA 之间、5.8S rDNA 与 28S rDNA 之间存在两个转录间隔区（internal transcribed space，ITS）。由于 18S rDNA、5.8S rDNA、28S rDNA 构成的核糖体具有重要生物学功能，其序列在进化上高度保守，具有稳定的同源片段，进化速率慢，成为真菌鉴定中 "属" 以上分类单元系统演化的常用指标。而两个 ITS 区属于非编码的间隔区，进化速率快，适用于种的鉴定，尤其是近年来随着储存在 NCBI 数据库中的真菌序列不断增加，使得通过 Blastn 比对鉴定物种变得更加容易。这些优点使得 18S rDNA 序列成为使用较多并且能完美符合上述策略的一种核酸序列。本实验用到的引物就是利用上述原则进行设计并且已经经过反复使用验证其有效性的一对真菌鉴定通用引物。此外，现在的 DNA 测序方法可以直接使用 PCR 产物进行测序，因此省略了构建质粒克隆的步骤，可以加快鉴定的速率。

引物确定后，另外一个重要步骤就是基因组 DNA 的提取。当前，真菌 DNA 提取的方法有多种，关键有两点：真菌细胞壁的破壁及基因组 DNA 的提取纯化。细胞破壁的方法有溶壁酶法、液氮研磨法、超声波法和玻璃珠机械振荡法。纯化基因组 DNA 的试剂主要有十六烷基三甲基溴化铵（cetrimonium bromide，CTAB）、高盐沉淀、饱和酚等。以上方法各有优缺点，往往根据所提样品的特点及实验条件来选择。本实验采用的基因组 DNA 提取方法适用于医学致病真菌的提取，已经得到广泛使用。

【实验材料】

1. GPT 试剂：6 mol/L 的异硫氰酸胍溶解于 50 mmol/L Tris-HCl（pH 8），再与等体积的 Tris 饱和酚（pH 8.0）混合即成。

2. 1×TAE 缓冲液。

3. 1%的琼脂糖凝胶：1 g 琼脂糖、100 ml 1×TAE 缓冲液、5 μl GoldView 染料混合。

4. 引物序列：上游引物为 GTGAAATTGTTGAAAGGGAA，下游引物为 GACTCCTT GGTCCGTGTT。

【实验方法和步骤】

（一）基因组 DNA 的制备

1. 取 200 μl 脑脊液或支气管肺泡灌洗液于 EP 管中。

2. 加入 500 μl GPT 试剂，振荡混匀，将 EP 管置于沸水浴中 15 min。

3. 加入 250 μl 氯仿异戊醇（V/V=24∶1），振荡混匀。

4. 微量离心机中 14 000 r/min 离心 10 min，取 450 μl 上清至新的 EP 管中，加入 450 μl 异丙醇，−20℃沉淀 1 h。

5. 14 000 r/min 离心 15 min，移去上清。

6. 加入 500 μl 70%的冰乙醇洗涤，14 000 r/min 离心 5 min，移去上清。

7. 沉淀真空干燥，加入 30 μl 无菌去离子水溶解，取 1 μl 作为 PCR 的模板。

（二）PCR 反应体系及反应条件

2×PCR 预混液	25 μl
基因组 DNA	1 μl
通用引物上游引物	1 μl
通用引物下游引物	1 μl
蒸馏水	22 μl

PCR 反应条件：94℃预变性 5 min，94℃变性 30 s，55℃退火 30 s，72℃延伸 1 min，共 30 个循环。最后 72℃延伸 5 min，16℃冷却 5 min。

（三）PCR 产物的检测

1. 用 1×TAE 缓冲液制备 1%的琼脂糖凝胶，含有 GoldView 染料，置于装有 1×TAE 缓冲液的电泳槽内。

2. 取 3 μl PCR 产物（PCR 预混液中已经加入上样缓冲液），用微量移液器加入到加样孔中，另外在旁边加入 3 μl 的 DNA Marker。

3. 100 V 电泳 15 min。

4. 用凝胶成像系统观察结果并采集图像。

（四）PCR 产物的测序

将电泳剩余的 47 μl PCR 产物及通用引物上游引物寄送到测序公司进行测序。

（五）NCBI 网站的 Blastn 序列分析

1. 进入 NCBI 网站 Blast 页面：http://blast.ncbi.nlm.nih.gov/Blast.cgi。

2. 选择 nucleotide blast 页面，将测序结果所得 DNA 序列粘贴到 Enter Query Sequence 对话框中，选择默认设置，然后点击 Blast 按钮。

3. 系统比对后转到 Blast 结果页面，此时可以得到比对结果的排序，选择排序第一的序列，进而寻找该序列对应的物种信息，完成菌种的鉴定工作。

【实验结果观察】

1. 若 PCR 成功，则凝胶成像观察出现约 260 bp 大小的产物。

2. Blast 结果选择得分最高的序列，根据该序列提供的物种信息鉴定菌株。

【注意事项】

1. 基因组 DNA 提取过程中注意使用高质量的 EP 管，防止提取过程中管壁破损。

2. 基因组 DNA 提取过程中注意戴乳胶手套保护自己。

（胡启文）

第四篇

其他病原微生物实验

实验六十一　支原体的检验

支原体是目前已知的能在无生命培养基中生长繁殖的最小原核细胞型微生物，无细胞壁，呈高度多形态性，如不规则球状、长丝状等，可分枝，可以通过细菌滤器，寄生或腐生生活。支原体广泛分布于自然界，分类学上与人类疾病有关的是支原体属和脲原体属，主要致病性支原体包括肺炎支原体、人型支原体、生殖支原体、发酵支原体和解脲脲原体等。

肺炎支原体主要引起原发性非典型性肺炎，虽能体外培养，但营养要求高，初次培养在牛心脑浸液基础培养基中还需加入新鲜酵母浸液、10%～20%血清等，且在 5% CO_2 的微氧环境中生长最佳。肺炎支原体生长速率缓慢，1～6 h 繁殖一代，常需 7～10 天左右，甚至 1 个月才能看到明显菌落。解脲脲原体主要引起非淋球菌性尿道炎，培养时培养基中还需加入胆固醇等，24～48 h 可长出直径仅 15～60 μm 的"油煎蛋"状微小菌落。解脲脲原体在培养时能分解尿素产氨导致细菌死亡，故需及时移种。支原体革兰染色阴性，但不易着色，常用姬姆萨（Giemsa）染色。

一、肺炎支原体形态及菌落观察

【实验目的】

1. 掌握肺炎支原体的形态及菌落特点。

2. 熟悉肺炎支原体的染色性。

【实验原理】

肺炎支原体在固体培养基上生成的典型菌落呈"油煎蛋"样，核心较厚，向下长入培养基内，周边形成一层薄薄的透明颗粒区。肺炎支原体常用姬姆萨（Giemsa）染色。姬姆萨染液由天青、伊红组成。嗜酸性颗粒为碱性蛋白质，与酸性染料伊红结合，染粉红色；细胞核蛋白和淋巴细胞胞质为酸性，与碱性染料美蓝或天青结合，染紫蓝色；中性颗粒呈等电状态，与伊红和美蓝均可结合，染淡紫色。

【实验材料】

1. 肺炎支原体姬姆萨染色示教片。

2. 肺炎支原体标本。

3. 肺炎支原体固体培养基。

4. 普通光学显微镜。

【实验方法和步骤】

1. 形态观察：将肺炎支原体姬姆萨染色形态示教片按显微镜的使用方法置油镜下观察肺炎支原体形态结构。

2. 菌落观察。

（1）用无菌接种环挑取肺炎支原体标本在肺炎支原体固体培养基上密集划线，置 5% CO_2、37℃孵箱培养，注意保持湿度，避免干燥。

（2）一周后，逐日在低倍显微镜下观察菌落的生长状况。

【实验结果观察】

1. 形态观察：在油镜下观察，可见肺炎支原体个体微小，呈高度多形态性，主要为球形、短细丝状、哑铃状等，姬姆萨染色呈淡紫色或蓝色。

2. 菌落观察：在普通显微镜下放大 100 倍左右观察，可见菌落呈圆形，中央致密凸起、四周浅薄，形状似"油煎蛋"样（图 61-1）。

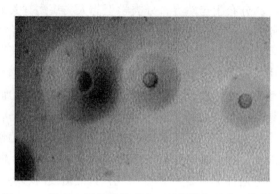

图 61-1 肺炎支原体菌落形态（彩图请扫封底二维码）

【注意事项】

1. 肺炎支原体高度多形态性，镜下需仔细观察不同形态。

2. 肺炎支原体繁殖速率缓慢，长出可见菌落至少需要 7～10 天以上，要求培养孵箱保持一定湿度，避免干燥。

二、肺炎支原体冷凝集实验

【实验目的】

1. 熟悉肺炎支原体冷凝集实验的原理。

2. 掌握肺炎支原体冷凝集实验的临床意义。

【实验原理】

肺炎支原体感染可改变红细胞表面的 I 型抗原，产生抗红细胞的冷凝集素，它是一种自身抗体，在寒冷情况下可直接与红细胞抗原起凝集反应。将患者的稀释血清与自身红细胞或 O 型 Rh 阴性红细胞在 4℃下进行冷凝集实验，有 33%～76% 的肺炎支原体感染患者为阳性（效价≥1∶64），效价越高或双份血清呈 4 倍以上增高，提示肺炎支原体近期感染。肺炎支原体冷凝集实验具有可逆性，若将已凝集的红细胞再放回 37℃孵育，凝集现象又可消失。

【实验材料】

1. 患者血清。

2. 患者自身红细胞（或人 O 型 Rh 阴性红细胞）。

3. 小试管，吸管，生理盐水。

【实验方法和步骤】

1. 抽取患者血液，分离血清，用 37℃生理盐水洗涤红细胞 3 次，制成 2% 红细胞生理盐水悬液。也可用正常人 O 型 Rh 阴性红细胞，配成 2% 红细胞悬液。

2. 取小试管 11 支在试管架上排成一排，将患者血清进行一系列倍比稀释，血清稀释度依次为 1：2，1：4，……，1：1024，各取 0.5 ml 依次加入标记试管中，最后 1 管不加患者血清而以生理盐水代替作阴性对照。

3. 往每支试管中分别加入 0.5 ml 2% 自身红细胞（或人 O 型 Rh 阴性红细胞），使总体积为 1 ml，摇匀，置 4℃孵育 2～4 h 或过夜，然后取出观察凝集现象。此时各管血清最终稀释度依次为 1：4，1：8，1：16，……，1：2048。

【实验结果观察】

冷凝集实验具有可逆性，4℃取出试管后应立即观察结果，并记录凝集效价。根据试管中红细胞的凝集效价及时作出判断，以（−）～（++++）报告结果。通常效价在 1：64 以上有辅助诊断意义，效价越高或双份血清呈 4 倍以上升高，则表明近期感染肺炎支原体的可能性大。

【注意事项】

1. 对照管内的红细胞轻摇后应完全分开，无凝集现象发生。

2. 正常人血清中含有少量冷凝集素，约有 1% 的人可达 1：32。

3. 某些疾病如传染性单核细胞增多症、重症贫血、疟疾、骨髓瘤、热带嗜酸细胞增多症、腮腺炎引起的睾丸炎、螺旋体病、雷诺病、锥虫病、肝硬化等，亦可呈阳性反应。个别凝集效价可达 1：32 甚至以上，故本实验阳性必须结合临床资料进行综合分析。

4. 冷凝集实验具有可逆性，若将阳性管置 37℃水浴 5～30 min，凝集反应可消失，红细胞散开，计为真正冷凝集，否则为其他凝集素所致，不算阳性结果。

三、肺炎支原体 IgM 抗体检测

【实验目的】

1. 掌握肺炎支原体 IgM 抗体金标检测试剂盒的操作方法。

2. 掌握肺炎支原体 IgM 抗体金标检测试剂盒的结果判定和临床意义。

【实验原理】

肺炎支原体 IgM 抗体检测试剂盒以胶体金标记抗人免疫球蛋白 M（IgM）单抗，以基因重组肺炎支原体特异性抗原 MPP1 包被硝酸纤维素检测膜，应用"间接法"免疫技术原理检测肺炎支原体感染患者血清中的肺炎支原体抗体。在检测过程中，若样品中存在肺炎支原体抗体 IgM，则肺炎支原体抗体与样品吸附垫中的胶体金-抗人免疫球蛋白 M（IgM）单抗形成复合物，在检测区形成一条红色线；若样品中不存在肺炎支原体抗体，则仅在对照区形成一条红色线。

【实验材料】

1. 患者血液。

2. 肺炎支原体 IgM 抗体金标检测试剂盒：①检测卡，1 块，加干燥剂单独密封包装；②样品稀释液，1 瓶，7 ml/瓶。

【实验方法和步骤】

1. 标本收集：患者血液作为检测标本，可直接使用；若收集临床分离新鲜血清做检测样本，分离新鲜血清样本要在 1 h 内完成检验，超过 1 h 需在 4℃保存，4℃保存时间不超过 48 h。

2. 检测方法：撕开铝膜袋取出测试板平放，在检测卡右端的加样孔中加 10 μl 血清，再加 100 μl 样品稀释液，平放，等待 3～5 min，然后观察检测卡中部检视窗的结果，20 min 内读结果。

【实验结果观察】

检测样品在反应 20 min 以内，若样本中存在肺炎支原体 IgM 抗体，则反应膜上出现一条红色的检测线和一条红色的对照线；若样本中不存在肺炎支原体 IgM 抗体，则反应膜只出现一条对照线。

阳性：在观察窗 T、C 处各出现一条红色线。

阴性：仅在观察窗 C 处出现一条红色线，T 区不出现显色线。

无效：在观察窗 T、C 处均无显色线出现，表明实验失败或失效。

【注意事项】

1. 试剂盒如在冰箱中储存，取出后应先将试剂盒温度回复至室温，再打开包装使用。

2. 使用前不能浸湿测试板或触摸反应膜。

3. 本检测卡适用于新鲜血液和血清标本，脂血、溶血、陈旧浓缩的血清均影响检测结果。

4. 由于受试剂盒检测灵敏度限制，如血清中抗体浓度过低，可能得出不正确的阴性结果。如出现阴性结果但症状仍然存在者，应采用其他诊断方法。

四、解脲脲原体脲酶实验

【实验目的】

掌握解脲脲原体脲酶的检测方法。

【实验原理】

解脲脲原体又称溶脲脲原体，镜下观察多呈球杆状，直径为 0.05～0.3 μm，没有坚硬的细胞壁，能在无生命的培养物基中繁殖，能产生尿素分解酶分解尿素并产生大量的氨，培养基的 pH 随之升高，酚红指示剂作用下转变为红色，即为阳性反应。

【实验材料】

1. 解脲脲原体培养物。

2. 含有尿素和酚红指示剂的解脲脲原体固体培养基。

【实验方法和步骤】

无菌接种环挑取解脲脲原体培养物少许，接种在含有尿素和酚红指示剂的解脲脲原体培养基中，37℃孵箱培养，每日取出观察其生长情况。

【实验结果观察】

每日观察生长情况，培养基由黄色转变为红色即为脲酶实验阳性。

【注意事项】

由于泌尿生殖道其他微生物（如变形杆菌、衣原体等）也含有脲酶，因此确切的诊断要结合临床及其他方法综合分析。

（朱军民）

实验六十二 衣原体的检验

衣原体是一类革兰染色阴性、严格细胞内寄生、生长繁殖具有独特发育周期、能通过细菌滤器的原核细胞型微生物，属于广义细菌范畴。衣原体广泛寄生于人类、鸟类及哺乳动物。根据衣原体的抗原结构、DNA 同源性的特点，衣原体分为两个属：衣原体属和嗜衣原体属。能引起人类疾病的主要有沙眼衣原体、肺炎嗜衣原体、鹦鹉热嗜衣原体等。

沙眼衣原体临床上主要引起沙眼、成人包涵体结膜炎、非淋病性尿道炎、性病性淋巴肉芽肿、新生儿结膜炎和肺炎等。它们均可在细胞培养中生长，现多采用 MyCoy 或 HeLa-229 细胞株。沙眼衣原体有独特的发育周期，原体较小，直径约 0.3 μm，中央有致密核质，姬姆萨染色呈紫红色；网状体较大，直径 0.5～1 μm，核质分散，姬姆萨染色为深蓝色或暗紫色。沙眼包涵体位于上皮细胞质内，姬姆萨染色呈深紫色。

肺炎嗜衣原体经飞沫或呼吸道分泌物传播，为非典型肺炎的主要病原体之一，与军团菌和支原体引起的肺炎在临床上很难鉴别。肺炎嗜衣原体原体较小，呈梨形，姬姆萨染色呈紫红色。

一、沙眼衣原体包涵体的形态观察

【实验目的】

掌握沙眼衣原体包涵体的形态。

【实验原理】

沙眼衣原体严格细胞内寄生，不能用人工培养基培养，可用鸡胚或 McCoy 细胞进行培养，在细胞内形成包涵体，经姬姆萨染色可观察包涵体形态。

【实验材料】

1. 沙眼衣原体感染鸡胚卵黄囊膜涂片。
2. 沙眼衣原体感染 McCoy 细胞培养物涂片。
3. 姬姆萨染液。
4. 普通光学显微镜。
5. 滴管，PBS 液，丙酮。

【实验方法和步骤】

1. 将涂片标本先用丙酮固定 30 min，然后 PBS 液冲洗，晾干。
2. 加入姬姆萨染液染色 30 min。
3. PBS 液洗涤，然后干燥。
4. 按显微镜的使用方法油镜下观察结果。

【实验结果观察】

油镜下在涂片细胞中可见到各种类型的沙眼衣原体包涵体，位于细胞质中，体积大小不等，有的散在，有的如帽状，有的如桑葚状（形态参见图 62-1），染成蓝色、深蓝色（始体）或紫红色（原体）。包涵体实为无数衣原体的集团。

散在型：呈圆形或卵圆形散布于胞质内，一个细胞内可有 1~3 个或更多。

帽型：紧贴于细胞核上似帽状。

桑葚型：呈长梭状或椭圆形，由原体或网状体聚集成桑葚状。

填塞型：主要由原体构成，填塞满细胞质，将细胞核挤压变形。

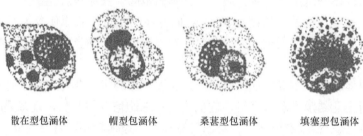

散在型包涵体　　　　帽型包涵体　　　　桑葚型包涵体　　　　填塞型包涵体

图 62-1　沙眼衣原体包涵体

【注意事项】

为观察多种类型沙眼衣原体包涵体，标本涂片可做多块备检。

二、免疫荧光法检测沙眼衣原体

【实验目的】

1. 掌握沙眼衣原体免疫荧光检测方法。

2. 熟悉沙眼衣原体免疫荧光检测方法的原理。

【实验原理】

沙眼衣原体主要外膜蛋白或脂多糖作为抗原可与相应的单克隆抗体相结合，若单克隆抗体上标有荧光素，则在荧光显微镜下可见到发绿色荧光的原体和始体，这是沙眼衣原体非培养法中应用最多的检测方法。此法操作容易，特异性好，敏感性高，特别是在检测子宫内膜和输卵管等部位的感染时较培养法敏感。此法还可以用于精液、直肠标本，以及因运输或保存等原因使衣原体失活的标本的检测。

【实验材料】

1. 沙眼衣原体感染鸡胚卵黄囊膜涂片。

2. 标有荧光素的沙眼衣原体单克隆抗体。

3. 丙酮、PBS 液、10%甘油、盖玻片、荧光显微镜等。

【实验方法和步骤】

1. 先将涂片用丙酮固定 30 min，然后 PBS 液冲洗，晾干。

2. 加入标有荧光素的衣原体单克隆抗体，37℃湿盒内染色 45 min。

3. PBS 洗涤，干燥。

4. 在涂片中央加 1 滴 10%甘油，盖上盖玻片（避免产生气泡），按显微镜的使用方法置荧光显微镜下观察结果。

【实验结果观察】

在荧光显微镜下见到发苹果绿荧光的原体和始体为阳性，其形态呈圆形或椭圆形，可散在，也可堆积在胞质中或胞核旁。阴性对照在细胞中无荧光出现。凡经单克隆荧光抗体染色的细胞涂片的上皮细胞胞质中，出现上述圆形或椭圆形的荧光，数目在 10 个以上，即可确认为衣原体感染。

【注意事项】

1. 在使用荧光检测沙眼衣原体时，最好同时设立阴性和阳性对照。

2. 如用沙眼衣原体分型抗体检测，可将沙眼衣原体鉴定到型别。

三、金标免疫斑点法检测沙眼衣原体抗体

【目的要求】

1. 掌握金标免疫斑点法检测沙眼衣原体抗体的方法。

2. 熟悉金标免疫斑点法检测沙眼衣原体抗体的原理。

【实验原理】

斑点反应板上的沙眼衣原体固相 CT 抗原（D-K 型混合抗原）特异性与血清中 CT 抗体结合形成复合物，胶体金标记的抗人 IgG 抗体再与复合物结合，形成肉眼可见的红色圆斑。

【实验材料】

1. 患者血清。

2. 金标免疫斑点法检测沙眼衣原体抗体试剂盒，试剂盒组成如下：

斑点反应板	40 块
试剂 A	1 瓶
试剂 B	1 瓶
标本吸管	40 支
阳性对照卡	1 张

【实验方法和步骤】

1. 自冰箱中取出试剂盒，平衡至室温。

2. 加 2 滴试剂 A 于反应板孔中，待液体充分渗入。

3. 用样品吸管加样品 0.15 ml（4 滴）于反应板孔中，待液体充分吸入。

4. 去除蓝色过滤盖。

5. 加 3 滴试剂 B 于反应板孔中，待液体充分吸入。

6. 加 1～2 滴试剂 A 于反应板孔中，待液体吸入后观察结果。

【实验结果观察】

如反应孔中仅出现红色对照线，无红色斑点时，判为沙眼衣原体抗体阴性；如反应孔中出现红色对照线及红色斑点时，判为沙眼衣原体抗体阳性；如反应孔中既无红色对照线又无红色斑点时，说明试剂失效，需更换试剂重新操作。

【注意事项】

1. 若患者为新近沙眼衣原体感染，患者机体还未能产生衣原体抗体或抗体滴度较低时，则血清检测结果可能为阴性。

2. 所有样品均应按传染源处理。

四、ELISA 法检测肺炎嗜衣原体

【目的要求】

1. 掌握 ELISA 法检测肺炎嗜衣原体的方法。

2. 熟悉 ELISA 法检测肺炎嗜衣原体的原理。

【实验原理】

肺炎嗜衣原体特异性抗体可包被于酶联板中，用于捕获标本中肺炎嗜衣原体抗原，再用标有辣根过氧化物的二抗检测，通过底物显色，来判断标本中是否有肺炎嗜衣原体抗原的存在。

【实验材料】

1. 包被肺炎嗜衣原体特异性抗体的酶联板。

2. 肺炎患者肺泡灌洗液。

3. 标有辣根过氧化物酶的肺炎嗜衣原体二抗。

4. 底物溶液、10%硫酸、酶标仪、加样枪等。

【实验方法和步骤】

1. 用标本稀释液将患者肺泡灌洗液作倍比稀释，依次为 1∶2，1∶4，……，1∶256。

2. 将稀释后标本依次加入已包被肺炎衣原体抗体的酶联板中，每孔 0.2 ml。

3. 在倒数第 2 孔加入 0.2 ml 纯化的肺炎嗜衣原体标准抗原作阳性对照，最后一孔加入 0.2 ml 标本稀释液作阴性对照。

4. 37℃培养箱孵育 1 h。

5. 取出酶联板，弃去液体，在吸水纸上拍干。

6. 后加入酶标二抗，0.2 ml/孔，37℃继续孵育 1 h。

7. 再取出酶联板，弃去液体，在吸水纸上拍干。

8. 加入底物溶液，暗处作用 20 min，加 1 滴 10%硫酸终止反应。

9. 在酶标仪上读取 OD_{490}。

【实验结果观察】

阳性孔呈现棕黄色，标本中如有肺炎嗜衣原体，则对应检测孔中也会呈棕黄色，一般将标本孔 OD_{490} 值/阴性对照 OD_{490} 值≥2.1 判为阳性。

【注意事项】

1. 实验结果阴性不能完全排除肺炎嗜衣原体感染，可能由于肺炎嗜衣原体量不足或标本采集不当之故。

2. 所有样品均应按传染源处理。

（朱军民）

实验六十三　钩端螺旋体的检验

螺旋体是一群细长柔软、弯曲呈螺旋状、有运动能力的原核细胞型微生物。基本结构与细菌类似，有细胞壁内含脂多糖和胞壁酸，有原始核质。螺旋体虽无鞭毛，但依靠位于细胞壁与细胞膜之间的轴丝结构使菌体能够自由运动。螺旋体广泛分布于自然界，人体口腔和动物体内均可有螺旋体寄生。螺旋体种类很多，多数为非致病菌，对人体致病的有钩端螺旋体、密螺旋体、疏螺旋体 3 个属。螺旋体除钩端螺旋体能人工培养外，其他致病性螺旋体多不易人工培养，所以临床上作螺旋体的微生物学检查时，多采取适当标本作直接镜检，或取患者血液作血清学实验。

钩端螺旋体分为问号状钩端螺旋体和双曲钩端螺旋体两个种，前者可引起人或动物的钩端螺旋体病，为全球分布的人兽共患病，我国绝大多数地区都有不同程度的流行；后者为腐生性微生物，一般无致病性。钩端螺旋体革兰染色阴性，但不易着色，常用 Fontana 镀银染色，菌体被染成棕褐色。

一、问号状钩端螺旋体的 Fontana 镀银染色

【实验目的】
1. 掌握问号状钩端螺旋体的镜下形态结构。
2. 了解 Fontana 镀银染色法的原理和操作方法。

【实验原理】
问号状钩端螺旋体革兰染色阴性，但着色较浅而不常用。常用的是姬姆萨（Giemsa）染色、Fontana 镀银染色和墨汁染色法。Fontana 镀银染色法是利用螺旋体具有亲银性，可被银溶液染色，从而可以在镜下观察。

【实验材料】
1. 问号状钩端螺旋体涂片 Fontana 镀银染色标本示教片
2. 普通光学显微镜

【实验方法和步骤】
按显微镜的使用方法，油镜下观察问号状钩端螺旋体涂片 Fontana 镀银染色标本示教片，注意观察菌体的大小、形状及螺旋的数目。

【实验结果观察】
问号状钩端螺旋体用 Fontana 镀银染色，油镜下背景呈淡黄褐色，菌体被染成棕褐色。菌体纤细，长 5～15 μm，宽 0.1～0.2 μm，其螺旋在螺旋体目中最为细密和规则，菌体一端或两端弯曲呈钩状，常呈 C 形、S 形。

【注意事项】
观察钩端螺旋体时，要注意观察螺旋体螺旋的形状和数目。

二、问号状钩端螺旋体的培养技术

【实验目的】
1. 熟悉问号状钩端螺旋体的培养特点。

2. 掌握问号状钩端螺旋体的菌落特征。

【实验原理】

问号状钩端螺旋体能在体外人工培养,但营养要求高,常用含 10%兔血清的柯索夫(Korthorf)培养基,需氧或微需氧培养,最适温度 28~30℃,最适 pH 为 7.2~7.5。问号状钩端螺旋体繁殖速率缓慢,在液体培养基中分裂一次需 6~8 h,1~2 周后可见呈半透明云雾状生长。在固体培养基中经 28℃培养 1~3 周,可形成透明、不规则、直径小于 2 mm 的扁平细小菌落。

【实验材料】

1. 钩端螺旋体患者血液或尿液标本。

2. 液体柯索夫培养基。

3. 固体柯索夫培养基。

【实验方法和步骤】

1. 钩端螺旋体的分离培养:参照细菌的分离培养与接种技术进行,用无菌接种环挑取钩端螺旋体患者血液或尿液标本接种于试管和平板中,置于 28℃培养箱内培养。

2. 1~3 周后,仔细观察钩端螺旋体液体和固体培养基的生长状况。

【实验结果观察】

在液体柯索夫培养基中培养 1~2 周后,可见到培养液微混,细菌呈半透明云雾状生长,轻摇试管,有絮状物泛起。在固体柯索夫培养基上培养 1~3 周后,可形成透明、不规则、直径小于 2 mm 的扁平细小菌落,可用放大镜帮助观察。为进一步证实,培养物可用暗视野显微镜检查或用显微镜凝集实验验证。

【注意事项】

1. 钩端螺旋体繁殖速率缓慢,其生长过程中需要注意不被杂菌污染,可在每毫升液体培养基中加入 5-氟尿嘧啶 200 μg。

2. 钩端螺旋体对理化因素的抵抗力较其他致病螺旋体强,在湿土或水中可存活数周或数月,故其分离培养过程需要防止对环境的污染。

3. 取临床标本患者发病 7~10 天内取血液,2 周后取尿液,有脑膜刺激症状者取脑脊液。

4. 接种血液标本时,为避免血液中抗体的抑制作用,强调小剂量接种,可接种多份。

5. 自第 3 天起,每天或数天检查一次培养箱,检查其生长情况,一般第 7~10 天为钩端螺旋体生长高峰期。

6. 分离培养时,若连续培养 40 天仍未发现生长,方可报告为阴性。

三、问号状钩端螺旋体的暗视野检查

【实验目的】

1. 熟悉暗视野显微镜结构和工作原理。

2. 掌握问号状钩端螺旋体暗视野显微镜下的形态及运动特点。

【实验原理】

普通显微镜光束是由反光镜通过普通集光器直接透过待检标本进入物镜的。暗视野显微镜是利用丁达尔（Tyndall）光学效应的原理，在普通光学显微镜的结构基础上改造而成的。它是以特制的暗视野集光器代替普通集光器，中央部分不透光，故光束被遮不能直接进入镜筒。但通过中央遮光部位背面的半圆球形反光镜及集光器四壁筒形反光镜面，使光线可从集光器四周斜射至载玻片上，在检查标本时，因标本中有微粒（微生物），光线通过时发生折射而发光，故可在暗视野中显出。暗视野显微镜能见到小至 4～200 nm 的微粒，但只能看到物体的存在、运动和表面特征，不能辨清物体的细微结构。

【实验材料】

1. 问号状钩端螺旋体 7～10 天的液体培养物。
2. 暗视野显微镜。
3. 载玻片（厚度 1.2 mm 以下）、盖玻片、吸管。

【实验方法和步骤】

1. 将待检的问号状钩端螺旋体液体培养物 1～2 滴滴于载玻片上，加以盖玻片，如需长时间观察，可用凡士林（或石蜡）将盖玻片周围封固，以防液体蒸发。
2. 于暗视野集光器中央加一滴香柏油，打开光源，调节螺旋下降集光器。
3. 将待检玻片标本置于载物台上，再将暗视野集光器徐徐上提，使香柏油与待检玻片的底面接触，避免气泡产生，否则应重新操作。
4. 先用低倍镜调节光源和焦点，再换用高倍镜检查。必要时亦可用油镜观察，但应于盖玻片上再滴加香柏油。
5. 检查完毕，先下降集光器，取下标本片，再用擦镜纸擦净集光器上的油渍。

【实验结果观察】

在黑暗的视野中，可以看到发亮的并且运动活泼的问号状钩端螺旋体，其菌体形态如 Fontana 镀银染色所见，一端或两端弯曲如钩，呈 C 形、S 形，运动活泼，呈现翻转、滚动等运动特征。

【注意事项】

1. 载玻片和盖玻片应清净无污，载玻片宜薄，不得超过 1.2 mm。
2. 观察完毕后及时将集光器上的镜油擦拭干净。
3. 钩体病早期患者的血、尿标本亦可用此法检查钩端螺旋体，但阳性率不高。

四、问号状钩端螺旋体显微镜凝集实验

【实验目的】

1. 熟悉钩端螺旋体显微镜凝集实验的原理和操作方法。
2. 掌握钩端螺旋体显微镜凝集实验的结果判定。

【实验原理】

钩端螺旋体显微镜凝集实验，也称钩端螺旋体凝集-溶解实验，简称钩体凝溶实验，是目前钩体病检查广泛使用的血清学实验方法之一，通常用于检查患者血清中的属特异性抗体，亦可用于鉴定所分离的钩端螺旋体菌株。

取活的问号状钩端螺旋体在暗视野显微镜下观察，可见运动活泼，此时加入患者血清，如有相应抗体存在，二者会发生结合，使得钩端螺旋体出现凝集现象，其形状如小

蜘蛛状（数根钩端螺旋体的一端勾连在一起，另一端呈放射状散开），抗体浓度越高时凝集现象越明显，直至游离的活钩端螺旋体完全消失。

【实验材料】

1. 待检钩体病患者血清。

2. 生理盐水。

3. 问号状钩端螺旋体菌液。

4. 带凹孔的微孔板（或无菌小试管）。

5. 暗视野显微镜。

6. 载玻片（厚度 1.2 mm 以下）、盖玻片。

【实验方法和步骤】

1. 用生理盐水将待检钩体病患者血清从 1∶50 起倍比稀释到 1∶1600，各取稀释血清 0.1 ml 依次加入到标记好的微孔板凹孔内，最后一孔不加血清而以 0.1 ml 生理盐水作为阴性对照。

2. 每孔内依次加入问号状钩端螺旋体菌液 0.1 ml，此时血清稀释浓度增加了一倍，摇匀后置 28～30℃ 孵箱内孵育 2 h。

3. 取出微孔板，自各孔中取一滴混合液分别滴于载玻片上做成压滴片，置暗视野显微镜，参照暗视野显微镜操作方法，高倍镜下观察结果。

【实验结果观察】

根据镜下所见的钩端螺旋体菌数多少，菌体完整程度及凝集团块形成情况分别表示如下（图 63-1）：

1. "++++"：几乎全部钩端螺旋体被凝集成蜘蛛状及折光率高的团块，或有大小不等的点状、块状残余，仅存极少运动不活泼的游离菌体。

2. "+++"：约 3/4 钩端螺旋体凝集，大部呈块状及蜘蛛状，还留有约 1/4 的游离菌体。

3. "++"：菌体游离与被凝集者约各占一半。菌体可凝集成较大的凝块，凝块周围仍可见活动的钩端螺旋体。

4. "+"：有 3/4 以上菌体仍活泼运动，菌数减少不明显，但可见到有少数小凝块形成蜘蛛状。

5. "±"：有疏松的小凝块，有 95% 以上菌体仍活泼运动。

6. "–"：全部菌体正常，运动活泼无凝块，与对照相同。

通常出现 "++" 的血清最高稀释度为该血清效价，临床上单份血清效价在 1∶400 以上有辅助诊断意义；双份血清抗体效价增长 4 倍以上者，诊断意义较大。

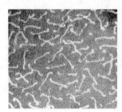 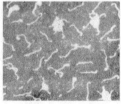 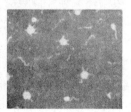

阴性反应　　　　　　　阳性反应 (++)　　　　　　阳性反应 (+++)

图 63-1　钩端螺旋体显微镜凝集实验（暗视野）

【注意事项】

1. 钩端螺旋体菌量不宜过高，否则影响观察，以菌量$(1\sim2)\times10^8$效果较好。

2. 钩端螺旋体显微镜凝集实验特异性较高，能区分群、型，但钩端螺旋体型群较多，各地流行株不止一种也不尽相同，因此常用非致病的双曲钩端螺旋体帕托克株作为广谱抗原测定抗体进行初筛，然后对阳性者再用当地流行菌株进一步确定群、型。

3. 凝集抗体出现较晚，消失也慢，不能达到早期诊断的目的，但作为流行病学调查，则是较好的手段之一，特点是型别多、工作量大。

（朱军民）

<h1 style="text-align:center">实验六十四　立克次体的检验</h1>

立克次体是一类革兰染色阴性，除少数外专性寄生于真核细胞内的原核细胞型微生物，其生物学性状类似于细菌。多形态性，一般呈球状或杆状，主要寄生于节肢动物，有的会通过蚤、虱、蜱、螨传入人体，引起斑疹伤寒、Q 热等多种人兽共患病。

一、立克次体的形态与染色

【实验目的】

1. 掌握立克次体的形态结构与染色性。

2. 熟悉姬姆萨及盖梅尼次染色方法。

【实验原理】

立克次体专性细胞内寄生，结构类似于细胞，但比细菌小。立克次体光镜下观察一般呈球杆状，也可因培养时间和条件的不同而呈多形态性，如长杆状或丝状。革兰染色阴性但不易着色，常用姬姆萨（Giemsa）染色法、马奇维罗（Macchiavlla）染色法及盖梅尼次（Gimenez）染色法等进行染色。

【实验材料】

1. 恙虫病立克次体小鼠腹腔液涂片（姬姆萨染色法）。

2. Q 热立克次体小鼠脾脏印片（盖梅尼次染色法）。

3. 姬姆萨染液。

4. 盖梅尼次染液：石炭酸复红液、0.8%孔雀绿染液。

5. 普通光学显微镜。

【实验方法和步骤】

1. 姬姆萨染色：涂片标本火焰固定后，滴加姬姆萨染液，室温下染色 30 min，然后水洗待干，按显微镜使用方法置油镜下观察结果。

2. 盖梅尼次染色：涂片标本火焰固定后，先加石炭酸复红液染色 3～5 min，水洗；再加 0.8%孔雀绿染液染 30～60 s，水洗待干，按显微镜使用方法置油镜下观察结果。

【实验结果观察】

1. 恙虫病立克次体经姬姆萨染色后油镜下可见完整或破碎细胞，细胞核呈紫红色或紫色，可见两端浓染，位于细胞质内，靠近细胞核旁堆积，也可见散在胞质内及胞质外者。多呈球杆状，长 0.3～0.5 μm，宽 0.12～0.4 μm。

2. Q 热立克次体经盖梅尼次染色法染色后，油镜下观察呈鲜红色，形态多呈短杆状或球杆状，较其他立克次体略小，约 0.25 μm×0.5 μm～0.25 μm×1.5 μm。可见聚集成堆，位于胞质内或散于胞质外，背景呈绿色。

【注意事项】

1. 镜下观察立克次体时应注意其在细胞内的位置，各类立克次体在细胞内分布位置不同，可作鉴别。普氏立克次体散在于胞质中，恙虫病立克次体多在细胞质靠近细胞核处成堆排列，而莫氏立克次体则在细胞质或细胞核内均可发现。

2. 无菌操作，注意生物安全。

二、外斐反应

【实验目的】

1. 掌握立克次体外斐反应的原理。

2. 掌握外斐反应的结果判断及临床意义。

【实验原理】

研究发现无鞭毛的变形杆菌 OX_{19}、OX_2、OX_k 菌株与立克次体有共同的耐热性多糖抗原，能与抗立克次体抗体发生交叉凝集反应。而变形杆菌比立克次体易于培养，外斐反应（Weil-Felix reaction）即是利用这些变形杆菌菌株取代立克次体做成已知的抗原，与患者的血清进行凝集实验，用以检查血清中有无相应抗体，以辅助诊断斑疹伤寒、恙虫病等立克次体疾病，故外斐反应为一种非特异性交叉凝集实验。

【实验材料】

1. 患者血清。

2. 已知抗原：OX_{19}、OX_2、OX_k 诊断菌液（每毫升含死菌 9 亿）。

3. 小试管、吸管、生理盐水。

【实验方法和步骤】

1. 取小试管排成 3 排，每排 10 支做好标记。

2. 将患者血清进行一系列倍比稀释，血清稀释度依次为 1∶10，1∶20，……，1∶2560，各取 0.5 ml 依次加入对应标记试管。各排最后 1 管不加患者血清而以生理盐水代替作为阴性对照。

3. 各排分别加入 0.5 ml 的 OX_{19}、OX_2、OX_k 诊断菌液（二者总量为 1 ml），振摇 30 s，置 37℃孵箱孵育过夜，次日观察结果。加入诊断菌液后，各排前 9 管的血清稀释度依次为 1∶20，1∶40，……，1∶5120。

【实验结果观察】

单份血清通常效价在 1∶160 以上才有辅助诊断意义，双份血清（病程早期及恢复期）效价有 4 倍以上增高时，方可作为新近感染立克次体的指标。判断结果见表 64-1。

表 64-1　外斐反应结果判定

疾病	OX_{19}	OX_2	OX_k
流行性斑疹伤寒	+++	+	+
鼠型斑疹伤寒	+++	+	+
恙虫病	−	−	+++
Q 热	−	−	−
斑点热	++	+++	−

【注意事项】

1. 观察凝集现象时，注意观察前不要晃动试管，与对照管相比较，判定凝集现象。

2. 由表 64-1 可见，外斐反应对于诊断斑疹伤寒、恙虫病和斑点热有一定参考意义，但也有不足之处，不能区分流行性斑疹伤寒和鼠型斑疹伤寒，同时由于抗原不是特异的，故诊断斑疹伤寒阳性率仅 80%左右，诊断恙虫病阳性率还低于 80%。

3. 有些患者因感染变形杆菌而外斐反应阳性，应注意排除。

4. 其他疾病如回归热、布鲁菌病、钩体病等患者亦可出现假反应阳性。

5. 无菌操作，注意生物安全。

（朱军民）

实验六十五　放线菌的检验

放线菌是一类呈分枝状生长的原核细胞型微生物，在分类学上与棒状杆菌属、分枝杆菌属等有着亲缘关系。革兰染色阳性，无芽胞，无运动性，非抗酸性，对青霉素、四环素、磺胺类等药物敏感，对抗真菌药物不敏感。

放线菌属细菌多为厌氧或微需氧菌，正常寄居于人和动物口腔、上呼吸道、胃肠道与泌尿生殖道等黏膜腔，胞壁不含分枝菌酸，致病性弱，易引起内源性感染，诱发以软组织慢性脓肿和多发性瘘管为特征的放线菌病，可排出硫磺样颗粒。对人致病的有衣氏放线菌、内氏放线菌、黏液放线菌、龋齿放线菌等，牛型放线菌可引起牛的放线菌病。

一、放线菌的"硫磺样颗粒"检查

【实验目的】

掌握放线菌的"硫磺样颗粒"检查方法。

【实验原理】

放线菌感染患者病灶组织和脓样物质中肉眼可见黄色的小颗粒，称为"硫磺样颗粒"，实质是放线菌在病灶中形成的菌落。将可疑硫磺样颗粒制成压片或取组织制成切片，革兰染色，镜下可看到放射状排列的菌丝，形似菊花状，核心部分由分枝的菌丝交织组成，周围部分长丝状排列成放射状。

【实验材料】

1. 放线菌标本主要采集自患者局部病灶、窦腔、瘘管的脓汁，痰液，组织渗出液，骨髓液或活检组织。

2. 革兰染色液。

3. 普通光学显微镜。

【实验方法和步骤】

1. 直接镜检：将放线菌标本置玻片上，用盖玻片轻轻压平后，低倍镜下观察。

2. 革兰染色，然后按显微镜的使用方法镜检。

3. 苏木精伊红染色，然后按显微镜的使用方法镜检。

【实验结果观察】

1. 直接镜检：在低倍镜下观察，衣氏放线菌可见典型的放射状排列的棒状或长丝状菌体，边缘有透明发亮的棒状菌鞘。

2. 革兰染色、镜检：衣氏放线菌颗粒的中心部菌丝体革兰染色阳性，分枝状菌丝排列不规则，四周放射状的肥大菌鞘可被染成革兰阴性。牛型放线菌革兰染色阳性，可见类白喉杆菌样短菌丝，顶端膨大，也可见较长的分枝状菌丝。

3. 苏木精伊红染色、镜检：衣氏放线菌可见中央部分为紫色，末端膨大部为红色。

【注意事项】

患者脓肿破溃后，"硫磺样颗粒"则不易发现，为提高检出率，可用灭菌注射器抽取未破溃脓肿的脓汁作检查。

二、放线菌的分离培养与生化鉴定

【实验目的】

1. 熟悉衣氏和牛氏放线菌的分离培养。

2. 熟悉衣氏和牛氏放线菌的生化鉴定。

【实验原理】

放线菌以裂殖方式繁殖，常形成分枝状无隔营养菌丝，但不产生气生菌丝。衣氏放线菌和牛型放线菌的形态相似，但牛型放线菌分枝及菌丝较少，两者也可通过一系列生化反应相鉴别。放线菌生长缓慢，培养比较困难，厌氧或微需氧，初次培养加 5% CO_2 能促进其生长。

【实验材料】

1. 衣氏和牛氏放线菌标本。

2. 血琼脂培养基。

3. 硫化醇酸钠肉汤培养基。

4. 牛心脑浸液琼脂培养基。

【实验方法和步骤】

（一）分离培养鉴定

A. 衣氏放线菌

1. 将衣氏放线菌标本（含硫磺样颗粒）无菌操作捣碎，接种于血琼脂平板中，在 37 ℃孵箱内加入 5% CO_2，孵育 24 h，观察其微菌落的特点。

2. 再继续培养 7～14 天，观察衣氏放线菌大菌落的特点。

3. 将衣氏放线菌标本接种硫化醇酸钠肉汤增菌培养，经 37℃培养 3～7 天后，观察培养基的特点。

B. 牛型放线菌

1. 将牛型放线菌脓汁标本接种牛心脑浸液琼脂培养基，置 5% CO_2 的厌氧环境中，37℃孵育 24 h 后，观察微菌落的特点。

2. 再继续培养 7～14 天，观察牛型放线菌大菌落的特点。

3. 将牛型放线菌脓汁标本接种硫化醇酸钠肉汤增菌培养，经 37℃ 3～7 天培养，观察其培养基的特点。

（二）生化反应检查

利用分离的纯培养物进行生化反应检查。

【实验结果观察】

（一）分离培养鉴定

A. 衣氏放线菌

1. 血琼脂平板培养 24 h 后的微菌落特点：直径<1 mm，不溶血，菌落由一片如蛛网样的菌丝组成，称为蛛网样菌落。

2. 血琼脂平板培养 7～14 天后的大菌落特点：形成白色、表面粗糙的大菌落，无气生菌丝。

3. 硫化醇酸钠肉汤增菌培养 3～7 天后，可见培养基底部形成白色或灰白色雪花样生长，肉汤清晰。

B. 牛型放线菌

1. 牛心脑浸液琼脂培养基孵育 24 h 后的微菌落特点：形成扁平、光滑、边缘整齐或呈颗粒状微小菌落，多不形成蛛网型微菌落。

2. 牛心脑浸液琼脂培养基孵育 7～14 天后的大菌落特点：菌落增大，边缘光滑，白色，不透明或表面呈颗粒状。

3. 硫化醇酸钠肉汤增菌培养 3～7 天后，呈混浊生长。

（二）生化反应检查

衣氏放线菌和牛型放线菌的生化反应结果见表 65-1。

表 65-1　衣氏放线菌和牛型放线菌的生化反应表

生化反应	衣氏放线菌	牛型放线菌
明胶液化	–/+	–
淀粉水解	–/±	++++
还原硝酸盐	80% +	–
胨化牛乳	–	+
葡萄糖	+	+
甘露醇	80% +	–
甘露糖	+	±/–
棉子糖	+	+/±
木糖	+	–
甲基红	±	–
过氧化氢酶	–	–

【注意事项】

放线菌生长缓慢，培养过程中后期每日均需观察生长状况。

（朱军民）

第五篇

基本分子微生物学技术

实验六十六　重组质粒构建

【实验目的】

1. 学习在实现 DNA 体外重组过程中，正确选择合适的限制性内切核酸酶对载体和目的 DNA 进行切割，产生利于连接的合适末端。

2. 学习设计构建重组 DNA 分子的基本方法，掌握载体和外源目的 DNA 酶切的操作。

3. 学习利用 T4 DNA 连接酶把酶切后的载体片段和外源目的 DNA 片段连接起来，构建体外 DNA 分子的技术，了解并掌握几种常用的连接方式。

4. 掌握 α 互补筛选法和 PCR 检测法筛选重组子的原理，并鉴定体外导入目的 DNA 片段的大小。

【实验原理】

外源 DNA 与载体分子的连接即为 DNA 重组技术，这样重新组合的 DNA 分子叫做重组子。重组的 DNA 在连接酶的作用下能够分别将经限制性内切核酸酶酶切的载体分子和外源 DNA 分子连接起来。将重组质粒导入感受态细胞中，将转化后的细胞在选择性培养基中培养，可以通过 α 互补筛选法筛选出重组子，并可通过酶切电泳及 PCR 检验的方法进行重组子的鉴定。

（一）目的 DNA 片段的酶切

酶切时首先要了解目的基因的酶切图谱，选用的限制性内切核酸酶在目的基因内部有专一的识别位点，否则当用一种或两种限制性内切核酸酶切割外源 DNA 时不能得到完整的目的基因。其次要选择具有相应酶切位点的质粒或载体 DNA 分子。

常用的酶切方法有双酶切法和单酶切法两种。单酶切法，即只用一种限制性内切核酸酶切割目的 DNA 片段，酶切后的片段两端将产生相同的黏性末端或平末端。单酶切法在构建重组子时，除了形成正常的重组子外，还可能出现目的 DNA 片段以相反方向插入载体分子中，或目的 DNA 串联后再插入载体分子中，甚至出现载体分子自连重新环化的现象。单酶切法简单易行但后期筛选工作复杂。各种限制性内切核酸酶都有最佳反应条件，最主要的因素是反应温度和缓冲液的组成，在双酶切体系中，限制性内切核酸酶在使用时应遵循"先低盐后高盐，先低温后高温"的原则进行反应。另外，酶切反应的规模也取决于需要酶切的 DNA 的量，以及相应的所需酶的量。可以适当增加酶的用量，但是最高不能超过反应总体积的 10%，主要原因是限制性内切核酸酶一般是保存在 50% 甘油的缓冲液中，如果酶切反应体系中甘油的含量超过 5%，就会抑制酶的活性。

（二）目的 DNA 酶切片段与载体的连接

连接反应总是紧跟酶切反应，外源 DNA 片段与载体分子连接的方法即 DNA 分子体外重组技术，主要是依赖 DNA 连接酶催化完成的。DNA 连接酶主要是催化两双链 DNA 片段相邻的 5'-磷酸和 3'-OH 间形成磷酸二酯键。分子克隆中最常用的 DNA 连接酶是来自 T4 噬菌体的 T4 DNA 连接酶，它可以连接黏性末端和平末端。

目的 DNA 片段和质粒载体的连接反应策略有以下几种。

1. 带有非互补突出端的片段：用两种不同的限制性内切核酸酶进行消化可以产生带有非互补的黏性末端，一般情况下，常用质粒载体均带有多个不同限制酶的识别序列组成的多克隆位点，因而总能找到与外源 DNA 片段末端匹配的限制酶酶切位点的载体，从而将外源片段定向克隆到载体上。

2. 带有相同的黏性末端：用相同的酶或同尾酶处理可得到这样的末端。由于质粒载体也必须用同一种酶消化，才能得到两个相同的黏性末端，因此在连接反应中外源片段和质粒载体 DNA 均可能发生自身环化或几个分子串联形成寡聚物，而且正、反两种连接方向都可能有。所以，必须仔细调整连接反应中两种 DNA 的浓度，以便使正确的连接产物的数量达到最高水平。

3. 带有平末端：是由产生平末端的限制酶或外切核酸酶消化产生，或由 DNA 聚合酶补平所致。由于平端的连接效率比黏性末端要低得多，故在其连接反应中，T4 DNA 连接酶的浓度和外源 DNA 及载体 DNA 浓度均要高得多。通常还需加入低浓度的聚乙二醇（PEG 8000）以提高转化效率。

（三）重组子转化感受态细菌

构建好的重组 DNA 转入感受态细胞中进行表达的现象就是转化。能进行转化的受体细胞必须是感受态细胞，即受体细胞最容易接受外源 DNA 片段实现转化的生理状态，它决定于受体菌的遗传特性，同时与菌龄、外界环境等因素有关。人工转化是通过人为诱导的方法使细胞具有摄取 DNA 的能力，或人为地将 DNA 导入细胞内，该过程与细菌自身的遗传控制无关，常用热激法、电穿孔法等。此外，质粒 DNA 的转化成功与否还与受体细胞的遗传特性有关，一般所用的受体细胞为限制修饰系统缺陷的变异株，即不含限制性内切核酸酶和甲基化酶的突变株。

（四）重组质粒的筛选鉴定

重组 DNA 转化宿主细菌后，并非所有的受体细菌都能被导入重组 DNA 分子，一般仅有少数重组 DNA 分子能进入受体细胞，同时也只有极少数的受体细胞在吸纳重组 DNA 分子之后能良好增殖。因此，必须使用各种筛选及鉴定手段区分转化子与非转化子，并筛选出含有目的基因的重组子。常见的筛选与鉴定方法包括平板筛选法、蓝白筛选法、菌落 PCR 检测法及重组质粒的酶切检测。

本实验以常用的 pUC 质粒的筛选方法进行说明，质粒 pUC 携带有氨苄青霉素抗性基因（amp^R），在含有氨苄青霉素平板上筛选转化子。没有导入质粒的受体细菌，在含有氨苄青霉素的平板上不生长，此为初步的抗性筛选。

其次，pUC 质粒上带有 β-半乳糖苷酶基因（lacZ）的调控序列和 β-半乳糖苷酶 N 端 146 个氨基酸的编码序列，可编码 β 半乳糖苷酶的 α 片段，这个编码区中插入了一个多克隆位点，但并没有破坏 lacZ 的阅读框架，不影响其正常功能。而待转化的宿主菌为突变型 lac 大肠杆菌，带有 β-半乳糖苷酶 C 端（w 片段）部分序列的编码信息。在各自独立的情况下，pUC 和 DH5α 编码的 β-半乳糖苷酶的片段都没有酶活性。在转化过程中，pUC 所编码的 β-半乳糖苷酶的 α 片段可与受体菌所表达的 β-半乳糖苷酶 w 片段互补，从而可形成具有酶活性的蛋白质，并能在生色底物 X-gal（5-溴-4 氯-3-吲哚-β-D-半乳糖苷）存在下被 IPTG（异丙基硫代-β-D-半乳糖苷）诱导形成蓝色菌落。然而当外源片段插入到 pUC 质粒的多克隆位点上后会导致读码框架改变，表达蛋白失活，产生的氨基酸片段失去 α-互补能力，因此在培养基上只能形成白色菌落，此为 α-互补现象筛选法（蓝白筛选法）。这一简单的颜色实验大大简化了鉴定工作，仅通过目测就可以初步筛选阳性克隆。然后挑选在氨苄青霉素培养基上生长的白色菌落，通过扩增培养进而提取重组载体 DNA，然后进行后续的酶切、电泳鉴定。

【实验材料】

1. LB 液体培养基：称取胰蛋白胨 10 g，酵母提取物 5 g，NaCl 10 g，加 800 ml ddH$_2$O 溶解，用 NaOH 调 pH 至 7.4，补加 ddH$_2$O 至 1000 ml，高压灭菌 20 min，4℃保存备用。配制含 AMP 培养基，则在使用前加入终浓度为 100 μg/ml 的 AMP。

2. LB 固体培养基：在 LB 液体培养基的基础上，加入终浓度为 15 g/L 的琼脂，高压灭菌 20 min，倾倒平板，凝固后用塑料袋封装，4℃保存备用。配制含 AMP 培养基则需待温度降至 65℃后，加入终浓度为 100 μg/ml 的 AMP，摇匀后倾倒平板。

3. 100 mg/ml AMP 储存液：称取 500 mg 的 AMP，补加 ddH$_2$O 至 5 ml，用 0.22 μm 滤膜过滤除菌，分装成 1 ml/管，–20℃冻存备用。

4. TAE 电泳缓冲液（50×）：称取 Tris 碱 242 g，Na$_2$EDTA•2H$_2$O 37.2 g，加 800 ml ddH$_2$O 溶解，加入 57.1 ml 冰乙酸，补加 ddH$_2$O 至 1 L，室温保存。

5. 10 mg/ml 溴化乙锭（EB）储存液：在 30 ml ddH$_2$O 中溶解 0.3 g EB，分装备用，室温避光保存。

6. 1%琼脂糖凝胶：称取 1 g 琼脂糖，加入 100 ml 1×TAE 缓冲液中，用微波炉加热溶解，加入 10 mg/ml 的 EB 5 μl，混匀后倾入模具中，插入梳子，凝固后使用。

【实验步骤】

1. 大肠杆菌 DH5α 感受态细胞的制备：从平板上挑取 DH5α 单菌落接种于 3 ml 的 LB 液体培养基，37℃、175 r/min 振荡培养过夜；次日 1∶100 转种于 100 ml LB 液体培养基，37℃、175 r/min 培养至 OD$_{600}$ 为 0.6 左右（约 3h）；取出摇瓶，冰浴 20 min 后，4℃低温离心机 5000 r/min 离心 10 min，弃上清，沉淀用等体积冰预冷的 0.1 mol/L CaCl$_2$ 溶液重悬，冰浴 15 min 后再次离心，重复一次后，沉淀中加入约 2 ml 20%甘油重悬，并进行分装，–80℃保存。

2. 连接：将双酶切回收的目的 DNA 片段与具有相同酶切位点的质粒进行连接，体系如下：

目的 DNA	3 μl
质粒	5 μl
10×Buffer	1 μl
T4 DNA Ligase	1 μl
合计	10 ul

反应条件设定为：16℃恒温反应 16 h，65℃灭活 10 min。

3. 转化：取 10 μl 连接产物加入到 100 μl 的大肠杆菌 DH5α 化转感受态细胞中，冰浴静置 30 min；置 42℃热激 90 s，迅速取出后冰浴 2 min；将其加入 750 μl，37℃预温的 LB 液体培养基中，37℃、145 r/min 振摇培养 45 min。

4. 筛选：在含 Amp 的 LB 平板中央滴加 40 µl 2% X-gal 和 8 µl 20% IPTG，用无菌 L 型玻棒均匀涂布于平板上直至液体全部消失。将上述菌液摇匀后取 50 µl 涂布于筛选平板上，待菌液完全被培养基吸收后倒置培养皿，37℃培养 18～24 h 后，取出培养皿于 4℃放置数小时，使显色反应充分进行。

5. 鉴定：从平板挑取单个白色克隆菌落，接种至 3 ml LB（Amp+）液体培养基中，37℃、175 r/min 振荡培养过夜，然后提取重组质粒，并进行质粒的双酶切鉴定，双酶切体系如下：

重组质粒	6 µl
10×Buffer	1.5 µl
*Bam*H I（10 U/µl）	0.5 µl
Sal I（10 U/µl）	0.5 µl
ddH$_2$O	1.5 µl
合计	10 µl

6. 电泳分析：取质粒双酶切产物 10 µl，加入 10×Loading Buffer 混匀后，用微量移液器慢慢将混合物加至样品槽中，盖上电泳槽并通电，电压 100 V，电泳约 40 min 后，取出凝胶，置于凝胶扫描成像仪上观察，将目的基因和载体与 DNA 分子质量标准相比较，即可判断质粒构建是否成功。

【实验结果观察】

1. 蓝白筛选：未携带质粒 DNA 的细胞，由于无 Amp 抗性，不能在含有 Amp 的筛选培养基上成活。带有质粒的转化子由于具有 β-半乳糖苷酶活性，在麦康凯筛选培养基上呈现为红色菌落，在 X-gal 和 ITPG 培养基上为蓝色菌落。而带有重组质粒转化子由于丧失了 β-半乳糖苷酶活性，在麦康凯选择性培养基和 X-gal 和 ITPG 培养基上均为白色菌落。

2. 重组质粒电泳分析：经碱裂解法提取质粒后，根据质粒上的多克隆位点进行酶切鉴定，行琼脂糖凝胶电泳，结果如下图所示，其中泳道 1 为经碱裂解法提取到的质粒；泳道 2 为经单酶切后的质粒，大小约为 10 000 bp；泳道 3 为经双酶切后的质粒，可见质粒载体及插入片段序列，与预期实验结果相符。

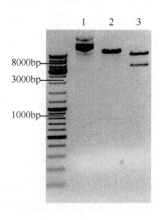

【注意事项】

1. 本实验属于微量操作,用量极少的步骤必须严格注意吸取量的准确性并确保样品全部加入反应体系中。

实验中所用塑料器材都必须是新的,并且经过高温灭菌,操作时打开使用,操作过程中要注意环境干净,戴手套操作,尽量减少走动,缩短 EP 管开盖的时间。

2. 不论是酶切还是连接反应,加样的顺序应该是:先加重蒸水,其次是缓冲液和DNA,最后加酶。前几步要把样品加到管底的侧壁上,加完后用力将其甩到管底,而酶液要在加入前从–20℃的冰箱取出,酶管放置冰上,取酶液时吸头应从表面吸取,防止由于插入过深而使吸头外壁沾染过多的酶液。取出的酶液应立即加入反应混合液的液面以下,并充分混匀。EP 管的盖子应盖紧,防止水浴过程中水汽进入管内,并做好标记以防样品混淆。

3. 转化过程要防止杂菌和其他 DNA 的污染,整个操作过程应在无菌条件下进行。

4. 电泳时使用的缓冲液最好是现配现用,以免影响电泳效果。

5. 制备凝胶时,应避免琼脂糖溶液在微波炉里加热时间过长,否则溶液将会暴沸蒸发,影响琼脂糖浓度。制胶时要除去气泡。拔梳子时要特别小心,以防凝胶与支持物脱离。

6. 上样时要小心操作,避免损坏凝胶或将样品槽底部的凝胶刺穿。也不要快速挤出吸头内的样品,避免挤出的空气将样品冲出样品孔。

7. 溴化乙锭是一种强烈的诱变剂,有毒性,使用含有这种染料的溶液时,应戴上乳胶手套进行操作。勿将溶液滴洒在台面上,实验结束后用水彻底冲洗干净。

8. 紫外线对眼睛和皮肤均有伤害,对眼睛尤甚。观察电泳条带时要确保紫外光源得到适当遮蔽,并应戴好目镜或眼罩,避免皮肤直接暴露在紫外线下。

9. 实验中加样后应及时更换吸头,以避免试剂的污染。

(袁吉振)

实验六十七　外源性蛋白的重组表达

【实验目的】

掌握外源性基因表达的基本原理、大肠埃希菌表达系统表达外源性蛋白和亲和层析纯化蛋白的基本方法及其在实际工作中的应用。

【实验原理】

通过工程化表达系统实现对外源性蛋白的重组表达是基因工程的重要内容，也是现代分子生物学的基本技术。其基本思路是通过构建表达外源性蛋白的重组质粒，在适宜的表达系统中表达外源性重组蛋白，再通过多种方法分离纯化该蛋白。整个过程涉及表达系统及表达载体的选择、外源蛋白的重组融合，以及重组蛋白的分离纯化等多方面内容。

1. 表达系统的选择：目前已有的表达系统包括大肠埃希菌、哺乳动物细胞、酿酒酵母菌、枯草芽孢杆菌及昆虫细胞，并都已实现商业化，其中大肠埃希菌表达系统由于成本低廉、培养简便、能耐受多种外源性蛋白的表达成为了外源性蛋白表达最常用的表达系统。不过对于某些真核生物来源的蛋白质，大肠埃希菌不能提供其翻译所需的特殊氨基酸或翻译后修饰，无法获得正确的、具有活性的外源性蛋白，此时需选择适宜的真核表达系统。

2. 表达载体的选择：表达载体根据其启动子的不同主要可分为 lac 启动子、T7 启动子和 PL 启动子载体等，不同启动子载体具有不同的特点及用途。例如，lac 启动子载体（pUC 及 pSK 系列质粒）融合表达了 β-半乳糖苷酶，可用于阳性重组菌的蓝白斑筛选；而 T7 启动子载体（pET 系列）融合了 T7 噬菌体的启动子序列，可利用异丙基硫代半乳糖苷（IPTG）进行诱导表达获得较高蛋白产量，需要整合了 T7 噬菌体 RNA 聚合酶的宿主表达系统（DE3 化），一般会带有氨苄西林或卡那霉素抗性基因，可用于抗性筛选。

商品化的表达载体除了表达外源性蛋白序列外，往往会融合一个或几个分子标签，如 β-半乳糖苷酶、碱性磷酸酶、谷胱甘肽-S-转移酶（GST）、纤维素结合域（CBD）及聚组氨酸标签（His）等。分子标签主要用于：重组蛋白的分离和纯化；改善重组蛋白溶解性，防止形成不溶性的包涵体；使重组蛋白免受宿主系统的降解等；增强重组蛋白的免疫原性等，但如果需要获得天然结构的外源性蛋白，则需要将分子标签切除。

3. 重组蛋白的分离纯化：重组蛋白的整套分离纯化方案往往是在蛋白表达的设计之初就已大致确定，根据蛋白性质和实验目的的不同，往往使用不同的纯化方案。例如，制备抗体等不需要活性蛋白的情况下，可使用剧烈的盐析、等电点沉淀、凝胶电泳分离等方式。但如果需要具有活性的重组蛋白，则通常采用较为温和的层析方式。高效液相色谱法属于层析法，主要包括离子交换层析、亲和层析和分子筛层析等。离子交换层析是利用阴阳离子竞争电荷吸引的原理，根据蛋白所带电荷分离纯化蛋白；亲和层析则根据特殊分子标签与层析柱的亲和能力差异分离纯化蛋白；分子筛层析则根据蛋白分子质量的大小不同分离纯化蛋白。为了得到纯化的重组蛋白，往往还需要将以上方法进行串联组合。具体的实验方案往往需要根据实际情况设计，最终得到的外源性蛋白还需经过 SDS-PAGE 电泳、Western blot 或质谱分析等进一步确定。

4. NI 柱亲和层析法：亲和层析是高效液相色谱法的一种，在填料上偶联铜、镍、锌等金属离子或氨基酸，利用这些物质对某些氨基酸的特殊相互作用，可对不同蛋白质实现分离纯化，其中最为常见的包括谷胱甘肽偶联填料柱（GTH 柱）纯化 GST 标签融合蛋白，以及本实验中采用的镍离子偶联填料柱（NI 柱）纯化多聚组氨酸标签（His）融合蛋白。

5. 蛋白质的保存：最理想的重组蛋白保存方式为真空冷冻干燥（冻干）、冻干后的蛋白干粉可根据实验需求自由配置浓度，且保存最为稳定。但由于冻干法成本较高，通常实验仅用溶解蛋白即可，包涵体表达的重组蛋白必须通过缓慢透析复性，因此通常使用含有甘油的透析液对重组蛋白透析，以同时实现蛋白浓缩、复性和保存的目的。

6. 在设计外源性蛋白的重组表达时，往往需要根据表达蛋白的性质及表达目的、需要产量及纯度、存放及使用条件等，综合设计蛋白的融合表达方案及纯化方案：

（1）选用合适的表达载体和系统：载体和表达系统首先要能够正确表达外源性目的蛋白，同时要便于诱导和纯化。有些真核生物来源的蛋白质不能在大肠埃希菌中重组表达，或需要使用整合了稀有密码子 tRNA 序列的载体。需要注意载体和系统要相互匹配，如 pET 系列载体是 T7 启动子载体，需要整合有 T7 噬菌体 RNA 聚合酶的宿主大肠埃希菌表达系统，如 BL21（DE3）。

（2）重组蛋白的融合表达：如需要进一步纯化重组蛋白，需要融合表达易于纯化的分子标签；如需要增强蛋白质的分泌，则可融合表达分泌信号肽等，有时还可根据实验需要融合表达其他蛋白质或者荧光蛋白等。

（3）蛋白质的表达形式和表达量：如果仅仅是为了制备抗体，则表达的蛋白质可以没有活性，只表达部分片段即可，即便形成包涵体，往往还有利于纯化，而需要进行生物活性实验的蛋白质则必须可溶性表达。如需要大量表达蛋白时，往往还要对表达系统、载体、条件进行反复尝试和摸索，以获得最高效的表达方案，这往往是重组蛋白表达较为繁重的工作。

本章主要以 pET30a 表达载体在大肠埃希菌 C43 中重组表达金黄色葡萄球菌 α 溶血素及其纯化为例，介绍大肠埃希菌表达系统表达外源性重组蛋白的具体过程。

一、重组蛋白表达载体的构建

【实验材料】

1. 金黄色葡萄球菌 N315 基因组 DNA。

2. 用于金黄色葡萄球菌 N315 α 溶血素基因 PCR 扩增的上下游序列。上游添加 BamH I 酶切位点（画线部分）：CGCGGATCCATGAAAACACGTATAGTCAG，下游添加 Xho I 酶切位点（画线部分）：CCGCTCGAGATTTGTCATTTCTTCT TTTT，并注意本次实验重组表达 α 溶血素，所以仅扩增其基因可读框（ORF），不含终止密码子，以使 α 溶血素蛋白与 pET30a 表达质粒上提供的 His 标签融合表达，同时切记不可发生移码突变。

3. pET30a 表达质粒。

4. 大肠埃希菌 DH5α 感受态。

5. 卡那霉素（50 μg/ml）抗性 LB 培养平板、液体 LB 及卡那霉素抗性（50 μg/ml）

LB 培养基。

6. 相应的商品化内切核酸酶和连接酶，用于 DNA 纯化的商品化试剂盒。

【实验方法和步骤】

1. 使用 TaKaRa PrimeStar 高保真 DNA 聚合酶从金黄色葡萄球菌 N315 基因组 DNA 中 PCR 扩增 α 溶血素基因。

（1）在 0.2 ml 微量离心管中加入以下样品，注意冰上操作以防止高保真酶切割引物：

5×缓冲液	10 µl
PrimeStar 高保真 DNA 聚合酶	0.5 µl
α 溶血素基因上游引物	1 µl
α 溶血素基因下游引物	1 µl
1∶100 稀释后的 N315 基因组	1 µl
dNTP	4 µl
ddH₂O	32.5 µl

（2）将上一步得到的溶液放入 PCR 仪，执行如下 PCR 扩增程序：

95℃预变性	5 min
扩增循环（25 次）：95℃变性	30 s
59℃退火	30 s
72℃延伸	1 min
72℃充分延伸	10 min
16℃复性保存	1 min

2. 对上一步得到的 DNA 片段进行琼脂糖凝胶电泳验证，并使用 TIANquick DNA 产物纯化试剂盒纯化该片段。

（1）柱平衡：向吸附柱 CB2 中加入 500 µl 平衡液 BL，12 000 r/min 离心 1 min，倒掉废液。

（2）将 5 倍体积的结合液 PB 加入欲纯化的 DNA 产物中，充分混匀，本次 50 µl PCR 产物加入 250 µl 结合液 PB。

（3）将上一步所得溶液加入一个平衡后的吸附柱 CB2 中，室温放置 2 min 后 12 000 r/min 离心 1 min，倒掉废液（吸附柱容积为 800 µl，超过 800 µl 可分次加入）。

（4）向吸附柱 CB2 中加入 600 µl 漂洗液 PW，12 000 r/min 离心 1 min，倒掉废液。

（5）重复步骤 4。

（6）将吸附柱 CB2 放回收集管中，12 000 r/min 离心 2 min，尽量除去漂洗液 PW，之后室温放置 3 min，以彻底晾干。

（7）将吸附柱 CB2 放入一个干净的离心管中，向吸附膜上悬空滴加 50 µl ddH₂O，室温放置 3 min 使 DNA 充分溶解，12 000 r/min 离心 2 min 收集 DNA 溶液。

3. 使用 Thermo FD *Eco*R Ⅰ+*Xho* Ⅰ双酶切上一步纯化的 DNA 片段和 pET30a 质粒。

（1）向上一步所得的 DNA 溶液（50 µl）中加入：

10× Thermo FD 缓冲液	6 µl
Thermo FD *Eco*R Ⅰ	2 µl
Thermo FD *Xho* Ⅰ	2 µl

（2）同时用相同的酶切系统酶切 pET30a 质粒，参照上一步。

（3）将以上两步所得溶液放置于 37℃金属浴，酶切 5 h。

4. 胶回收酶切后的片段和质粒。

（1）对上一步得到的酶切片段和质粒进行琼脂碳凝胶电泳，电压 100 V，电泳时间 30 min。

（2）紫外线成像下，小心地用刀将含有目标片段（α 溶血素基因约 960 bp，pET30a 载体约 5400 bp）的琼脂糖凝胶切下，装入干净的离心管中。

（3）使用 Promega Wizard 胶回收试剂盒回收上一步切下琼脂糖凝胶，根据其质量，每 10 mg 加入 10 μl 结合缓冲液，放置于 65℃金属浴待琼脂糖凝胶彻底溶解。

（4）将上一步所得溶液加入一个 SV 吸附柱中（吸附柱容积为 800 μl，超过 800 μl 可分次加入），室温放置 1 min 后，16 000 g 离心 1 min，倒掉废液。

（5）向 SV 吸附柱中加入 700 μl 漂洗缓冲液，16 000 g 离心 1 min，倒掉废液。

（6）向 SV 吸附柱中加入 500 μl 漂洗缓冲液，16 000 g 离心 5 min，倒掉废液。

（7）将 SV 吸附柱放回收集管中，16 000 g 离心 2 min，之后室温放置 3 min，以彻底晾干。

（8）将 SV 吸附柱放入一个干净的离心管中，向吸附膜上悬空滴加 50 μl ddH₂O，室温放置 3 min 使 DNA 充分溶解，16 000 g 离心 2 min 收集 DNA 溶液。

5. 含目标基因的 DNA 片段与载体连接。

（1）使用 Nanodrop 超微量分光光度计测定上一步所得片段和载体的浓度。

（2）在 200 μl 离心管中加入（注意冰上操作）：

10×Thermo T4 连接酶缓冲液	1 μl
Thermo T4 连接酶	0.5 μl
α 溶血素基因片段	
pET30a 载体	

注：α 溶血素基因片段与 pET30a 载体的摩尔比应为 3∶1～8∶1，其余体积加 ddH₂O 补足 10 μl，载体总量不小于 0.03 pmol。

（3）将上一步所得溶液放置于 22℃金属浴，连接反应过夜。

6. 连接产物转化大肠埃希菌 DH5α 感受态。

（1）将上一步所得链接产物放置于 65℃金属浴，灭活连接酶 10 min。

（2）将灭活后的链接产物与大肠埃希菌 DH5α 感受态在冰上预冷后，将链接产物加入感受态中（注意连接产物体积不要超过感受态体积的 1/10），冰浴 30 min。

（3）将感受态细胞立即放入 42℃金属浴中，热激 90 s，再放回冰上 2 min（此步骤注意动作轻柔，尽量不要晃动离心管）。

（4）向离心管中加入 1 ml 普通 LB 培养基，37℃、150 r/min 复苏 40～60 min。

（5）6000 r/min 离心 2 min 收集离心管中感受态细菌，弃掉大部分上清培养基，留下的少量培养基（约 100 μl）重悬细菌，用无菌玻璃棒均匀涂布于卡那霉素（50 μg/ml）抗性 LB 平板，37℃培养过夜。

（6）对上一步所得单菌落进行目的基因的 PCR 扩增验证及提取质粒进行酶切验证：PCR 验证目的基因通常使用较为方便的 2×Taq 预混 DNA 聚合酶，引物仍使用 α 溶血素基因上下游引物，注意 PCR 验证存在假阳性和假阴性情况，需要进一步提取质粒酶切验证。酶切验证使用 *Eco*R Ⅰ+*Xho* Ⅰ双酶切即可（具体实验步骤可参阅之前章节）。

（7）将验证正确的重组质粒及含有重组质粒的 DH5α 细菌保存，以备后续实验。

【实验结果观察】

1. PCR 扩增 α 溶血素基因片段后进行琼脂糖凝胶电泳，在紫外灯下观察，可见单一目的条带，分子质量大小正确（约分别为 960 bp）。

2. 连接产物转化 DH5α 感受态，37℃培养后可见大肠埃希菌单菌落长出，且具有卡那霉素抗性。

3. 阳性转化菌 PCR 扩增 α 溶血素基因后进行琼脂糖凝胶电泳，在紫外灯下观察，可见明亮的目的条带，分子质量大小正确（约 960 bp）。

4. 阳性转化菌提取质粒后 *Eco*R Ⅰ+*Xho* Ⅰ双酶切后进行琼脂糖凝胶电泳，在紫外灯下观察，应为 pET30a 及 α 溶血素基因两个片段（约 5400 bp+960 bp）。

【注意事项】

1. PCR 扩增目标基因时选择适当的退火温度，通常情况下由于设计引物两端带有酶切位点和保护碱基，可比引物 T_m 值降低 5～10℃，设计引物时尽量使 T_m 值相近。如果碰到 PCR 扩增结果不好时，可通过实验寻找最佳退火温度。

2. 本实验室转化平板使用卡那霉素的常规浓度为 50 μg/ml，可根据质粒拷贝数和转化菌生长情况进行调整，通常范围在 30～50 μg/ml。

3. 阳性转化菌一定要提取质粒，酶切验证无误后再进行下一步实验。

4. 转化筛选实验注意无菌操作，防止污染。

二、重组蛋白表达菌株的构建及表达条件的优化

【实验材料】

1. 上一实验中构建成功的 α 溶血素重组表达 PET30a 质粒。

2. 大肠埃希菌 OverExpress C43（DE3）感受态。

3. 含有卡那霉素（50 μg/ml）的固体和液体 LB 培养基。

4. IPTG（1 mol/L）。

5. 10% SDS 聚丙烯酰胺凝胶。

6. 5×SDS 上样缓冲液、SDS-PAGE 电泳缓冲液及考马斯亮蓝染液、脱色液。

【实验方法和步骤】

（一）重组质粒转化感受态细菌

DH5α 为重组缺陷型菌株，同源重组概率低且缺乏内切核酸酶，有利于确保质粒的产量和质量，是基因克隆和保存常用菌株，但由于其不含 T7 噬菌体 RNA 聚合酶，无法用于 pET 系列载体的表达。

由于本实验中所表达的 α 溶血素前端含有信号肽序列，大量诱导表达时过多重组蛋白分泌会使得细胞膜不稳定，容易造成宿主菌死亡，故选用能够耐受高表达毒性蛋白的感受态 OverExpress C43（DE3），其含有 T7 噬菌体 RNA 聚合酶，可用于 pET 系列载体

的表达。

　　由于转化环状质粒，只需 1 ng 即可，具体操作步骤见前述，注意同时转化 pET30a 原始质粒于 C43（DE3）作为阴性对照。

（二）重组表达菌株的筛选

　　1. 从上一步所得 C43（DE3）转化平板上挑取适量单菌落（5～20 个），以及 pET30a 对照菌 1 个，接种于 1 ml 卡那霉素（50 μg/ml）抗性 LB 培养基，37℃振荡培养过夜。

　　2. 将上一步培养过夜菌重新接种至新鲜卡那霉素（50 μg/ml）抗性 LB 培养基，37℃ 振荡培养至对数生长期（OD=0.6 左右），加入 IPTG 至终浓度 5 mmol/L，30℃振荡诱导表达 8h。注意本步骤中的诱导方案仅作为初步筛选，若要大量表达则需优化表达方案。

　　3. 上一步所得诱导表达菌液各取 150 μl 于微量离心管，10 000 r/min 离心 2 min 弃掉培养液，用 40 μl PBS 缓冲液重悬细菌，加入 10 μl 5×SDS 上样缓冲液混匀后，在 100℃ 水浴加热 5 min，室温 3000 r/min 离心 1 min。

　　4. 将步骤 2 中诱导细菌进行超声裂解，4℃、10 000 r/min 离心 15 min 分离上清和沉淀，沉淀采用含 8 mol/L 尿素的包涵体溶解液（裂解细菌和溶解沉淀的操作见后述）。之后各取 40 μl，加入 10 μl 5×SDS 上样缓冲液混匀后，在 100℃水浴加热 5 min，室温 3000 r/min 离心 1 min。

　　5. 以上两步所得样品进行 SDS-PAGE 电泳，至溴酚蓝迁移至分离胶底部，或根据重组目的蛋白大小（本实验中 α 溶血素约为 34 kDa）决定电泳时间。使用考马斯亮蓝染液将聚丙烯酰胺凝胶染色，之后使用脱色液脱色后观察。

（三）表达条件的优化

　　若需大量表达重组蛋白，在大量培养前首先应对表达条件进行适当优化，优化的主要目的是提高重组蛋白产量，或者是增加重组蛋白的可溶性，减少包涵体的形成。若在上述筛选过程中阳性表达菌的表达量已经足够高且为可溶性表达，则不需要此步骤。表达条件的优化过程与上一步骤阳性表达株的筛选相似，只是用已经确认的阳性表达株在不同诱导温度、IPTG 浓度及诱导时间等条件下对比表达的重组蛋白量及是否形成可溶性表达。

　　1. 诱导温度：诱导温度较低时更有利于重组蛋白的正确折叠以形成正确三级结构，增加可溶性；而诱导温度较高时有利于提高产量，减少蛋白降解的风险，所以可根据实际需要来优化诱导温度。大多数蛋白在一个很宽泛的温度范围内均可诱导表达（15～37℃），但某些蛋白质可能受温度影响较大，仅能在 20～25℃范围内表达。

　　2. IPTG 浓度：IPTG 浓度直接影响着质粒转录水平，从而影响着重组蛋白的表达速率和正确折叠的平衡。有些蛋白质在很低的 IPTG 浓度下即可大量表达，高浓度 IPTG 诱导时会形成包涵体；有些蛋白质的表达则随着 IPTG 浓度的提高而提高，并不形成包涵体；还有些蛋白质不论 IPTG 的浓度如何都会形成包涵体。所以在诱导表达时 IPTG 终浓度从 0.01 mmol/L 至 5 mmol/L 的广大范围都可以尝试，表达越快，重组蛋白越容易形成包涵体，需要根据实际情况进行一定的平衡和优化。

　　3. 表达时间：表达时间其实是由表达温度和 IPTG 浓度所决定的，在不同温度和

IPTG 浓度条件下，表达菌的生长速率和表达效率不同，温度较高时仅 3～5 h 即可达到表达峰值，而低温表达时则可能表达 24 h 以上，需要根据具体实验情况选择不同时间点进行摸索。

4. 表达形式：即可溶性表达或包涵体表达，由于需要生物活性的重组蛋白应尽量避免包涵体表达，故很多情况下表达条件的优劣不是由表达量而是由表达形式来决定的。如果以上表达条件优化无法使包涵体表达转变为可溶性表达，则可以考虑更换表达载体及系统，或者包涵体的纯化复性方案。在优化表达条件的同时，必须确定重组外源性蛋白是可溶性还是包涵体表达，是否能满足实验需求。

【实验结果观察】

1. SDS-PAGE 电泳凝胶脱色后观察：相较阴性对照菌或未加 IPTG 诱导的表达菌，阳性的重组蛋白表达菌株应在正确的分子质量大小（34 kDa）处出现一条额外的蛋白条带，且通常由于表达量大，条带较浓。

2. 若重组目的蛋白可溶于裂菌缓冲液，即存在于上清中，称为可溶性表达，则可直接进行进一步纯化；若重组目的蛋白存在于裂菌后的沉淀中，即为包涵体表达，之后若要进行生物学活性实验则必须正确复性。

3. 观察比较不同诱导温度、IPTG 浓度及诱导时间下目的蛋白条带表达的强弱变化，以及主要是可溶性表达还是包涵体表达，以确定满足实验需求的最佳诱导方案。

【注意事项】

1. 聚丙烯酰胺凝胶的浓度可根据目标蛋白分子质量确定，通常在为 8%～15%。
2. 裂解细菌后注意冰上操作，添加蛋白酶抑制剂防止蛋白质降解。

三、大量表达外源性重组蛋白及 NI 柱亲和层析纯化

【实验材料】

1. 上一实验中成功筛选的外源性重组蛋白表达菌株。
2. 卡那霉素抗性（50 μg/ml）LB 培养基。
3. IPTG。
4. PMSF。
5. β-巯基乙醇、DTT、TritonX 100 等去垢剂。
6. 10% SDS 聚丙烯酰胺凝胶。
7. SDS-PAGE 上样缓冲液、电泳缓冲液及考马斯亮蓝染液、脱色液。
8. NI 柱亲和层析所需缓冲液：蛋白纯化缓冲液的主要作用是为了让裂菌分离的重组蛋白尽量溶解在缓冲液中，尽可能多的暴露重组标签，同时使其所带电荷符合要求（如阳离子交换层析要使重组蛋白带正电，而阴离子交换层析需要重组蛋白带负电，所带正负电荷既不可过多而使蛋白不便于洗脱，也不可太少而使蛋白难以吸附）以便于重组蛋白的分离和纯化。按照使用步骤的不同，可分为裂菌缓冲液、结合缓冲液和洗脱缓冲液。

（1）裂菌缓冲液：裂解细菌是使重组蛋白尽量溶解时所使用的缓冲液，原则上与结合缓冲液一致，可适当添加 β-巯基乙醇、DTT、TritonX 100 等去垢剂增强蛋白溶解性，

但若使用 NI 柱亲和层析则不可添加 EDTA 等金属螯合剂，以避免 NI 离子解离。

（2）结合缓冲液：亲和层析时平衡层析柱及冲洗不能结合的杂蛋白所用缓冲液，注意不同层析柱由于填料不同，对缓冲液 pH 有一定要求，如离子交换层析需使目标蛋白带相应电荷，NI 柱亲和层析柱通常可在较宽泛的 pH 范围内工作，但通常使用 pH 7.4～8.0 的弱碱性缓冲液。

（3）洗脱缓冲液：含有咪唑等竞争性物质可竞争结合 NI 离子，从而洗脱结合蛋白的缓冲液，通常层析仪可自动将结合缓冲液和洗脱缓冲液进行混合，从而配制成一些不同洗脱梯度的洗脱缓冲液，若层析仪无此功能则需预先手工稀释。

（4）根据缓冲液的目标 pH 和挥发与否，应选择不同的缓冲体系，本次实验使用的裂菌缓冲液和结合缓冲液是 pH 8.0 的磷酸盐缓冲液，洗脱缓冲液是含 500 mmol/L 咪唑的 pH 8.0 的磷酸盐缓冲液。

9. 透析缓冲液：蛋白透析的主要目的是使蛋白质浓缩提高浓度，同时添加甘油便于长期保存，若可溶性表达的生物活性蛋白需要进行进一步实验且纯化后蛋白纯度浓度均符合要求，可不用透析。若为包涵体表达，则蛋白纯化后通常需要进行缓慢透析，逐步减少尿素或盐酸胍浓度使重组蛋白缓慢折叠复性，通常需要再添加一些氧化还原介质、去垢剂等促进重组蛋白的正确折叠。然而蛋白质在体外的折叠不一定能跟体内的正确折叠结构完全一致，所以具有生物活性的蛋白质一般选择可溶性融合表达设计方案。

（1）本实验中 α 溶血素为可溶性表达且缓冲液为 pH 8.0 的磷酸盐缓冲液，所以透析液选用含 20% 甘油的 PBS 缓冲液和含 50% 甘油的 PBS 缓冲液即可。

（2）如果是包涵体表达，往往先使用含 4 mol/L 尿素、2 mol/L 尿素的缓冲液缓慢透析出尿素，再使用含 20% 和 50% 甘油的缓冲液使蛋白缓慢复性和保存。

【实验方法和步骤】

（一）大量表达及分离外源性重组蛋白

1. 将上一实验步骤中所得阳性表达菌接种于 2～5 ml 卡那霉素（50 μg/ml）抗性 LB 培养基，37℃摇动培养过夜。

2. 将上一步所得菌液以 1∶100 比例接种于 200～500 ml 新鲜卡那霉素（50 μg/ml）抗性 LB 培养基，37℃摇动培养至对数期。

3. 按照上一实验步骤中所得的最优表达条件加入相应浓度 IPTG，在相应诱导温度和时间条件进行诱导表达。

4. 达到预定诱导时间后，将上一步所得菌液以 8000 r/min 离心 15 min，用 40 ml 裂菌缓冲液重悬菌体（缓冲液的体积以 10 倍细菌湿重估算，通常略小于培养基体积的 1/10）并加入蛋白酶抑制剂 PMSF 至终浓度 0.1 mmol/L，超声裂解细菌 30 min 后于 4℃、10 000 r/min 离心 30 min。

5. 若重组蛋白是分泌表达（如本实验中的 α 溶血素），直接将上清用 0.45 μm 滤膜过滤以备进一步纯化。

6. 若重组蛋白为包涵体表达，用含 8 mol/L 尿素的包涵体溶解液（与裂菌缓冲液要求相近，尽量使用亲和层析的结合缓冲液，可适当添加去垢剂增强溶解，注意 pH 符合要求）低温摇动溶解包涵体过夜，再用 0.45 μm 滤膜过滤以备纯化（若包涵体溶解后难以过滤，可再次超声或在包涵体溶解液中加入 DNA 酶以破坏 DNA，再次离心去除不溶性杂质）。

（二）重组外源性蛋白的 NI 柱亲和层析纯化

不论是溶解于上清还是包涵体的外源性重组蛋白，均可以使用 NI 柱亲和层析纯化，方法大体相同。

1. 清洗层析柱：使用 0.5 mol/L NaOH 清洗杂蛋白直至 A_{280} 吸收曲线不再变化，再使用 ddH$_2$O 清洗至 A_{280} 吸收曲线不再变化。

2. 层析柱的平衡：使用结合缓冲液清洗层析柱直至 A_{280} 吸收曲线不再变化。

3. 上样：将上一实验步骤中制备的已过滤蛋白样品以较低流速（3～5 ml/min）上柱，通常 1 ml 层析柱可结合 8～12 mg 多聚组氨酸标签蛋白，而 100 ml 培养物可含 1～10 mg 重组蛋白，可根据所需蛋白量决定层析柱体积和培养量。上样过程中会有大量杂蛋白由于不能结合于层析柱而直接被洗脱，A_{280} 吸收曲线呈现随样品流过的巨大波形，称为"穿过峰"，若重组蛋白未结合层析柱则会在"穿过峰"中找到，所以注意收集"穿过峰"蛋白以备后续分析。

4. 再平衡：再次使用结合缓冲液冲洗层析柱直至 A_{280} 吸收曲线不再变化，将未结合的杂蛋白洗净。

5. 洗脱：利用咪唑竞争结合 NI 离子的特性，使用 10～500 mmol/L 浓度梯度逐步洗脱结合于层析柱的蛋白质，通常层析仪可自动调配洗脱缓冲液与结合缓冲液的比例以实现自动化洗脱。按照 10 mmol/L、25 mmol/L、50 mmol/L、75 mmol/L、100 mmol/L、150 mmol/L、200 mmol/L、500 mmol/L 的咪唑浓度梯度洗脱蛋白，并注意收集每个浓度洗脱下的蛋白质。通常多聚组氨酸标签重组蛋白在 50～150 mmol/L 浓度下被洗脱，可在该范围内使用连续梯度洗脱以更好地分离纯化蛋白。

6. 清洗层析柱：再按照 ddH$_2$O、NaOH、ddH$_2$O 的顺序清洗层析柱，每一步均清洗至 A_{280} 吸收曲线不再变化。

7. 将"穿过峰"蛋白及每一个洗脱浓度收集的蛋白样品各取 20 μl，加入 5 μl 5×SDS上样缓冲液混匀后，在 100℃水浴加热 5 min，室温 3000 r/min 离心 1 min。

8. 将上一步所得样品进行 SDS-PAGE，根据重组蛋白大小决定电泳时间，使用考马斯亮蓝染液将聚丙烯酰胺凝胶染色，之后使用脱色液脱色后观察。

9. 根据 SDS-PAGE 结果，确定纯化后的重组蛋白，同时可初步观察其浓度和纯度是否符合要求。

（三）纯化重组蛋白的透析及保存

1. 将上一步所得纯化重组蛋白加入一个干净的透析袋内，透析袋滤过大小以重组蛋白分子质量的 1/3 为宜，本次实验使用 12 kDa 透析袋。

2. 将装好蛋白的透析袋放入透析缓冲液，低温搅拌透析约 8 h。

3. 更换透析液重复上一步骤直至透析完成，将重组蛋白分装于微量离心管中，–80℃保存。

4. 透析后的重组蛋白可选用 BCA 法或 Braford 法（根据透析缓冲液中含有成分是否对试剂盒有影响）测量蛋白浓度，进一步实验或制备相应抗体。

【实验结果观察】

1. NI 亲和层析时会出现相应的"穿过峰"和"洗脱峰",峰值的高低仅表示洗脱蛋白总量的多少,不一定表示含有重组蛋白;有时重组蛋白会在一个比较宽的范围内被洗脱,可在多个洗脱梯度观察到,所以必须在纯化后结合 SDS-PAGE 分析以确定重组蛋白的分布和纯度。

2. 重组蛋白经过 NI 柱亲和纯化后往往会含有其他杂蛋白,在 SDS-PAGE 凝胶上显示为非目的杂带,可根据实际需要再进行串联纯化(如再次进行 NI 柱亲和纯化,在目的洗脱区间缓慢连续洗脱,或离子交换层析纯化等)。

3. 重组蛋白透析浓缩后浓度一般为 200～2000 ng/μl,如果浓度过低可在透析袋外加大分子物质如 PEG20000,进一步浓缩蛋白。

【注意事项】

1. 为减少杂蛋白的吸附,可在蛋白样品和结合缓冲液中添加终浓度 20～40 mmol/L 咪唑,通常不会影响重组蛋白的吸附,可改善纯化效果。

2. pH 梯度洗脱:由于 NI 离子对 His 标签的亲和作用需要 His 标签带负电,故 NI 柱亲和层析使还可利用逐渐减低缓冲液 pH 的方式洗脱分离蛋白,通常使用 pH5.5 或 4.0 的洗脱缓冲液进行洗脱,洗脱液用磷酸调定 pH。

3. 离子交换层析:原理见前述,为避免蛋白在极端酸碱条件下变性,通常 pI>7.0 的重组蛋白使用阳离子交换层析,而 pI<7.0 的重组蛋白使用阴离子交换层析。

4. 缓冲液的 pH 以偏离重组蛋白 pI 0.5～1 pH 单位为佳(阳离子交换层析 pH<pI 0.5～1 pH 单位,阴离子交换层析 pH>pI 0.5～1 pH 单位),若重组蛋白等电点未知或相应 pH 缓冲液不易实验,通常阳离子交换层析使用 pH6.0 的缓冲液,而阴离子交换层析使用 pH8.0 的缓冲液,可满足大多数重组蛋白的需要。通常情况下不论阳离子或阴离子交换层析,洗脱均可使用 1 mol/L NaCl,但少数缓冲液体系有所不同,具体缓冲液配方可参阅离子交换层析柱的说明书。

以下数据来自《GE 医疗中国 离子交换层析柱填料和选择指南》

常用阴离子交换缓冲液体系:

pH 间隔	物质	浓度/(mmol/L)	反离子	pKa (25℃)
4.3~5.3	N-甲基哌嗪	20	Cl⁻	4.75
4.8~5.8	哌嗪	20	Cl⁻ 或 HCOO⁻	5.33
5.5~6.5	L-组氨酸	20	Cl⁻	6.04
6.0~7.0	Bis-Tris	20	Cl⁻	6.48
6.2~7.2	Bis-Tris 丙烷	20	Cl⁻	6.65
8.6~9.6	Bis-Tris 丙烷	20	Cl⁻	9.10
7.3~8.3	三羟乙基胺	20	Cl⁻ 或 HCOO⁻	7.76
7.6~8.6	Tris	20	Cl⁻	8.07
8.0~9.0	N-甲基二乙醇胺	20	SO_4^{2-}	8.52
8.0~9.0	N-甲基二乙醇胺	50	Cl⁻ 或 CH₃COO⁻	8.52
8.4~9.4	二乙醇胺	pH 8.4 时为 20 pH 8.8 时为 50	Cl⁻	8.88
8.4~9.4	丙烷 1,3 二氨基	20	Cl⁻	8.88
9.0~10.0	乙醇胺	20	Cl⁻	9.50
9.2~10.2	哌嗪	20	Cl⁻	9.73
10.0~11.0	丙烷 1,3 二氨基	20	Cl⁻	10.55
10.6~11.6	哌嗪	20	Cl⁻	11.12

参考文献:CRC 化学与物理手册第 83 版,2002~2003 年。

常用阳离子交换缓冲液体系：

pH 间隔	物质	浓度/（mmol/L）	反离子	pKa（25℃）
1.4~2.4	马来酸	20	Na^+	1.92
2.6~3.6	甲基马来酸	20	Na^+或Li^+	3.07
2.6~3.6	柠檬酸	20	Na^+	3.13
3.3~4.3	乳酸	50	Na^+	3.86
3.3~4.3	甲酸	50	Na^+或Li^+	3.75
3.7~4.7	琥珀酸	50	Na^+	4.21
5.1~6.1	琥珀酸	50	Na^+	5.64
4.3~5.3	乙酸	50	Na^+或Li^+	4.75
5.2~6.2	甲基马来酸	50	Na^+或Li^+	5.76
5.6~6.5	MES	50	Na^+或Li^+	6.27
6.7~7.7	磷酸盐	50	Na^+	7.20
7.0~8.0	HEPES	50	Na^+或Li^+	7.56
7.8~8.8	BICINE	50	Na^+	8.33

参考文献：CRC 化学与物理手册第 83 版，2002~2003 年。

（张骁鹏）

实验六十八　细菌基因敲除技术

细菌性疾病仍然是严重危害人类健康的疾病。各种新现传染病和再现传染病的出现，迫切需要人们更为深入地研究细菌的毒力及致病机制，以便更好地预防和治疗细菌性疾病。近年来，在鉴定细菌的毒力基因、研究细菌与宿主之间的关系等领域出现了前所未有的高潮。一方面，近年来随着 DNA 序列分析技术的快速发展，大量的细菌全基因组序列被测定，刺激了人们更深入地认识细菌致病的分子机制，以及研究细菌与宿主的相互作用的兴趣；另一方面，大量新技术、新方法的问世，为人们提供了更方便更有效的研究工具，大大加速了研究工作的进程。

基因敲除（gene knockout）又称基因剔除或基因打靶（gene targeting），是 20 世纪 80 年代开始发展起来的通过一定途径使机体特定基因失活或缺失的一种分子生物学技术。从分子水平上看，基因敲除是将一个结构已知而其功能未知的基因去除，或者用其他序列相近的基因取而代之的人工突变技术，然后根据表型的变化，推测相应基因的功能。基因敲除技术目前已经成为后基因组时代功能基因组学研究中最直接和最有效的反向遗传学研究手段之一，已经广泛应用于生命科学研究的各个领域，尤其是重要病原菌的功能基因组学研究。下面以 2 型猪链球菌为例介绍细菌的基因敲除方法。

【实验目的】

1. 掌握从 GenBank 获取基因序列的方法。
2. 掌握基因敲除的原理和方法。

【实验原理】

当两段 DNA 存在同源序列时，DNA 片段之间可发生双交换（double cross-over），称为同源重组。细菌基因敲除就是基于同源重组的原理，应用人工构建的重组 DNA 片段取代细菌基因组同源 DNA 片段，达到基因缺失的目的。当抗性基因两端的 DNA 序列与另一 DNA 片段的部分序列完全相同时，两段 DNA 序列之间可发生双交换，含抗性基因的 DNA 片段重组到另一 DNA 片段上，取代原有的目的基因（图 68-1）。

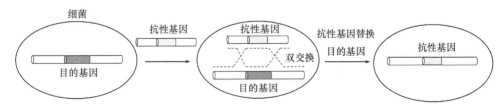

图 68-1　同源重组示意图

一、2 型猪链球菌双组分信号转导系统 SalK/SalR 基因敲除载体的构建

2 型猪链球菌（*Streptococcus suis* serotype 2）是一种重要的人畜共患传染病病原体，在全世界范围均有流行。近年发现在我国流行的 2 型猪链球菌的基因组中，包含有一个独特的约 89 kb 大小的毒力岛 SsPI-1。在该毒力岛上，编码着一个 SalK/SalR 双组分信号转导系统（two-component signal transduction system，TCS）。大量研究表明，TCS 作为致病菌中普遍存在的一种跨膜信号转导机制，在调节细菌毒力基因表达和构成细菌致

病性等方面发挥着重要的作用。本实验即以 SsPI-1 毒力岛上这个 SalK/SalR 系统为例，通过基因敲除技术揭示其与 2 型猪链球菌致病性的关系。

【实验材料】

1. 分子生物学试剂、试剂盒：DNA 聚合酶、DNA 连接酶、DNA 胶回收试剂盒、质粒 DNA 抽提试剂盒、限制性内切核酸酶 *Eco*R Ⅰ、*Bam*H Ⅰ、*Pst* Ⅰ、*Hind* Ⅲ。

2. 载体：pMD18-T 载体、pUC18 载体、大肠杆菌-猪链球菌穿梭质粒 pSET2。

3. 菌株：2 型猪链球菌 05ZYH33、大肠杆菌 DH5α。

4. 培养基：LB 培养基。

5. 抗生素：氨苄青霉素、壮观霉素。

6. 仪器：PCR 仪、凝胶成像仪、恒温水浴锅、恒温摇床、培养箱等。

【实验方法和步骤】

1. 获取序列：从 GenBank 获取 2 型猪链球菌 05ZYH33 菌株双组分信号转导系统 SalK/SalR 编码基因及其上下游 DNA 序列（网址：http://www.ncbi.nlm.nih.gov）。

2. 引物设计：根据 05ZYH33 基因组上双组分信号转导系统 SalK/SalR 编码基因 *salKR* 的上下游 DNA 序列，设计合成 PCR 引物，碱基序列（5′→3′）如下：

LA1：CTGAATTCATGTGTTCCCGATAAATGGTA（下划线处为引入的 *Eco*R Ⅰ 酶切位点）

LA2：GCAGGATCCTCACAAATAGATAAAAGAAG（下划线处为引入的 *Bam*H Ⅰ 酶切位点）

RA1：GGCTGCAGCAGAACGCGAAAAAGAAATAC（下划线处为引入的 *Pst* Ⅰ 酶切位点）

RA2：TGGAAGCTTCCATAAGACCTCCCTAATCAT（下划线处为引入的 *Hind* Ⅲ酶切位点）

引物 LA1 和 LA2 用于扩增 *salKR* 编码基因的上游 DNA 片段 LA，引物 RA1 和 RA2 用于扩增下游 DNA 片段 RA（图 68-2）。为了克隆的需要，在 LA1 和 LA2 引物中分别引入 *Eco*R Ⅰ 和 *Bam*H Ⅰ 的酶切位点，在引物 RA1 和 RA2 中分别引入 *Pst* Ⅰ 和 *Hind* Ⅲ 的酶切位点。

3. PCR 扩增：以 05ZYH33 基因组 DNA 为模板，用引物 LA1 和 LA2 进行 PCR，扩增 *salKR* 编码基因上游的 DNA 片段 LA；用引物 RA1 和 RA2 进行 PCR，扩增 *salKR* 编码基因下游的 DNA 片段 RA。LA 和 RA 将作为同源序列用于基因敲除载体的构建。

PCR 的反应体系为：

模板（05ZYH33 基因组 DNA）	2 μl
Primer 1（LA1 或 RA1）	4 μl
Primer 2（LA2 或 RA2）	4 μl
dNTP（10 mmol/L each）	2 μl
10×PCR Buffer	10 μl
MgCl$_2$（25 mmol/L）	6 μl
Ex Taq DNA 聚合酶	1 μl
ddH$_2$O	71 μl
合计	100 μl

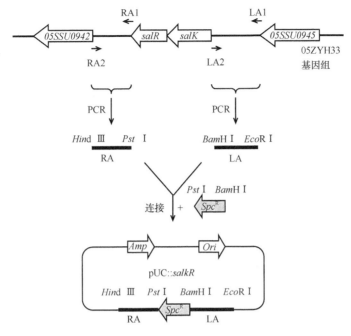

图 68-2 双组分信号转导系统 SalK/SalR 基因敲除载体构建示意图

PCR 的反应条件为：第一阶段 94℃预变性 5 min；第二阶段 94℃变性 40 s，55℃退火 40 s，72℃延伸 1 min，循环 25 次；第三阶段 72℃延伸 10 min。所得 PCR 产物经 1% 琼脂糖电泳检测后，将 PCR 产物回收、纯化，分别用 *Eco*R I/*Bam*H I 和 *Pst* I /*Hind* III 进行双酶切，将双酶切产物回收、纯化，冻存备用。

4. *salKR* 编码基因上游 DNA 片段 LA 的克隆：将 *Eco*R I /*Bam*H I 双酶切后的 LA 片段与经同样限制酶双酶切处理过的 pUC18 载体进行连接，16℃反应过夜后将连接产物转化大肠杆菌 DH5α 感受态细胞并涂布于含 100 μg/ml 氨苄青霉素的 LB 平板上，37℃培养过夜后挑取平板上的菌落培养于 LB 液体培养基（含 100 μg/ml 氨苄青霉素）中 37℃振荡培养过夜。次日取 1.5 ml 菌液用质粒 DNA 抽提试剂盒提取质粒，用 *Eco*R I 和 *Bam*H I 进行双酶切鉴定，将阳性重组质粒命名为 pUC18-LA。

5. *salKR* 编码基因下游 DNA 片段 RA 的克隆：将 *Pst* I /*Hind* III 双酶切后的 RA 片段与经同样限制酶双酶切处理过的重组质粒 pUC18-LA 进行连接，16℃反应过夜后将连接产物转化大肠杆菌 DH5α 感受态细胞并涂布于含 100 μg/ml 氨苄青霉素的 LB 平板上，37℃培养过夜后挑取平板上的菌落培养于 LB 液体培养基（含 100 μg/ml 氨苄青霉素）中 37℃振荡培养过夜。次日取 1.5 ml 菌液用质粒 DNA 抽提试剂盒提取质粒，用 *Pst* I 和 *Hind* III 进行双酶切鉴定，将阳性重组质粒命名为 pUC18-LR。

6. 壮观霉素抗性基因 *Spc*R 的克隆：根据大肠杆菌-猪链球菌穿梭质粒 pSET2 的 DNA 序列并以其为模板，设计引物 PCR 扩增壮观霉素抗性基因（spectinomycin resistance cassette，*Spc*R），引物的碱基序列为（5′→3′）：

Spc-F：GCA<u>GGATCC</u>GTTCGTGAATACATGTTAT（下划线处为引入的 *Bam*H I 酶切位点）

Spc-R：GG<u>CTGCAG</u>GTTTTCTAAAATCTGAT（下划线处为引入的 *Pst* I 酶切位点）

PCR 的反应体系和条件同前。所得 PCR 产物经 1% 琼脂糖电泳检测后，将 PCR 产物回收、纯化，用 *BamH* I /*Pst* I 进行双酶切后，将双酶切产物回收、纯化，与经同样限制酶双酶切处理过的重组质粒 pUC18-LR 进行连接，16℃反应过夜后将连接产物转化大肠杆菌 DH5α 感受态细胞，并涂布于同时含有 100 μg/ml 氨苄青霉素和 100 μg/ml 壮观霉素双抗性的 LB 平板上，37℃培养过夜后挑取平板上的菌落培养于 LB 液体培养基（含氨苄青霉素和壮观霉素双抗性）中 37℃振荡培养过夜。次日取 1.5 ml 菌液用质粒 DNA 抽提试剂盒提取质粒，用 *BamH* I 和 *Pst* I 进行双酶切鉴定，将阳性重组质粒命名为 pUC∷*salKR*。

7. 基因敲除载体 pUC∷*salKR* 的验证：将重组质粒 pUC∷*salKR* 进行组合 PCR 和双酶切鉴定，将 PCR 和双酶切鉴定正确的质粒送交测序验证序列的正确性。

【实验结果观察】

通过 PCR 和三步酶切连接，构建了 2 型猪链球菌双组分信号转导系统 SalK/SalR 基因敲除载体 pUC∷*salKR*。

【注意事项】

1. 被敲除的 DNA 片段仅限于目的基因，不能破坏上下游的基因元件，否则会带来极性效应。

2. 针对目的基因上下游 DNA 同源序列设计引物时，两侧的 DNA 同源序列中不能含有引入的酶切位点。

3. 在设计基因敲除载体选择合适的抗生素标记基因时，应考虑到宿主菌对相应的抗生素是敏感的。

二、2 型猪链球菌感受态细胞的制备及电穿孔转化

以基因敲除和生物芯片等为代表的现代生物技术的不断完善和发展，为人们从分子水平深入认识病原菌的致病机制提供了强有力的手段。如何将外源 DNA 导入宿主细胞便成为这些技术环节中必须面临的关键问题。自 1982 年以后逐步发展起来的电穿孔转化技术，以其操作简便、快速高效等优点被广泛应用于生命科学的各个领域。该方法最初用于将 DNA 导入真核细胞，后来也逐渐被用于转化包括大肠杆菌在内的许多原核细胞。电穿孔是通过控制的电流脉冲，使细菌或细胞的细胞膜产生暂时的、可逆的孔道，让大分子物质（如 DNA 等）进入细菌或细胞。本实验对象——2 型猪链球菌为革兰阳性球菌，细胞壁中具有坚韧的肽聚糖层结构，传统的化学转化方法很难将 DNA 导入，使用电穿孔才能在该菌中实现外源 DNA 的高效转化。只有将构建好的 SalK/SalR 基因敲除载体导入宿主菌，才有可能发生同源重组，才能壮观霉素抗性基因 *Spc*^R 取代 SalK/SalR 编码基因。

【实验材料】

1. 试剂：DL-苏氨酸、蔗糖、甘油、壮观霉素。

2. 培养基：THB（Todd-Hewitt Broth）培养基。

3. 仪器：分光光度计、生物安全柜、高速冷冻离心机、恒温摇床、培养箱、电穿孔仪、电击杯等。

【实验方法和步骤】

1. 从 THB 平板上挑取单个 2 型猪链球菌 05ZYH33 菌落，接种于 5 ml THB 液体培养基中，37℃振荡培养过夜。

2. 次日取过夜培养的 2 型猪链球菌菌液以 1∶50 的比例接种于 200 ml 新鲜的 37℃预热的 THB 培养基（含 40 mmol/L DL-苏氨酸）中，37℃、160 r/min 振荡培养至 $OD_{600}\approx0.4$。

3. 取出菌液，冰浴 30 min，期间不断摇动培养瓶使细菌尽快冷却下来。

4. 4℃离心（6000 g × 15 min）收集菌体。

5. 菌体用 20 ml 预冷的无菌 10%甘油洗涤 4 次，8000 g 离心 15 min，每次弃尽上清。

6. 最后将菌体重悬于一定体积（约 0.5 ml）的 0.3mol/L 蔗糖/15%甘油溶液中，使细菌密度达到 10^{10} cfu/ml 左右，然后分装至 EP 管（50 µl / 管），–80℃冻存备用。

7. 取 5 µl 基因敲除载体 pUC∷*salKR* 加入到 50 µl 猪链球菌感受态细胞中，于冰上轻轻吹打混匀后置冰浴 10 min，然后转移至预冷的电击杯（0.1 cm）中。

8. 设定电穿孔参数（22.5 kV/cm 电场强度、200 Ω 电阻和 25 µF 电容），擦干电击杯外面的水渍，置于电穿孔仪的电击槽中，按下按钮进行电击。

9. 当听到电击结束的声音后，立即向电击杯中加入 37℃预热的 THB 培养基（含 0.3 mol/L 蔗糖）950 µl 使细菌悬浮，将细菌悬液于 37℃、160 r/min 振荡培养 2 h。

10. 将菌液涂布于含 100 µg/ml 壮观霉素的 THB 平板，37℃培养 48 h。

【实验结果观察】

制备了 2 型猪链球菌感受态细菌，电穿孔后在含壮观霉素的 THB 平板上有 2 型猪链球菌菌落长出，说明电穿孔转化获得成功。

【注意事项】

1. 用于电穿孔转化的感受态细菌和基因敲除载体溶液中不能有导电离子存在。

2. 猪链球菌感受态细胞的制备过程尽可能在低温的环境下进行。

3. 为获得较高的电穿孔转化效率，猪链球菌感受态细胞最好新鲜制备，且应保证 10^{10} cfu/ml 左右的细菌密度。

三、基因敲除菌株的筛选和鉴定

同源重组要求两个 DNA 分子序列同源，同源区越长，越有利于重组，同源区太短，则难于发生重组。通常外源 DNA 与靶细胞 DNA 序列自然发生同源重组的概率非常低，一般只有 $10^{-3}\sim10^{-7}$ 的细胞才能发生同源重组。因此，同源重组的筛选和鉴定是基因敲除技术的关键环节。

【实验材料】

1. 试剂和材料：变性液（1.5 mol/L NaCl/0.5 mol/L NaOH）、中和液 [1 mol/L Tris·Cl（pH7.4）/1.5 mol/L NaCl]、20×SSC 缓冲液、DNA 聚合酶、琼脂糖、带正电荷的尼龙膜、Parafilm 膜、X 光胶片、Whatman 滤纸、显影粉、定影粉。

2. 试剂盒：North2South®DNA 随机引物生物素标记试剂盒、North2South®化学发光杂交检测试剂盒。

3. 培养基：Todd-Hewitt Broth（THB）培养基。

4. 仪器：恒温摇床、PCR 仪、核酸电泳仪、培养箱、循环水浴锅、核酸杂交仪、干燥箱、自动洗片机等。

【实验方法和步骤】

（一）PCR 初步筛选

挑取电穿孔过后壮观霉素 THB 平板上长出的单菌落，分别培养于 2 ml 含 100 μg/ml 壮观霉素的 THB 培养基中，37℃振荡培养过夜。次日分别取 2 μl 菌液作模板，用位于 *salKR* 编码基因内部的一对引物 Sal-F 和 Sal-R（序列分别为 Sal-F：5′-GGGGGACTATTAC TTTTGAG-3′，Sal-R：5′-TTTCTTTTTCGCGTTCTGTC-3′）进行 PCR。PCR 反应结束后，取 5 μl 扩增产物进行 1%琼脂糖电泳观察 PCR 结果。

（二）基因敲除突变株的组合 PCR 分析

根据 2 型猪链球菌 05ZYH33 基因组序列，分别于编码基因 *salKR* 上下游同源序列 LA 和 RA 的外侧再设计两条引物，碱基序列如下（5′→3′）：

LU（位于 LA 上游）：AATATTTTTCAGCTTACTCACGA

RD（位于 RA 下游）：AACTGACTGCGATTAAACCTCCTAC

此外，再根据大肠杆菌克隆质粒 pUC18 的 DNA 序列，针对氨苄青霉素抗性编码基因（*Amp*^R）设计一对引物，碱基序列如下：

Amp-F（位于 *Amp*^R 上游）：ATGTGCGCGGAACCCCTATTTG

Amp-R（位于 *Amp*^R 下游）：TCTTTTCTACGGGGTCTGACGC

分别以野生株 05ZYH33 和 PCR 初步筛选获得的基因敲除突变株基因组 DNA 为模板，同时设立一个单交换突变株作为对照，分别通过以下组合引物进行 PCR 扩增：①*salKR* 上游同源序列 LA 的外侧引物 LU 和 *salKR* 编码基因内部的下游引物 Sal-R；②*salKR* 编码基因内部的上游引物 Sal-F 和下游引物 Sal-R；③*salKR* 编码基因内部的上游引物 Sal-F 和 *salKR* 下游同源序列 RA 的外侧引物 RD；④*salKR* 上游同源序列 LA 的外侧引物 LU 和壮观霉素编码基因的下游引物 Spc-R；⑤壮观霉素编码基因的上游引物 Spc-F 和下游引物 Spc-R；⑥壮观霉素编码基因的上游引物 Spc-F 和 *salKR* 下游同源序列 RA 的外侧引物 RD；⑦*salKR* 上下游同源序列 LA 和 RA 的外侧引物 LU 和 RD；⑧氨苄青霉素抗性编码基因的上游引物 Amp-F 和下游引物 Amp-R。

PCR 反应结束后，取 5 μl 扩增产物进行 1%琼脂糖电泳，分析各 PCR 产物与理论情况是否一致。

（三）基因敲除突变株的 Southern 杂交鉴定

A. 琼脂糖凝胶电泳分离基因组 DNA 的限制性酶切片段

1. 基因组 DNA 的限制性酶切：提取野生株 05ZYH33、双交换突变株和单交换突变株的基因组 DNA，定量后各取 30 μg 左右的基因组 DNA，用 ddH_2O 调整体积至 34.5 μl，加入 4.5 μl 的 10×*Cla* I 限制酶缓冲液，轻轻吹打混匀后于 4℃放置 3 h，期间不时用枪头温和吹打混匀。之后加入第一份 *Cla* I 限制酶 3 μl，反复吹打混匀后于 30℃水浴 30 min 后，再加入第二份 *Cla* I 限制酶 3 μl，使总体积为 45 μl，混匀后于 30℃水浴酶切过夜。

2. 基因组 DNA 限制酶酶切片段的分离：基因组 DNA 消化结束后，将 Cla I 酶切产物进行 0.7%琼脂糖凝胶电泳，4℃下以 50 V 恒定电压电泳 6 h，设立 DNA 分子质量标准作为参照。

B. 基因组 DNA 限制酶酶切片段的毛细管转膜

1. 电泳完毕后，将凝胶转移至大平皿内，用刀片割去凝胶的无用部分，于凝胶左上角（加样孔一端为上）切去一角以示标记。同时对 DNA 分子质量标准进行拍照。

2. 在大平皿中加入 4 倍于凝胶体积的变性液，于室温摇床温和振荡 20 min，使 DNA 变性。

3. 用新鲜变性液重复步骤 2 一次。

4. 小心弃去变性液，用 ddH₂O 稍加漂洗。

5. 加入 4 倍于凝胶体积的中和液，于室温摇床温和振荡 20 min。

6. 用新鲜中和液重复步骤 5 一次。

7. 当用中和液处理凝胶时，用三张滤纸包裹两块玻璃板，做成一个长和宽均大于凝胶的平台。将此平台放入一个干净的大平皿中，倒入 20×SSC 转移缓冲液，使液面略低于平台表面。当平台上方滤纸湿透后，用玻璃棒赶出所有气泡。同时，裁一张长和宽均大于凝胶 1 mm 的尼龙膜，切去一角使其与凝胶切角对应，预先用 ddH₂O 将其浸湿至少 5 min 以上。

8. 从中和液中取出凝胶，使其面向下倒扣在滤纸上，小心赶出凝胶与滤纸间的气泡，凝胶四周用 Parafilm 膜包裹以防缓冲液从凝胶周围直接流至纸中而造成虹吸短路。

9. 加数毫升 20×SSC 打湿凝胶，将预先浸湿的尼龙膜覆盖凝胶表面，使两者的切角重叠，并确保凝胶与滤膜之间无气泡。

10. 裁 4 张与凝胶同样大小的滤纸，用 20×SSC 浸湿后逐张平铺在尼龙膜表面，用玻璃棒赶出其间滞留的气泡。

11. 放一叠略小于滤纸的纸巾（高 5～8 cm）置于滤纸上方，并在纸巾上方置一块玻璃板，其上放一重约 500 g 的物体，转移过夜（12～16 h）。当纸巾浸湿后，更换新的纸巾，并确保槽内有足够的 20×SSC 以供转移之用。

12. 毛细管虹吸转移完毕后，小心拆卸转印装置。揭去凝胶上方的纸巾和滤纸，将膜与凝胶一起转移至一张干燥的滤纸上，凝胶在上，用圆珠笔在滤膜上标记凝胶加样孔的位置，剥离凝胶弃之。

13. 用 5×SSC 漂洗尼龙膜 5 min，以去除残留在膜上的琼脂糖碎片。

14. 将尼龙膜置于一张干燥的滤纸上晾干 30 min 以上。

15. 将晾干的尼龙膜放在两张干燥的滤纸之间，80℃烘烤 2 h，冷却至室温备用。

C. 基因组 DNA 的 Southern 杂交分析

1. 探针的制备和标记。

Southern 杂交所用 3 种探针分别为壮观霉素抗性基因 SpcR、salKR 编码基因内部的一段序列和 pUC18 质粒 DNA。探针的标记过程参照 Pierce 公司的 North2South® 生物素随机引物核酸标记试剂盒上的操作说明书进行。具体步骤如下。

（1）分别以大肠杆菌-猪链球菌穿梭质粒 pSET2 为模板、Spc-F 和 Spc-R 为引物进行 PCR，扩增壮观霉素抗性基因 SpcR；以 05ZYH33 基因组 DNA 为模板，用位于 salKR

编码基因内部的上下游引物 Sal-F 和 Sal-R 进行 PCR，扩增 *salKR* 编码基因内部片段（514 bp）。另外，用质粒抽提试剂盒提取 pUC18 质粒 DNA，用限制酶 *Eco*R I 进行单酶切线性化，最后对这些 PCR 产物和酶切产物进行胶回收纯化，用核酸定量仪进行定量，–20℃冻存备用。

（2）在 EP 管中分别加入约 100 ng 纯化好的线性 DNA 片段（*Spc*^R、*salKR* 编码基因片段和 pUC18），用 ddH$_2$O 调整体积至 24 µl。

（3）在各反应管中加入 10 µl 随机七核苷酸混合物（heptanucleotide mix），沸水浴 5 min，使 DNA 模板变性。

（4）迅速将反应管置冰浴 5 min，短暂离心后将反应管置于冰上。

（5）在各反应管中加入以下反应液：dNTP mix 10 µl，10×Reaction Buffer 5 µl，Klenow fragment 1 µl，使得反应总体积为 50 µl，振荡混匀，短暂离心，于 37℃水浴过夜。

（6）加入 2 µl 0.5 mol/L EDTA 使酶灭活以终止反应。

（7）在各反应管中加入 5 mol/L 乙酸铵（NH$_4$OAc）使其终浓度为 0.5 mol/L，振荡混匀，短暂离心。

（8）加入两倍体积的无水乙醇，充分混匀，置冰浴 15 min。

（9）12 000 r/min 离心 15 min，弃上清，沉淀用 70%乙醇洗涤一次，室温自然晾干。

（10）将沉淀溶于 50 µl ddH$_2$O 中，核酸定量仪上定量，–20℃冻存备用。

2. Southern 杂交。

参照 Pierce 公司 North2South® 化学发光杂交检测试剂盒的操作说明书进行，具体操作步骤如下。

（1）将转印好的尼龙膜放入杂交袋内，用封口机将袋的四边密封并剪去一角，从缺口处加入杂交液（0.1 ml/cm²），尽量避免产生气泡，将袋中的气泡全部挤出，封口。于杂交仪中 55℃旋转孵育 2 h，以封闭该尼龙膜。在预杂交快结束时，100℃沸水浴 10 min 使 DNA 探针变性，立即置冰浴冷却 5 min。

（2）预杂交完毕后，剪去杂交袋的一角，从预杂交液中取出 1 ml 于干净试管中，加入变性的 DNA 探针（30 ng/ml），轻轻混匀后，重新将杂交液加回到杂交袋内，于杂交仪中 55℃杂交过夜。

（3）杂交结束后，用平头镊子将尼龙膜取出转移至干净的平皿内，加入 6 ml(0.2 ml/cm²) 的 1×Stringency Wash Buffer，55℃轻柔振荡漂洗 3 次，每次 15 min。

（4）弃去 Stringency Wash Buffer，加入 9 ml（0.25 ml/cm²）的 Blocking Buffer 以完全覆盖尼龙膜表面，室温下轻柔振荡漂洗 15 min。

（5）从上述 Blocking Buffer 中吸取部分溶液（3 ml）于一干净的试管中，加入 30 µl 亲和素-辣根过氧化物酶结合物（Streptavidin-HRP Mix），混匀后重新加回到剩余的 Blocking Buffer 中，室温下再轻柔振荡漂洗 15 min。

（6）将尼龙膜转移至一个新的平皿中，用 10 ml 的 1×Wash Buffer 室温下轻柔振荡漂洗 4 次，每次 5 min。

（7）洗涤完毕后，将尼龙膜转入新的平皿中，加入 10 ml（0.25 ml/cm²）的 Substrate Equilibration Buffer，室温下轻柔振荡孵育 5 min，以平衡尼龙膜的缓冲系统。

以下步骤在暗室中操作进行：

（8）将膜从 Substrate Equilibration Buffer 中取出，小心地镊取膜的边缘，并用吸水纸从另一侧将多余液体吸去。加入 2～3 ml Substrate Working Solution，使之能全部覆盖膜的表面，室温静置 5 min。

（9）将膜取出，用吸水纸在边缘吸几秒钟，但不要让膜干燥。立即将湿润的膜用保鲜膜覆盖包裹，注意操作中避免产生皱褶和气泡。将包裹好的尼龙膜置于相片盒中，其上覆盖同样大小的 X 光胶片，依据荧光强度曝光 1～5 min。

（10）将曝光好的 X 光胶片，立即放入显影液中至影像出现，取出胶片用清水洗涤，然后放入定影液中 2 min 固定影像，或者使用自动洗片机对胶片进行冲洗。最后，用凝胶成像仪扫描胶片，记录图像。

【实验结果观察】

1. 基因敲除突变株的 PCR 初步筛选：引物 Sal-F 和 Sal-R 位于基因 *salKR* 的内部，如果 *salKR* 基因被敲除，用引物 Sal-F 和 Sal-R 进行扩增便会得到阴性结果；如果仍能扩增出预期大小的产物，说明 *salKR* 基因未被敲掉。

2. 基因敲除突变株的组合 PCR 鉴定：分别于 *salKR* 基因上下游同源序列 LA 和 RA 的两外侧再设计一对引物 LU 和 RD，引物的位置如图 68-3 所示。从理论上讲，基因敲

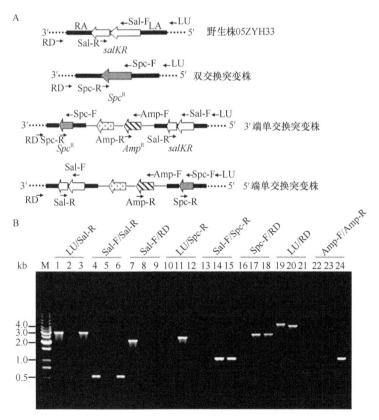

图 68-3 *salKR* 基因敲除突变株的 PCR 鉴定

A. *salKR* 编码基因重组前后染色体上各基因组织分布图；B. *salKR* 编码基因重组前后各菌株的 PCR 产物电泳（泳道 1、4、7、10、13、16、19、22 为野生株 05ZYH33 基因组模板；泳道 2、5、8、11、14、17、20、23 为双交换突变株基因组模板；泳道 3、6、9、12、15、18、21、24 为 3′端单交换突变株基因组模板）

除载体 pUC∷*salKR* 与细菌的染色体如果发生重组，将会有 3 种情况出现。第一种情况是双交换同源重组事件（double cross-over），此时 *Spc*^R 基因取代 *salKR* 基因；第二种情况是 3′端单交换重组事件（3′ single cross-over），此时整个载体 DNA 序列随着 3′端同源序列的重组而整合到细菌的染色体上；第三种情况与第二种情况相似，为 5′端单交换重组事件（5′ single cross-over），此时载体序列随着 5′端同源序列的重组而插入到细菌的基因组上。以野生株 05ZYH33 和初步筛选获得的疑似双交换突变株基因组 DNA 为模板，同时随机选择一个单交换突变株作为对照，用各引物对进行 PCR 扩增，将 PCR 产物进行琼脂糖凝胶电泳，通过结果可判断野生株、*salKR* 基因缺失的双交换突变株，以及 3′端或 5′端单交换突变株。

3. SalK/SalR 基因敲除突变株的 Southern 杂交鉴定：为进一步验证双交换突变株的正确性，再通过 Southern 杂交对各菌株染色体上 *salKR* 基因附近的序列结构进行定位分析。实验所用的 3 种探针分别为 *Spc*^R 基因、*salKR* 部分编码基因及线性化的 pUC18 质粒 DNA。结果如图 68-4 所示，在野生株 05ZYH33 基因组酶切产物中，约 4 kb 处有一条 *salKR* 探针杂交条带（图 68-4C，泳道 1），*Spc*^R 探针和 pUC18 载体探针均未出现杂交信号（图 68-4B&D，泳道 1）；而在双交换突变株中，*salKR* 探针未出现杂交信号（图 68-4C，泳道 2），而在约 3.5 kb 处出现了一条 *Spc*^R 探针杂交条带（图 68-4B，泳道 2），同时 pUC18 载体探针未出现杂交信号（图 68-4D，泳道 2），表明 *Spc*^R 基因已经通过双交换同源重组置换了 *salKR* 编码基因（图 68-4A-I）。在对照单交换突变株中，*Spc*^R 探针、*salKR* 探针和 pUC18 载体探针分别于 6 kb、4 kb 和 6 kb 左右有杂交条带出现（图 68-4B、C&D，泳道 3），说明该单交换突变株只是发生了 3′端同源序列单交换的突变株（图 68-4A-Ⅲ），从而充分证明发生了双交换同源重组事件的 *salKR* 基因敲除突变株（命名为 Δ*salKR*）。

【注意事项】

1. 进行组合 PCR 验证时，在两侧同源序列的外侧设计引物对于突变株的筛选和鉴定至关重要。

2. 在进行 Southern 印迹时，取拿滤膜时应使用平头镊子。

四、*salKR* 基因敲除突变株和野生株对宿主动物致病力的比较

基因敲除技术是通过分析突变株与野生株表型的差异来研究目的基因的相关功能，而细菌的毒力是区别致病菌与非致病菌一个最重要的表型特征。在通过筛选鉴定获得 *salKR* 基因敲除突变株之后，通过敏感动物实验分析 *salKR* 敲除前后细菌的毒力表型差异，从而了解 SalK/SalR 系统在 2 型猪链球菌致病性中的作用。

【实验材料】

1. 实验动物：长白仔猪，3 周龄。

2. 壮观霉素。

3. THB 培养基。

4. 酒精棉球、无菌注射器等。

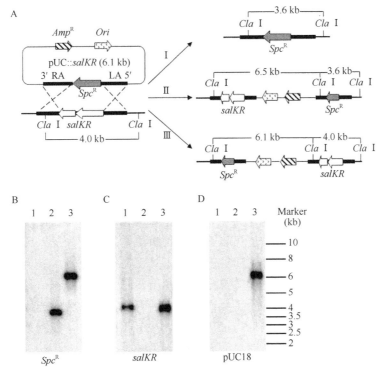

图 68-4　*salKR* 基因敲除突变株的 Southern 杂交分析

A. *salKR* 编码基因重组前后染色体上各基因组织分布图；B～D. *salKR* 编码基因重组前后各菌株的 Southern 杂交结果（B. *Spc*R 基因探针；C. *salKR* 基因探针；D. pUC18 载体探针；其中泳道 1 为野生株 05ZYH33；泳道 2 为双交换突变株；泳道 3 为 3′ 单交换突变株）

【实验方法和步骤】

1. 在 THB 平板上分别挑取 2 型猪链球菌野生株 05ZYH33 和 *salKR* 基因敲除突变株 ΔsalKR 单个菌落，于 THB 培养基中 37℃ 振荡培养至对数生长期（OD$_{600}$≈0.6）。

2. 取 400 μl 菌液（约 10^8 cfu），通过耳缘静脉注射的方法，用野生株和突变株分别攻击长白仔猪（6 头猪/菌株），密切观察感染动物的体征，比较两组动物的发病情况及存活时间有无明显差异。

【实验结果观察】

用野生株 05ZYH33 攻击长白仔猪后，动物表现出明显的 2 型猪链球菌感染症状，并于感染后 2～3 天内相继死亡；而突变株 Δ*salKR* 接种的动物没有表现出明显的感染症状，在接种后 14 天依然存活，表明突变株对宿主动物的致病能力显著低于野生株，证明 SalK/SalR 系统在 2 型猪链球菌的致病中起了重要作用。

【注意事项】

1. 通过对敲除基因进行回补，可以更有效、更精确地说明细菌特定基因的功能。

2. 在比较被感染动物发病情况和存活时间没有显著差异的情况下，可通过竞争感染实验比较突变株和野生株在动物各组织脏器中的细菌定植数量，来说明细菌致病能力的差异。

（李　明）

实验六十九　转座子技术

一、接合法转座诱变及突变株筛选

【实验目的】

1. 掌握转座子诱发细菌突变技术。

2. 通过转座子诱变弗氏枸橼酸杆菌，筛选运动突变株。

【实验原理】

转座子是一段可移动的 DNA 片段，能在细菌的染色体、质粒和噬菌体之间发生位置的改变，这种现象称为转座。转座子序列上除了有编码转座酶的基因外，还有一些选择标记基因如耐药基因。转座可以造成多种遗传学效应，如插入突变、重组、染色体畸变、切离效应等，是遗传学研究的有用工具。在插入突变、基因转导供体、基因定位标记、菌株构建、基因克隆等方面都可利用转座子进行操作，其中最重要、应用最广泛的就是作为致突变的分子工具，目前已经有很多天然转座子或者经过人工改造的转座子用于细菌学研究，包括 Tn5、Tn10、Mu 噬菌体等，在细菌学研究中发挥了重要的作用。

本实验中所采用的 Mini-Tn5 转座子是由 Tn5 转座子改造而来，用于诱导细菌突变具有明显的优势：①诱变率较高，可以在较短时间内获得大量突变株；②发生单插入性突变，不会出现多重突变，利于研究的准确性；③插入序列已知，便于定位突变基因。

【实验材料】

1. 菌株和质粒：大肠埃希菌 S17-1（λpir），弗氏枸橼酸杆菌 ATCC8090，pUT/mini-Tn5 km 质粒。

2. 卡那霉素、利福平和氨苄青霉素。

3. LB 培养基。

4. 100 mmol/L MgSO$_4$。

5. 0.45 μm 滤膜，针筒滤器。

【实验方法和步骤】

1. 双亲本滤膜接合法进行转座诱变　供体为携带 pUT/mini-Tn5 Km 质粒的大肠埃希菌 S17-1（λpir），受体为弗氏枸橼酸杆菌 ATCC8090。两种细菌分别于含相应抗生素的 LB 培养基中过夜培养。离心后，以 100 mmol MgSO$_4$ 溶液重悬并调整菌浓度。分别取 100 μl 供体菌（约 4.5×10^8 个菌体）和 200 μl 受体菌（约 1.0×10^9 个菌体），滤过于同一张 0.45 μm 无菌滤膜上，取下滤膜置于 LB 琼脂培养基表面的中央，于 37℃ 培养 10h。然后用无菌 PBS 缓冲液将滤膜上生长的菌苔洗下，以双抗 LB 平板（卡那霉素 100 μg/ml；利福平 100 μg/ml）进行选择培养。

2. 运动突变株的筛选　新鲜配制 LB 培养基平板（琼脂浓度 0.5%，补加 0.2%葡萄糖），将接合子点种于平板表面，每个平板点种 10 株，于 37℃ 培养 8 h，观察接种菌株的菌落形成情况，对菌落局限没有扩散的菌株进一步筛选，每个平板只点种 3 株。对第 2 次筛选仍无典型扩散的菌株，收集于双抗 LB 平板上保存。

【实验结果观察】

通过筛选可以获得多个不能运动的突变株,这些突变株在半固体平板形成的菌落局限,与野生株的扩散菌落形成鲜明对比。

【注意事项】

筛选时,同一平板接种的突变株不宜太多,且应随时观察,防止有些突变株扩散过大,造成污染。

二、突变株突变基因序列的扩增和测序定位

【实验目的】

1. 反向 PCR 法对突变株的突变基因进行扩增。

2. 对序列进行测序和检索分析。

【实验原理】

反向 PCR 是对常规 PCR 方法最早的扩展,该方法要在实验前确定能产生合适长度片段(用以环化并扩增)的限制性内切核酸酶,这一确定过程需要多种限制酶单独或组合起来进行酶切,再以特异性探针做 Southern blot 以确定目的片段的长度是否合适。

在本实验中省略了选择限制酶的步骤,直接采用 *Taq* I 限制酶进行实验,这是基于以下两个原因:①插入的转座子序列经 *Taq* I 酶切后能产生包括完整 5′端的一条 1099 bp 碱基片段和多个小片段,这个 1099 bp 片段的长度能够满足设计两条合适的特异性引物,对其环化后的产物进行扩增,扩增的产物包括 5′端上游的待测基因片段;② *Taq* I 限制酶 4 个碱基的限制酶酶切位点是非常常见的(从理论上讲,约 256 bp 中可能存在一个位点),因而,靶序列上也可能存在一个这样的酶切位点,且与转座子序列的距离合适。

【实验材料】

1. 弗氏枸橼酸杆菌 ATCC8090 转座突变株均为群集运动缺陷。

2. 细菌培养均采用 LB 培养基。

3. PCR 试剂盒、引物、*Taq* I 内切酶、T4 连接酶。

4. 酚/氯仿/异戊醇,乙醇、TE 缓冲液等。

5. PCR 仪。

【实验方法和步骤】

1. 反向 PCR 扩增突变基因的部分序列。

(1)以 CTAB 法提取弗氏枸橼酸杆菌转座突变株的基因组 DNA,以 *Taq* I 完全酶切,酚/氯仿/异戊醇抽提,乙醇沉淀,溶解于 50 μl TE 中。

(2)T4 连接酶连接:为了选择某一比较有利于形成单体环的稀释度,每一样品分两个浓度管,分别取 0.2 μl、5 μl 的上述酶切产物,组成 50 μl 连接体系。连接产物进行酚抽提,乙醇沉淀 DNA,并以 10 μl TE 溶解。

(3)PCR 反应:分别取上述两种浓度连接产物 4 μl 作为模板进行 PCR 反应。引物如下:

pF: 5′-GGAGAGGCTATTCGGCTATG-3′

pR: 5′-GTAAGGTGATCCGGTGGATG-3′

30 个循环（94℃ 40 s，50℃ 30 s，72℃ 2 min）；72℃ 15 min。

（4）取 2 μl 反应产物，于 2%琼脂糖凝胶上电泳，估计产物分子质量。取 PCR 产物 30 μl 送测序公司测序，将引物 pR 作为测序引物。

2. 对获得的序列进行相似性检索以确定突变基因，于 NCBI 网站上进行相似性比较，获得突变基因信息。

【实验结果观察】

1. 获得突变基因的部分序列。

2. 对其进行相似性检索可以确定该序列为何基因。

（丛延广）

实验七十　荧光定量 PCR

【实验目的】

1. 了解细菌 RNA 的提取方法。
2. 了解 Real-time PCR 的基本原理及 Ct 值的含义。
3. 掌握 SYBR Green 染料法 Real-time PCR 技术的基本操作方法。
4. 掌握 Real-time PCR 定量的计算方法。

【实验原理】

目前，定量 PCR 已经从基于凝胶的低通量分析发展到高通量的荧光分析技术，即实时定量 PCR（real-time PCR）。实时荧光定量 PCR 技术于 1996 年由美国 Applied Biosystems 公司推出，由于该技术不仅实现了 PCR 从定性到定量的飞跃，而且与常规 PCR 相比，它具有特异性更强、有效解决 PCR 污染问题、自动化程度高等特点，因此被应用到生命科学研究的各个领域，如基因的差异表达分析、SNP 检测、等位基因的检测、药物开发、临床诊断、转基因研究等。

在 Real-time PCR 技术的发展过程中，定量 PCR 仪的发展起了至关重要的作用。1995 年，美国 PE 公司成功研制了 Taqman® 技术，1996 年推出了首台荧光定量 PCR 仪检测系统，通过检测每个循环的荧光强度，通过 Ct 值（循环阈值）进行数据分析，从此荧光定量 PCR 技术获得了广泛的应用。常见的定量 PCR 仪有 ABI7000、StepOnePlus™、CFF96 等系列。一般来讲，实时荧光定量 PCR 仪主要由样品载台、基因扩增热循环组件、微量荧光检测光学系统、微电路控制系统、计算机及应用软件组成。其中，基因扩增热循环组件的工作原理与传统基因扩增仪大致相同。微量荧光检测系统由荧光激发光学部件、微量荧光检测部件、光路、控制系统组成。常见的荧光激发方式有两种：卤钨灯和 LED。在实时 PCR 扩增过程中，荧光信号被收集，转化为扩增和溶解曲线，具体的数据就是基线、荧光阈值和 Ct 值。

Real-time PCR 是通过对 PCR 扩增反应中每一个循环产物荧光信号的实时检测从而实现对起始模板定量及定性的分析。在实时荧光定量 PCR 反应中，引入了一种荧光化学物质，随着 PCR 反应的进行，PCR 产物不断积累，荧光信号强度也等比例增加。每经过一个循环，收集一个荧光强度信号，这样就可以通过荧光强度变化检测产物量的变化，从而得到一条荧光扩增曲线。最后通过标准曲线对未知模板进行定量分析。实时荧光定量 PCR 常用的检测方法有 SYBR Green 荧光染料法和 Taqman 探针法。

（一）SYBR Green 荧光染料法

SYBR Green 法是在反应体系中加入 SYBR Green 染料分子，利用 SYBR Green 分子产生的荧光信号来进行样品定量分析。SYBR Green I 是一种与 DNA 双链小沟结合的染料分子，最大的吸收波长约为 497 nm，最大发射波长约为 520 nm。在 PCR 反应体系中，加入一定量的 SYBR Green 荧光染料，该染料特异性地掺入 DNA 双链后，发射荧光信号，而没有掺入链的 SYBR Green 荧光分子不会发射荧光信号，从而保证荧光信号的增加与 PCR 产物的增加完全同步，由此用于扩增产物的检测。

由于 SYBR Green I 可以与所有的 DNA 双链结合，不必因模板不同而特别定制，因此具有无需设计、合成探针、实验成本较低、操作简单、灵敏度高等优点。然而，由于 SYBR Green 与双链 DNA 的结合只具有结构特异性而不具有序列特异性，除了与特异性的靶序列扩增产物结合外，还能与在 PCR 扩增过程中的形成的引物二聚体、非特异性扩增产物结合，从而造成特异性扩增效率的降低、结果的不准确。因此，采用该方法对于引物的设计及实验条件的优化要求很高，应力争在反应过程中没有非特异性产物的扩增。同时由于该方法的上述特点，故不能用于多重定量 PCR 的分析。

SYBR Green 染料法引物设计应掌握如下的基本原则：

（1）PCR 扩增产物范围 100～400 bp，扩增片段中避免出现大量的二级结构。

（2）引物的 GC 含量为 30%～80%，最佳的范围为 50%～60%。

（3）引物的 T_m 值范围为 62～67℃，上、下游引物的 ΔT_m 值小于 2℃。

（4）引物序列中避免出现连续 4 个相同的碱基。

（5）避免引物本身或引物间形成二级结构，在引物 3′端的最后 5 个碱基中避免出现 2 个以上的 G 或者 C。

（6）引物设计时，最好将上、下游引物置于不同的外显子区域，其间最好含有较大的内含子，这样可有效地减少基因组 DNA 对扩增产物的影响。

（7）利用 BLAST 或者其他引物设计软件可对引物的特异性进行检查。

（8）除了设计合成目标基因的引物，还要同时合成内参的引物，常用的内参基因如 β-actin、三磷酸甘油醛脱氢酶（gapdh）和 18S rRNA 等的基因。

（二）Taqman 探针法

Taqman 探针法是最早用于定量的方法。在 PCR 扩增时加入一对引物的同时加入一个特异性的荧光探针，该探针为一寡核苷酸，在探针的 5′端标记一个荧光报告分子（report，R），3′端标记一个荧光淬灭分子（quencher，Q）。没有扩增反应时，探针保持完整，荧光报告分子和荧光淬灭分子同时存在于探针上，无荧光信号的释放，随着 PCR 反应的进行，*Taq* DNA 聚合酶在链延伸过程中遇到与模板结合着的荧光探针，其 5′→3′ 外切核酸酶就会将该探针逐步切断，荧光报告基团一旦与淬灭基因分离，便会产生荧光信号而被荧光信号检测系统所接收。每扩增一条 DNA 链，就有一个荧光分子形成，实现了荧光信号的积累与 PCR 产物的形成完全同步。

Taqman 探针法中探针设计的基本原则如下：

（1）首先确定探针的位置与序列再设计相对应的引物。

（2）探针的 GC 含量为 30%～80%，最佳范围为 40%～60%。

（3）探针的 T_m 值比上、下游引物的 T_m 值高 10℃。

（4）探针 5′端的第一个碱基不能是 G。

（5）探针 5′端的第一个碱基的距离与上、下游引物的 3′端最后一个碱基的距离控制在 1～10 bp 范围内。

（6）探针的序列中避免连续 3 个以上相同的碱基，尤其是 G。

（7）避免探针本身或探针与引物间形成大量的二级结构。

在 Real-time PCR 数据分析过程中重要的参数——基线（baseline）是指在 PCR 过程中检测到的 3~15 个循环的荧光信号，值得注意的是，在同一个反应中针对不同的基因需要单独设置基线。阈值（threshold）可以手动设置和自动设置，自动设置时阈值是指基线荧光信号标准偏差的 10 倍，手动设置时阈值表示在指数扩增期，刚好可以清楚地看到荧光信号明显增强。当荧光信号大于阈值时，可以肯定是由于 PCR 的扩增使得荧光信号强度得以测量。Ct 值也称为循环阈值，C 代表 Cycle，t 代表 threshold。Ct 值的含义是：每个反应管内的荧光信号到达设定阈值时所经历的循环次数，也可以理解为扩增曲线与阈值线交点所对应的横坐标，是一个没有单位的参数。在定量分析的时候，Ct 一般取 15~35，太大或者太小都会导致定量的不准确。经数学证明，Ct 值与模板 DNA 的起始拷贝数成反比。利用已知起始拷贝数的标准品可作出标准曲线，其中横坐标代表起始拷贝数的对数，纵坐标代表 Ct 值。这样只要获得未知样品的 Ct 值，即可从标准曲线上计算出该样品的起始拷贝数。

Real-time PCR 具有以下优点：①采用对数期分析，摒弃终点数据，定量更加准确；②特异性强，灵敏度高；③封闭反应，无需 PCR 后处理；④定量范围宽，可达 10 个数量级；⑤仪器在线式实时检测，结果直观，避免人为判断；⑥可实现一管双检或多检；⑦操作安全，缩短时间，提高效率。Real-time PCR 是目前进行 mRNA 水平定量分析最常用和公认的方法。

Real-time PCR 分为一步法和两步法。一步法即 cDNA 合成与 PCR 反应在同一缓冲液及酶中进行，一步完成。该法能克隆微量的 mRNA 而不需要构建 cDNA 文库，且快速、简便、敏感、不易污染；二步法首先用反转录酶合成 cDNA，然后以 cDNA 为模板进行反应。该方法在同一管中扩增两个引物，减少人为误差，将 RNA 转为 cDNA，易于保存，整个过程较一步法的费用便宜。

下面以 SYBR Green I 染料法检测细胞壁合成的相关基因 *pbpB*、*glmU*、*murG* 在金黄色葡萄球菌 CY001 及 CY002 中表达水平为例介绍 Real-time PCR 的方法。

【实验材料】

1. Tripure。

2. 无 RNase 的 TE Buffer。

3. 氯仿。

4. 异丙醇。

5. 乙醇。

6. DEPC 水。

7. Dnase。

8. PrimeScript RT Reagent Kit。

9. SYBR Premix Ex TaqII。

10. ABI 7000 Real-time PCR 仪。

11. 无 RNase 的 EP 管、枪头等。

【实验方法和步骤】

（一）金黄色葡萄球菌总 RNA 的提取

本实验采用罗氏公司的 TriPure 法提取金黄色葡萄球菌 RNA。

1. 将过夜培养的金黄色葡萄球菌 1∶100 接种至 2 ml 新鲜的 TSB 培养基中，37℃、200 r/min 培养 6 h 至对数生长早期。

2. 取 1 ml 培养产物至 1.5 ml 无 RNase 的 EP 管中，10 000 g 离心 1 min，弃上清。

3. 加入 0.1 ml 无 RNA 酶的 TE Buffer，同时加入 10 μl（1 mg/ml）溶葡萄球菌素，重悬细菌，37℃水浴溶菌 1 h，至重悬菌液完全澄清。

4. 加入 1 ml TriPure 试剂，迅速剧烈振荡混匀，冰浴 20 min。

5. 加入 0.2 ml 氯仿剧烈振荡 15 s，4℃、15 000 g 离心 5 min。

6. 取无色透明上清约 400 μl 至新的无 RNase EP 管中，加入等体积的异丙醇，振荡混匀，4℃、15 000 g 离心 20 min。

7. 弃上清，加入 1 ml 冰预冷的 75%乙醇，混匀，4℃、15 000 g 离心 5 min。

8. 弃上清，加入 1 ml 无水乙醇，4℃、15 000 g 离心 5 min。

9. 弃上清，晾干，加入 50 μl 无 RNase 的水溶解沉淀。

10. 取 1 μl 提取物行 1%琼脂糖凝胶电泳，1 μl 进行核酸定量仪检测。

（二）总 RNA 痕量基因组污染去除

由于原核细菌细胞的遗传物质中没有内含子，所以进行 Real-time PCR 时，无法通过引物设计等方法忽略 RNA 中基因组的污染，所以对细菌 RNA 抽提的最后产物需要再进行一次基因组的去除。

总 RNA 痕量基因组污染去除反应体系：

10×Buffer	1 μl
DNase	1 μl
Total RNA	2.5 μg
RNase Free ddH$_2$O	补充至 10 μl

反应条件：37℃水浴 30 min，立即将产物置于冰上，每管加 RQ1 DNase Stop Solution 1 μl，再于 65℃灭活 10 min。

（三）RNA 琼脂糖凝胶电泳

1. 称取琼脂糖 0.5 g 放入三角瓶中，向其中加入 50 ml 1×TAE 缓冲液，在微波炉中融化，待冷却至 60℃左右后，加入 3 μl Goldview 核酸染料，倒入凝胶板上凝固 30 min。

2. 取 RNA 样品 3 μl，与 1 μl 10×Loading Buffer 上样缓冲液混匀，加入到凝胶加样孔中。

3. 120 V 电压，电泳 15 min，在凝胶成像仪下观察 RNA 的提取情况及是否有 DNA 的污染。

（四）RNA 反转录为 cDNA

对上一步去除了痕量基因组污染的总 RNA，通过普通的 PCR 扩增，检测总 RNA

中是否还有基因组污染，合格后进行逆转录合成 cDNA。本实验用 TaKaRa 的 PrimeScript RT Master Mix Perfect 试剂盒进行逆转录反应，反应体系如下：

5×PrimeScript Buffer	2 μl
PrimeScript Enzyme Mix I	0.5 μl
Oligo Dt Primer（50μmol/L）	0.5 μl
Random 6 mers（100μmol/L）	0.5 μl
Total RNA	500 ng
RNase Free ddH₂O	补充至 10 μl

反应条件：37℃ 60 min，85℃ 5 s。

（五）引物的设计与合成

Real-time PCR 引物设计与常规的 PCR 引物设计的原则基本相同，需特别注意的是，为了尽可能使 PCR 扩增的效率达到 100%，因此 Real-time PCR 扩增产物的长度一般小于 400 bp，在设计引物的时候尽可能将产物的长度控制得短些。SYSB Green 法引物设计的基本原则如前所述，引物的设计如下：

基因名称	引物序列（5′→3′）	产物大小/bp
pta	TCCTGCGACAAGTGAATTGAA	198
	AAAGCTGGACGCACAGTGTCT	
pbpB	GCACCTGCTTTTACCGAAGC	190
	GTGCGCCATGTTCGTAGAAACG	
murG	ACTTCCTAAGCTTCCACCCATAACA	227
	CTGACTTAACACCAGGATTAGCGA	
glmU	GCAACGCAAGCTGAAAAGGA	196
	TACACTTCTACGATGCCGCC	

（六）Real-time PCR 检测基因的表达水平

由于 RNA 纯化后得率不同、RNA 反转录为 cDNA 的效率不同，以及用于定量分析的初始样品浓度不同等客观因素，因此，在进行基因表达调控研究时都会用一些持家基因来标准化，以矫正因样品初始浓度的不同而造成的差异。在真核细胞中常用的持家基因有 β-actin、gapdh、18S rRNA 等，在金黄色葡萄球菌中我们选取持家基因 *pta* 作为内参。

1. 使用 TaKaRa 的 SYBR Premix Ex TaqII（Prefect Real-time）试剂盒，在冰上配制反应体系。

SYBR Premix Ex Taq II（2×）	10 μl
PCR Forward Primer（10μmol/L）	0.8 μl
PCR Reverse Primer（10μmol/L）	0.8 μl
Template（＜100 ng）	2 μl
ddH₂O	6.4 μl
Total	20 μl

2. 设置 PCR 反应程序。

第一步：预变性

　　　Reps:　　1

　　　95℃　　30 s

第二步：PCR 反应

　　　Reps:　　40

　　　95℃　　5 s

　　　57℃　　15 s

　　　72℃　　20 s

第三步：溶解度曲线程序设置如下：

　　　95℃　　5 s

　　　72℃　　1 min

　　　95℃　　30 s

　　　30℃　　1 min

【实验结果观察】

1. RNA 琼脂糖凝胶电泳结果：原核生物细菌中 RNA 的种类包括 23S、16S、5S 三种（图 70-1）。一般认为 23S、16S 条带明亮、边缘清晰，并且 23S 的亮度是 16S 条带的两倍以上，则 RNA 的质量较好。

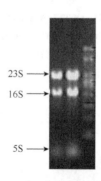

图 70-1　金葡菌 CY001 和 CY002 的 RNA 电泳结果

2. 熔点曲线分析：利用荧光染料可以指示双链 DNA 熔点的性质，通过熔点曲线分析可以识别扩增产物和引物二聚体，因此可以非特异性扩增，进一步还可以实现单色多重测定。

熔点曲线全部为单峰表示为特异性扩增。

一般而言，荧光扩增曲线可以分成三个阶段：荧光背景信号阶段、荧光信号指数扩增阶段和平台期，其形状是一条平滑的 S 型曲线。如果荧光信号背景信号阶段出现很多拐点，可能的原因是体系未混匀或者存在固态杂质；如果向下探头后又很快抬头然后又向下探头，可能的原因是体系模板量太高，建议模板稀释后再用；如果引物二聚体存在，则阴性对照会出现抬头现象，这在 Real-time PCR 中很难避免；如果阴性对照的溶解曲线出现和样品中同样的峰，说明体系配制中存在污染，则实验结果不可用。

3. Ct 值计算：在 Real-time PCR 的过程中，靶序列的扩增与荧光信号的检测同时进行，定量 PCR 仪全程采集荧光信号，实验结束后分析软件自动按数学计算法扣除荧光本底并设定阈值，从而得到每个样品的 Ct 值。Ct 值与样品中起始模板的拷贝数的对数成线性反比关系（$y=ax+b$，x 代表起始模板拷贝数，y 代表 Ct 值）。

4. 定量计算：对于 Real-time PCR 结果的定量分析，可以是绝对定量或相对定量。采用绝对定量的方法需要使用标准品（已知起始拷贝数的样品）建立标准曲线，建立 Ct 值与样品起始模板拷贝数的对数之间的线性关系，从而通过实验后样品的 Ct 值得出起始模板。而相对定量不关心每个样品中目的基因的表达产物（mRNA）的具体拷贝数，而关注目的基因在不同细胞类型、不同发育周期等条件下不同的转录效率，即基因的表达差异，计算的是一定样本中靶序列相对于另一个参照样本的量的变化。

【注意事项】

1. 对于一个 Real-time PCR，实验材料的处理和准备、引物的设计至关重要。在 RNA 的提取过程中，整个操作过程要戴口罩及一次性手套，并尽可能在低温下操作，尽量避免 RNA 的降解，保持 RNA 的完整性。实验过程中所用到的 EP 管、枪头都要用 0.1% 焦磷酸二乙酯（DEPC）水处理 12 h 以上，保证没有 RNase 污染。

2. 在配制 PCR 体系时，先配制成 Mix，cDNA 模板最后加。Real-time PCR 过程中一定要设内参。

（彭华刚）

实验七十一　菌　群　分　析

【实验目的】

掌握变性梯度凝胶电泳（DGGE）的基本原理、实验方法及其在菌群分析中的用途。

【实验原理】

变性梯度凝胶电泳（denatured gradient gel electrophoresis，DGGE）是一种根据 DNA 溶解性质，即在不同浓度的变性剂中解链行为的不同而导致电泳迁移率发生变化，从而将片段大小相同而碱基组成不同的 DNA 片段分开的电泳技术。

DGGE 最初是 Fischer 和 Lerman 等于 1979 年发明的，早期主要用来检测 DNA 片段中的点突变。Muyzer 等在 1993 年首次将其应用于微生物群落结构研究。后来又发展出其衍生技术——温度梯度凝胶电泳（temperature gradient gel electrophoresis，TGGE）。DGGE 技术能够快速、准确地鉴定微生物种群，被广泛用于微生物分子生态学研究的各个领域。

（一）原理

特定的 DNA 片段特有的序列组成决定了其变性时的解链区域和解链行为。当变性剂浓度逐渐增加（或温度升高）到相当于 DNA 片段低熔点区的 T_m 值时，该区域内的双螺旋结构发生解链，而高熔点区仍为双链；当变性剂浓度继续增加，其他解链区域依次解链，直到双链 DNA 完全解链。不同的 DNA 片段解链区域及各解链区域的 T_m 值不同，进行 DGGE/TGGE 时，起初变性剂浓度较小，双链 DNA 片段最低 T_m 值的解链区域也不会解链，DNA 片段的迁移行为与聚丙烯酰胺凝胶中一致。但 DNA 片段迁移到特定位置，其变性剂浓度刚好能使双链 DNA 片段最低的解链区域解链时，该温度最低的解链区域立即发生解链，在胶中的迁移速率急剧降低。因此，长度相同但序列不同的 DNA 片段会在胶中不同位置处达到各自最低解链区域的 T_m 值，从而在胶中被区分开来。

T_m 值的改变取决于 DNA 序列，即使一个碱基的变化就可引起 T_m 值的升高或降低。因此，DGGE 可以检测 DNA 分子中单碱基的替代、移码突变，以及少于 10 个碱基的缺失突变。然而，一旦变性剂浓度相当于 DNA 片段高熔点区域的 T_m 值时，DNA 完全解链成为单链 DNA 又能在胶中继续迁移。如果不同 DNA 片段的差异发生在最高熔点区域时，这些片段就无法被区分开来。在 DNA 片段的一端加入一段富含 GC 的 DNA 片段（GC clamp，一般 30~50 bp）可以解决这个问题。含有 GC 夹子的 DNA 片段的最高解链区域在 GC 夹子这一段序列处，可以防止 DNA 片段在 DGGE/TGGE 胶中完全解链，因此，DGGE 的突变检出率可提高到接近于 100%。

（二）电泳形式

DGGE/TGGE 有垂直电泳和水平电泳两种电泳形式。前者是指变性剂梯度或温度梯度的方向和电泳方向垂直；后者是指两个方向是平行的。在分析微生物群落的 PCR 扩增产物时，一般先用垂直电泳来确定一个大概的变性剂范围或温度范围。垂直电泳中，胶从左到右是变性剂梯度或温度梯度，左侧变性剂浓度或温度低，DNA 片段是双链形式，因此沿着电泳方向一直迁移。在胶的另一边，由于变性剂浓度或温度高，DNA 一进入胶立刻就发生部分解链，因此迁移很慢。在胶的中间，DNA 片段有不同程度的解链。在变性剂浓度或温度临界于 DNA 片段最低的解链区域时，DNA 的迁移速率有急剧的变化。因此，DNA 片段在垂直胶中染色后呈 S 型曲线。根据垂直电泳确定的范围，再用水平电泳来对比分析不同的样品。在用水平电泳分析样品之前，先要优化确定电泳所需时间。一般采用时间间歇（time travel）的方法，即每隔一定时间加一次样品，从而使样品的电泳时间有一个梯度。根据这个结果，确定最佳的电泳时间。

【实验材料】

1. PCR 引物。16S rRNA V4 区引物：Bac1（5′–CGC CCG CCGCGC CCC GCG CCC GTC CCG CCG CCC CCG CCC GAC TAC GTG CCA GCA GCC–3′）和 Bac2（5'-GGA CTA CCA GGG TAT CTA ATC C–3′）。其中，上游 Bac1 引物是在引物 5′-ACTACGTGCCAGCA GCC-3′基础上加上 40 bp 的 GC clamp 而成。Bac1 对应 *E. coli* 的 16S rRNA 509～525 bp 位置，Bac2 对应 784～805 bp，产物约 300 bp。

2. PCR 扩增试剂。

3. 50×TAE 缓冲液：称取 Tris 碱 242.0 g、冰乙酸 27.1 ml、0.5 mol/L EDTA（pH 8.0）100 ml，加超纯水后定容 1000 ml，室温保存。

4. 40%丙烯酰胺/甲叉双丙烯酰胺（37.5∶1）：称取丙烯酰胺 38.93 g、甲叉双丙烯酰胺 1.07 g，加超纯水后定容 100 ml，用 0.22 μm 滤器过滤后装入棕色瓶，4℃保存，1 个月内用完。

5. 40%变性剂储存液：量取 40%丙烯酰胺/甲叉双丙烯酰胺溶液 20 ml，量取 50×TAE 缓冲液 2 ml，量取去离子水 78 ml，定容至 100 ml，用 0.22 μm 滤器过滤后装入棕色瓶，4℃保存、备用，1 个月内用完。

6. 100%变性剂储存液：量取 40%丙烯酰胺/甲叉双丙烯酰胺溶液 20 ml，量取 50×TAE 缓冲液 2 ml，称取尿素 42.0 g，量取去离子甲酰胺 40 ml，充分搅拌、溶解后加去离子水至 100 ml，用 0.22 μm 滤器过滤后装入棕色瓶，4℃保存，1 个月内用完。使用时，37℃ 水浴溶解全部结晶。其他浓度（X）变性剂配方，TAE 和水的加入量与 100%变性剂一样，甲酰胺 $40×X$ml，尿素 $42×X$ g。

7. 10%过硫酸铵（APS）：称取过硫酸铵 0.3 g，量取去离子水 3 ml，充分溶解后，使用 0.22 μm 滤器过滤，4℃保存、–20℃可保存 1 周。

8. 2×DGGE 上样缓冲液：2%溴酚蓝 0.25 ml+2%二甲苯青 0.25 ml+100%甘油 7.0 ml+超纯水 2.5 ml，室温保存。

9. 1×TAE Running Buffer：50×TAE 缓冲液 140 ml，加入去离子水 6860 ml，室温保存。

10. DGGE 胶固定液：量取冰乙酸 10 ml，量取无水乙醇 200 ml，量取超纯水 40 ml，即成 8×固定液，使用前稀释为 1×固定液。

11. DGGE 胶银染液：量取 25ml 8×固定液，称取 0.40 g AgNO$_3$，加入 175 ml 超纯水，混匀即可。

12. DGGE 胶显影液：称取 NaOH 0.375 g，加入 250 ml 超纯水混匀，使用前加入 500 μl 甲醛。

13. 琼脂糖。

14. PCR 扩增仪；电泳仪；电泳槽；紫外透射仪；移液器，移液器洗头，PCR 管，EP 管；高速离心机；变性梯度凝胶电泳仪；凝胶成像及分析系统。

【实验方法和步骤】

1. 菌群基因组 DNA 的提取与纯化。见其他章节。

2. 目标片段的 PCR 扩增：50 μl 体系，模板 DNA 约 20 ng。两步法 PCR：95℃ 10 min；95℃ 1 min，66℃ 1 min；40 个循环；最终 66℃ 10 min。

3. 将海绵垫固定在制胶架上，把类似"三明治"结构的制胶板系统垂直放在海绵上方，用分布在制胶架两侧的偏心轮固定好制胶板系统，注意一定是短玻璃的一面正对着自己。

4. 共有三根聚乙烯细管，其中两根较长的为 15.5 cm，短的一根长 9 cm。将短的那根与 Y 形管相连，两根长的则与小套管相连，并连在 30 ml 的注射器上。

5. 在两个注射器上分别标记"高浓度"与"低浓度"，并安装上相关的配件，调整梯度传送系统的刻度到适当的位置。

6. 反时针方向旋转凸轮到起始位置。为设置理想的传送体积，旋松体积调整旋钮。将体积设置显示装置固定在注射器上并调整到目标体积设置，旋紧体积调整旋钮。例如，16 cm×16 cm gels（1 mm thick）：设体积调整装置到 14.5 ml。

7. 配制两种变性浓度的丙烯酰胺溶液到两个离心管中。

8. 每管加入 18 μl TEMED、80 μl 10% APS，迅速盖上并旋紧帽后上下颠倒数次混匀。用连有聚乙烯管标有"高浓度"的注射器吸取所有高浓度的胶，对于低浓度的胶操作同上。

9. 通过推动注射器推动杆小心赶走气泡并轻柔地晃动注射器，推动溶液到聚丙烯管的末端。注意不要将胶液推出管外，因为这样会造成溶液的损失，导致最后凝胶体积不够。

10. 分别将高浓度、低浓度注射器放在梯度传送系统的正确一侧固定好，注意这里一定要把位置放正确，再将注射器的聚丙烯管同 Y 形管相连。

11. 轻柔并稳定地旋转凸轮来传送溶液，在这个步骤中最关键的是要保持恒定匀速且缓慢地推动凸轮，以使溶液恒速的被灌入到"三明治"式的凝胶板中。

12. 小心插入梳子，让凝胶聚合大约 1h，并把电泳控制装置打开，预热电泳缓冲液到 60℃。

13. 迅速清洗用完的设备。

14. 聚合完毕后拔走梳子，将胶放入到电泳槽内，清洗点样孔，盖上温度控制装置使温度上升到 60℃。

15. 用注射针点样。

16. 电泳（200 V，5 h）。

17. 电泳完毕后，先拨开一块玻璃板，然后将胶放入盘中。用去离子水冲洗，使胶和玻璃板脱离。

18. 倒掉去离子水，加入 250 ml 固定液（10% 乙醇，0.5% 冰乙酸）中，放置 15 min。

19. 倒掉固定液，用去离子水冲洗两次，倒掉后加入 250 ml 银染液（0.2% $AgNO_3$，用之前加入 200 μl 甲醛）中，放置在摇床上摇荡，染色 15 min。

20. 倒掉银染液，用去离子水冲洗两次，倒掉后加入 250 ml 显色液（1.5% NaOH，0.5% 甲醛）显色。

21. 待条带出现后拍照。

22. 切胶回收：用 Quantity One 对图谱进行分析。

23. 进行 Sanger 测序。

【实验结果观察】

目前很多凝胶分析软件都可以对 DGGE 图谱中的条带位置和强度进行简单分析，如 Gel2Pro Analyzer、Quantity One 和 ImageTool 等软件。DGGE 图谱可以作为一个多元变量数据，因此可以应用多元变量的统计学方法分析。应用这些统计学方法对不同微生物群落样品的 DGGE 结果进行分析，可以研究群落之间的相互关系。目前，主成分分析（principal component analysis，PCA）和偏最小二乘法（PLS）在 DGGE 图谱分析中应用较多。

【注意事项】

1. DGGE 实验中部分试剂含有毒性，如丙烯酰胺、甲叉双丙烯酰胺等，需严格操作，做好个人安全防护，戴好手套、口罩。

2. DGGE 准备工作：配制试剂时要用去离子水，可配制不同梯度的变性溶液备用，注意变性溶液中大颗粒的过滤及脱气。制胶洗膜时用的各个容器要用去离子水洗涤干净，以防止氯离子污染。灌胶前准备好所有需要的东西，试剂、枪头，甚至物品摆放的位置。制胶是实验的关键，在往玻璃板中灌胶时要匀速地转动滑轮，将凝胶液匀速地灌入玻璃板。灌胶后立刻清洗注射器，以防丙烯酰胺凝固，堵塞管子。

3. 电泳：上样的胶孔要用去离子水冲洗干净并吸干。PAGE 胶装入电泳支架时注意用去离子水润滑橡胶垫。装入后在胶孔中加入缓冲液。上样时，上样器要深入胶孔底部。尽量在同一个胶上比较所有样品，每一个胶上要有 Marker。将胶放入电泳槽中时注意正负极。建议低电压电泳一段时间，在样品完全进入胶中之后再升电压。

4. 剥胶与染色：停止电泳后，注意把电泳仪调零，再关闭电源。剥胶需要细致，用去离子水和保鲜膜。染色前做好胶样品顺序的标记。

5. 图像的采集和条带的回收：注意紫外线照射条件下操作的安全，尽量减少 DNA 在紫外线下的照射时间，将不同长度目标片段从切胶条带中回收。回收条带的 DNA 在 PCR 扩增后一定要克隆。确认克隆与母条带可以跑到同一个位置后，再送去测序。每个条带至少测 3 个克隆。

（沈　伟）

附　　录

微生物学实验室常用的试剂

一、常用染色液的配制

细菌染色主要使用碱性染料，如结晶紫、美蓝、碱性复红等，常先配制成饱和原液，以便于保存。一般情况下，用乙醇配制的饱和染液更稳定。但饱和原液不能直接用于细菌染色，实际应用时需用蒸馏水稀释成工作浓度后使用。

（一）饱和原液配制法

配制时按附表-1 所示溶解度加入 120%用量，充分振荡后，静置 1～2 天；见瓶底稍有未溶解的沉淀，显示此液已饱和，即可滤过使用，未溶解的沉淀残渣保留于瓶中。有时为了增强染液的染色力，常在染液中加入碱类、碳酸、硼砂、鞣酸等。

附表-1　常用染料在 100 ml 水或乙醇内的溶解度

染料名称	100 ml 水中溶解量/g	100 ml 95%乙醇中溶解量/g
美蓝（methylene blue，chloride）	3.55	1.48
结晶紫（crystal violet，chloride）	1.68	13.87
甲基紫（methyl violet）	2.93	15.21
碱性复红（basic fuchsin，New）	1.13	3.20
伊红 Y（eosin Y，Na-salt）	44.20	2.18
孔雀绿（malachite green，oxalate）	7.60	7.52
俾斯麦褐（bismark brown Y）	1.36	1.08
沙黄（safranin）	5.45	3.41
甲苯胺蓝（toluidine blue，Y）	3.82	0.57

（二）常用染液、媒染剂、脱色剂的配制

1. 吕氏碱性美蓝液：取美蓝乙醇饱和原液 30 ml，加 1% KOH 1 ml 及蒸馏水 100 ml，混匀。该液可长期储存，且陈旧储存液较新配制液染色效果更佳。

2. 碳酸复红液：1 份碱性复红乙醇饱和液加 9 份 5%碳酸水溶液。

3. 稀释碳酸复红液：将碳酸复红液加蒸馏水稀释 10 倍即可。

4. 沙黄液：取沙黄乙醇饱和原液用蒸馏水稀释 10 倍。

5. 革兰染色液：①结晶紫：1 份结晶紫乙醇饱和原液加 4 份 1%草酸铵溶液；②革兰碘液：将 2 g 碘化钾溶解在 5～10 ml 蒸馏水中，再加入碘片 1 g，完全溶解后用蒸馏水定容至 300 ml；③95%乙醇；④复染液：稀释碳酸复红或沙黄液。

染液配成后均需用滤纸过滤，避光保存；使用时盛于带滴管有色小瓶中。

二、常用培养基的制备

1. 肉膏汤培养基

（1）成分：牛肉膏 3 g，蛋白胨 10 g，氯化钠 5 g，水 1000 ml。

（2）制法：配制后加热溶解，调 pH 至 7.4～7.6；分装，103.4 kPa（15 磅）灭菌 20 min。

（3）用途：制作肉汤管、普通琼脂、血液琼脂等基础培养基用。

2. 普通（营养）琼脂培养基

（1）成分：肉膏汤（或肉浸液等）100 ml，葡萄糖 1 g，琼脂 2 g。

（2）制法：（10 磅）灭菌 20 min，冷至 60℃左右制成平板或斜面。

（3）用途：分离细菌、药敏实验、倾注培养、制作血琼脂培养基等。

3. 半固体培养基

（1）成分：肉膏汤 100 ml，琼脂 0.4～0.5 g。

（2）制法：（10 磅）灭菌 20 min，分装于无菌试管中，约 3 cm 高。

（3）用途：保存菌种、观察细菌动力用。

4. 血液琼脂培养基

（1）成分：营养琼脂 100 ml，脱纤维或抗凝之羊血或兔血 5～10 ml。

（2）制法：将营养琼脂隔水煮沸溶解，冷至 50℃左右，无菌操作加入血液，轻轻摇匀（尽量避免产生气泡），倾注无菌平皿或试管内制成斜面。凝固后，置 37℃培养箱做无菌实验（所用血液如保存于冰箱，用前要放 37℃孵箱；夏天放室温预温后使用）。

（3）用途：分离营养要求较高的病原菌、保存菌种用。

注：羊血或兔血等是细菌生长繁殖的良好营养物质。在 45～50℃的基础培养基中加入血液可以保存血液中某些不耐热的生长因子，同时血细胞不被破坏。若将 NaCl 的浓度提高到 0.85%，则可使血平皿经 35℃培养 18～24 h 后色泽仍然鲜艳。

5. 巧克力平板培养基

（1）成分：与血液琼脂相同。

（2）制法：血液加入营养琼脂混合后，置 85℃水浴中 10 min，使培养基温度逐步升高，血液由鲜红色转变成暗棕色（即巧克力色），冷至 50℃左右倾注平板或分装试管制成斜面。

（3）用途：分离及保存流感杆菌、脑膜炎奈瑟菌、淋病奈瑟菌。

6. SS 琼脂培养基

（1）成分：牛肉膏 5 g，蛋白胨 15 g，乳糖 10 g，枸橼酸钠 8.5 g，硫代硫酸钠 8.5 g，胆盐 8.5 g，枸橼酸铁 1 g，0.1%煌绿水溶液 0.33 ml，1%中性红水溶液 3 ml，琼脂 20 g，蒸馏水 1000 ml。

（2）制法：除胆盐、煌绿、中性红外，其他各物加热溶解，冷却后矫正 pH 至 7.0～7.28，加热至煮沸，不必高压灭菌，待温度降至 70℃左右加入胆盐、煌绿和中性红，摇匀，冷至 45～50℃左右倒成平板。

（3）用途：分离沙门菌及志贺菌属细菌用。

注：目前一般用 SS 琼脂粉配制，按使用说明配制。

7. 克氏（Kligler）双糖铁培养基

（1）成分：牛肉膏 0.3 g，蛋白胨 1.5 g，胨蛋白胨 0.5 g，葡萄糖 0.1 g，硫酸亚铁 0.02 g，

氯化钠 0.5 g，亚硫酸钠 0.04 g，硫代硫酸钠 0.008 g，酚红 0.0024 g，乳糖 1 g，琼脂 1.5 g，水 100 ml。

（2）制法：将上述所有成分（琼脂除外）混入蒸馏水中加温溶解，调 pH 至 7.4～7.6。再将琼脂加入，8～10 磅灭菌 15 min，取出后，立即分装无菌试管制成高层斜面备用。

（3）用途：用于肠杆菌的分离鉴定。

8. 蛋白胨水培养基

（1）成分：蛋白胨 1 g，氯化钠 0.5 g，水 100 ml。

（2）制法：将各物混匀，加热溶解，调 pH 至 7.4～7.6，10 磅灭菌 20 min。

（3）用途：用作糖发酵管；若做靛基质实验，需用含色氨酸丰富的蛋白胨或胰胨。

9. 糖发酵培养基

（1）成分：蛋白胨水 100 ml，糖 1 g，1.6%溴甲酚紫 0.1 ml。

（2）制法：糖溶解后分装，每管约 3 ml（内装发酵管，口向下），8～10 磅灭菌 20 min。

（3）用途：鉴别革兰阴性杆菌。

10. 枸橼酸盐琼脂培养基

（1）成分：硫酸镁 0.2 g，磷酸二氢铵 1 g，磷酸氢二钾 1 g，枸橼酸钠 2 g（含 $2H_2O$ 者称 2.28 g），氯化钠 5 g，琼脂 15～20 g，1%溴麝香草酚蓝乙醇液 8 ml，水 1000 ml。

（2）制法：除琼脂和溴麝香草酚蓝外，各物加热溶解，调 pH 至 7.0，再加入溴麝香草酚蓝和琼脂，10 磅灭菌 15 min，制成斜面。

（3）用途：主要用于鉴别大肠埃希菌和产气杆菌，大肠埃希菌在此培养基上不能生长；产气杆菌能生长并产碱，使培养基变成深蓝色。

11. 葡萄糖蛋白胨水培养基

（1）成分：蛋白胨 0.5 g，葡萄糖 0.5 g，磷酸氢二钾 0.5 g，水 100 ml。

（2）制法：将各物加热溶解，调 pH 至 7.2，分装，每管约 3 ml，10 磅灭菌 20 min。

（3）用途：供甲基红、V-P 实验用。

12. 乙酸铅培养基

（1）成分：营养琼脂 100 ml，加硫代硫酸钠 0.25g 。

（2）制法：将 pH 调至 7.2，分装，每管约 3 ml，15 磅灭菌 20 min，冷至 45℃，每管加无菌 10%乙酸铅溶液 3 滴。

（3）用途：观察硫化氢的产生。

13. 尿素培养基

（1）成分：蛋白胨 1 g，氯化钠 0.5 g，葡萄糖 0.1 g，尿素 0.4 g，蒸馏水 100 ml，0.4%酚红溶液 0.3 ml。

（2）制法：将上述各物加热溶解，调 pH 至 7.0～7.2，分装，8～10 磅灭菌 15 min。

（3）用途：鉴别细菌能否产生尿素酶。

14. 蔷薇醇琼脂培养基

（1）成分：蛋白胨 10 g，磷酸氢二钾 2 g，蔷薇醇 10 g，琼脂 20 g，0.05%煌绿 1 ml，

0.4%溴麝香草酚蓝 10 ml，水 1000 ml。

（2）制法：将蛋白胨、磷酸氢二钾溶于蒸馏水内，调 pH 至 7.4，加入蔷薇醇，溶解后加琼脂、煌绿、溴麝香草酚蓝，8～10 磅灭菌 20 min，冷至 50℃ 左右倒成平板。

（3）用途：分离致病性大肠埃希菌。

15. 血清肉汤培养基

（1）成分：肉膏汤 90 ml，无菌灭活血清 10 ml。

（2）制法：先将肉膏汤 15 磅灭菌 20 min，再将经 56℃ 灭活 30 min 的无菌血清加入，混匀，分装于无菌试管，每管约 3 ml。

（3）用途：培养链球菌及肺炎链球菌等。

16. 菊糖血清培养基

（1）成分：肉膏汤 75 ml，血清 25 ml，菊糖 1 g，1.6%溴甲酚紫 0.1 ml。

（2）制法：除血清外，上述成分混合，8 磅灭菌 20 min，再加入经 56℃ 灭活 30 min 的无菌血清，摇匀，分装无菌试管内，每管约 3 ml。

（3）用途：鉴别肺炎链球菌和甲型溶血性链球菌。

17. 吕氏血清斜面培养基

（1）成分：肉膏汤 30 ml，葡萄糖 0.3 g，血清（人、兔、羊或牛）90 ml。

（2）制法：上述成分混合，分装，每管约 5 ml，斜置于血清凝固器中，间歇灭菌，连续 3 天，第 1 天 85℃ 30 min，第 2、3 天 80℃ 30 min。

（3）用途：主要用于培养白喉棒状杆菌。

18. 亚碲酸钾血液琼脂平板培养基

（1）成分：营养琼脂（pH 7.6）100 ml，1%亚碲酸钾水溶液 2 ml，0.5%胱氨酸水溶液 2 ml，脱纤维羊血或兔血 5～10 ml。

（2）制法：营养琼脂溶化后，冷至 50～55℃ 时，加入其余成分混匀，倒成平板。

（3）用途：分离白喉棒状杆菌。

注：胱氨酸及亚碲酸钾水溶液用间歇灭菌或滤器除菌。

19. Elek 改良培养基

（1）成分：甲液：蛋白胨 4 g，麦芽糖 0.6 g，乳酸 0.14 ml，水 100 ml。
　　　　　乙液：氯化钠 1 g，琼脂 3 g，水 100 ml。

（2）制法：分别将甲、乙两液加热溶解，过滤，调 pH 至 7.8，将两液等量混合，分装每管 10 ml，10 磅灭菌 20 min。待冷至 50℃ 左右，每管加入灭活的无菌正常马或兔血清 2 ml，混匀，倒成平板。

（3）用途：用于白喉杆菌毒力实验。

20. 肉渣培养基

（1）成分：牛肉汤，牛肉渣。

（2）制法：将牛肉渣装大试管内，约装至每管高度 20 mm，加入 pH 7.4～7.6 的牛肉汤约 15 ml，15 磅灭菌 20 min，冷却后，加入灭菌液体石蜡或融化的凡士林一层。

（3）用途：培养厌氧芽胞梭菌。

21. 改良罗氏培养基

（1）成分：磷酸二氢钾 2.4 g，$MgSO_4 \cdot 7H_2O$ 0.24 g，枸橼酸镁 0.6 g，天门冬素 3.6 g，中性甘油 12 ml，蒸馏水 600 ml，马铃薯粉 30 g，鸡蛋液 1000 ml，2%孔雀绿 20 ml。

（2）制法：将磷酸二氢钾、硫酸镁、枸橼酸镁、天门冬素、甘油及蒸馏水加入烧瓶内，沸水浴中加热溶解；再加入马铃薯粉，继续加热 1 h 并经常摇动；冷至 56℃左右，加入鸡蛋液及 2%孔雀绿，充分摇匀混合，每管分装 8～10 ml；斜置于血清凝固器中灭菌，方法与吕氏血清斜面培养基相同。

（3）用途：培养分枝杆菌

注：此培养基 pH 为 6.8。所用鸡蛋必须新鲜，用前洗刷干净，并于 75%乙醇浸泡或擦洗后再用，分装前用纱布过滤。若无天门冬素，可用二倍量味精代替。

22. 柯索夫培养基

（1）成分：蛋白胨 0.4 g，氯化钠 0.7 g，氯化钾 0.02 g，氯化钙 0.02 g，碳酸氢钠 0.01 g，磷酸二氢钾 0.09 g，磷酸氢二钠 0.48 g，蒸馏水 500 ml。

（2）制法：将上述成分混合煮沸 20 min，冷后调 pH 至 7.2，过滤，15 磅灭菌 15 min。冷却后按 8%加入灭活的无菌新鲜血清，混匀，每管分装约 5 ml。

注：供血家兔应检疫合格，最好取幼兔血。

（3）用途：培养钩端螺旋体。

23. 沙保氏琼脂培养基

（1）成分：蛋白胨 10 g，麦芽糖 40 g，琼脂 20 g，蒸馏水 1000 ml。

（2）制法：将蛋白胨溶解于水，调 pH 至 5.6，加麦芽糖和琼脂，10 磅灭菌 20 min，冷至 50℃左右，每 100 ml 培养基加 20 mg 氯霉素，混匀，制成斜面。

（3）用途：培养多细胞真菌。

24. 脱脂牛乳培养基

（1）成分：牛乳。

（2）制法：新鲜牛乳煮沸，冷却放 4～8℃冰箱 24～48 h，去脂，必要时可将脱脂牛乳再离心后去脂一次，分装；每管约 5 ml，8 磅灭菌 20 min。

（3）用途：观察细菌对牛乳的发酵能力、保存菌种等用。

25. 平板计数琼脂

（1）成分：胰蛋白胨 5 g，酵母浸膏 2.5 g，葡萄糖 1 g，琼脂粉 12 g，蒸馏水 1000 ml。调节 pH 至 6.9～7.1。

（2）制备：将上述成分（除琼脂外）溶于水中，校正 pH 后加入琼脂，煮沸溶解，根据用途不同进行分装，经 15 磅灭菌 15 min，倾注平板或制成斜面，冷藏备用。

（3）用途：主要用于各种食品、水质及其他原料的细菌菌落计数。

注：①该培养基配方系我国进口食品专业标准配方（ZB×09001－86）。②可于倾板前加入 1%TTC 水溶液 0.1 ml/100 ml，使结果易于观察。③金黄色葡萄球菌，菌落浅黄色，直径>1.5 mm；痢疾志贺菌，菌落无色，直径>1.5 mm；铜绿假单胞菌，菌落无色或浅绿色，直径>2.5 mm。

26. 胱氨酸胰化酪蛋白琼脂（CTA）

（1）成分：胱氨酸 0.5 g，胰化酪蛋白 20 g，氯化钠 5 g，亚硫酸钠 0.3 g，琼脂 3.5 g，酚红 0.0175 g，蒸馏水 1000 ml。

（2）制法：将上述成分（酚红除外）混合溶解，调 pH 至 7.2，加入酚红指示剂。分装试管，115℃灭菌 15 min。

（3）用途：常用于测定脑膜炎奈瑟菌和淋病奈瑟菌，以及营养要求较高细菌的糖发酵实验。

注：用于测定糖发酵时，按需要加入各种糖溶液。将待检标本接种于培养基管内，置 35℃孵箱，18～24 h 观察结果；培养基由红色变为黄色为阳性，不变色为阴性。

27. Cary-Blair 运送培养基

（1）成分：硫乙醇酸钠 1.5 g，磷酸氢二钠 1.1 g，氯化钠 5.0 g，1%氯化钙水溶液 9.0 ml，琼脂粉 2.5～3.0 g，蒸馏水 1000 ml，pH 调至 8.4。

（2）制法：将上述成分（除氯化钙外）加入蒸馏水中，加热溶解，冷却到 50℃时，加入氯化钙溶液，将 pH 调至 8.4，分装试管每支 5 ml 或注入具有胶塞的瓶内，121℃灭菌 15 min，置冰箱内，3 周有效。

（3）用途：该培养基具有抗氧化和缓冲等作用，达到保护病原菌的存活力，适用标本长途运送，但保存时间下能超过 72 h；主要供弯曲菌、霍乱弧菌、沙门菌、志贺菌的标本采集及保存使用。

注：选用沙门菌、志贺菌、霍乱弧菌及空肠弯曲菌标准菌株进行存活力观察，若 35℃、3 天内仍存活，方可使用。

28. 缓冲甘油盐水保存液

（1）成分：K_2HPO_4 3.1 g，KH_2PO_4 1 g，NaCl 4.2 g，中性甘油 300 ml，蒸馏水 700 ml，0.1%酚红水溶液 10 ml，pH 调至 7.3～7.5。

（2）制法：将前三种成分混合于水中，加热溶解，加入甘油，充分摇匀，调 pH 7.3～7.5，再加入指示剂，分装试管，经 121℃高压 15 min 灭菌备用。

（3）用途：该培养基含有磷酸盐缓冲对、中性甘油等，具有缓冲和保护作用，主要用于粪便标本的保存及运送。甘油还可作为细菌的碳源，用以提供能量，故可延长细菌的生存期。

注：①配成的培养基应呈橘红色，pH 不得低于 7.2，否则会影响肠道菌的检测；②置冰箱内，3 周有效，培养基若成黄色，则不可使用；③选用伤寒沙门菌和宋内志贺菌进行存活力的观察，于 35℃、24 h 内存活，方可使用。

29. 阿米斯运送培养基（Amies transport medium）

（1）成分：NaCl 3 g，KCl 0.2 g，$MgCl_2·6H_2O$ 0.2 g，$CaCl_2$ 0.1 g，Na_2HPO_4 1.15 g，

KH_2PO_4 0.2 g，硫乙醇酸钠 1 g，琼脂 7.5 g，蒸馏水 1000 ml，药用活性炭（中性）10 g，pH 调至 7.2～7.4。

（2）制法：除 $CaCl_2$ 和活性炭外，将其他成分混合于水中，加热溶解，冷却至 50℃后，加入 $CaCl_2$ 摇匀，调 pH 至 7.2～7.4，再加入活性炭，摇匀后分装试管，应边摇边分装，使炭粉均匀分装于试管中。

（3）用途：该培养基采用无机磷酸盐为缓冲剂，既可稳定培养基的 pH，又可提供能源，延长细菌的生存期，有利于维持目的菌的生存；二价金属阳离子，可控制细菌细胞的渗透性，保持细菌活力；活性炭有吸附各种有毒物质的作用，对目的菌的生存起到保护作用。主要用于可疑奈瑟菌、链球菌、白喉及肠道致病菌等标本的运送保存。

注：①配成的培养基混匀后，有少量炭粉沉淀。②该培养基可保存 9 个月。③选用金黄色葡萄球菌（ATCC 25923）、大肠埃希菌（ATCC 25922）进行存活力观察，细菌在35℃、3 天内存活者，方可使用。

30. 改良 Cary-Blair 运送培养基（Cary-Blair transport medium，Modified）

（1）成分：硫乙醇酸钠 1.5 g，NaCl 5 g，Na_2HPO_4 0.1 g，亚硫酸钠 0.1 g，琼脂 5 g，蒸馏水 991 ml，L-半胱氨盐酸盐 0.5 g，1% $CaCl_2$ 水溶液 9 ml，0.025%刃天青水溶液 4 ml，pH 调至 8.4。

（2）制法：除半胱氨酸、$CaCl_2$、刃天青外，其他成分混合，加热溶解。通入 CO_2至冷却，加入半胱氨酸和 $CaCl_2$，调 pH 至 8.4，再加入刃天青，摇匀，分装于带胶塞的灭菌小瓶内，同时充氮，用铝盖密封，抽去瓶中空气，连续充氮 3 次，再充 CO_2，最后进行流动蒸汽间歇灭菌，备用。

（3）用途：用于运送厌氧菌标本。此培养基几乎无营养成分，具有抗氧化和缓冲作用，能保护病原菌的存活时间；能保持较低的氧化还原电势及稳定的 pH，有利于厌氧菌的生存。

注：①配成的培养基应呈无色半固体状；②芽胞厌氧梭菌在此培养基中存活良好。

31. 抗生素敏感实验培养基

A. 酸水解酪蛋白琼脂（Muellfer-Hinton agar，M-H agar）

（1）成分：牛肉浸出物 1000 ml，酸水解酪蛋白 17.5 g，可溶性淀粉 1.5 g，琼脂 17.0 g。

（2）制法：上述各成分混合，静置 10 min，待可溶物完全溶解后，121℃高压 15 min灭菌、冷至 50℃左右，吸取 25 ml 培养基注入直径 90 mm 的平皿内，制成厚度为 4 mm的琼脂平板。

（3）用途：用于改良 Kirby-Bauer 法琼脂扩散药敏实验（WHO 推荐）。M-H 琼脂加5%羊血制成血平板或制成巧克力平板可用于肺炎链球菌和流感嗜血杆菌药敏实验。

注：①Mueller-Hinton 琼脂的特点是胸腺嘧啶核苷含量低，不干扰磺胺类药物的测定。②该培养基钙离子和镁离子的浓度也被控制，故也不干扰氨基糖苷类药物的测定。③在M-H 琼脂基础上添加 5%脱纤维羊血，即可用于肺炎链球菌的抗生素敏感实验。④在 M-H琼脂基础上，补充辅酶 I 15 mg/ml、牛血红素 15 mg/ml、酵母膏 5 mg/ml、胸腺嘧啶脱氧核苷磷酸化酶 0.2 U/ml，可用于流感嗜血杆菌的抗生素敏感实验。⑤淋病奈瑟菌 NCCLS

推荐用 GC 培养基，可添加生长补充剂。生长补充剂由下列试剂组成：每 100 ml 水中含有 1.1 mg 胱氨酸、0.03 g 鸟嘌呤、3mg 硫胺、13 mg 对-氨基苯甲酸、0.01 g 维生素 B_{12}、0.1 g 羧化辅酶、0.25 g 辅酶 I、1 mg 腺嘌呤、10 mg L-谷氨酰胺、100 mg 葡萄糖、0.02 g 硝酸铁。⑥Mueller-Hinton 琼脂平板应新鲜使用，4℃冰箱保存，1 周内用完。

B. M-H 肉汤（Mueller-Hinton broth，M-H broth）

（1）成分：牛肉浸汤 600 ml，酸水解酪蛋白 17.5 g，可溶性淀粉 1.5 g，加蒸馏水 400 ml，pH 调至 7.3±0.1。

（2）制法：将上述成分混合加热溶解，校正 pH，121℃灭菌 15 min 备用。如实验菌对营养要求较高，临用前加 0.5%血清。

（3）用途：用于稀释法细菌药物敏感实验（MIC 和 MBC 测定）。

注：①M-H 肉汤不含胸腺嘧啶，且镁、钙金属离子含量低，不干扰磺胺类及氨基糖甙类药物的抑菌作用，适宜细菌药物敏感实验的测定。②置冰箱保存，2 周内用完。③NCCLS 推荐使用含阳离子 M-H 培养基（即含 Ca^{2+} 10～25 mg/L、Mg^{2+} 10～25 mg/L 的 M-H 液体培养基）。配法：称取 3.68 g $CaCl_2·2H_2O$ 溶于 100 ml 无离子水中，制成含 Ca^{2+} 10 mg/ml 储存液；称取 8.36 g $MgCl_2·6H_2O$、溶于 100 ml 蒸馏水中，即为 10 mg/ml Mg^{2+} 储存液。

32. L 型细菌培养基

L 型细菌由于细胞壁缺陷，在高渗或低渗环境中容易造成菌体破裂。故 L 型细菌必须在一个高渗和富有营养的条件下，才能生存和繁殖。

A. 高渗 L 型细菌液体增菌培养基

用途：①供作基础培养基用。②用于血、骨髓、胸水等标本进行 L 型细菌增菌培养。

1）高渗盐液体培养基

（1）成分：新鲜牛肉（纯精）500 g，蛋白胨 10 g，氯化钠 40 g，蒸馏水 1000 ml。

（2）制法：①将新鲜牛肉去除脂肪、筋膜，切成小块后用绞肉机绞碎，称取 500 g 加水 1000 ml 混合后置冰箱浸泡过夜；②将内浸液煮沸 30 min，然后用麻布或绒布挤压过滤；③按量加入蛋白胨、氯化钠、加热使溶解，并补足因蒸发而失去的水分，调整至 pH 7.4～7.6。④用滤纸过滤后分装小瓶，121℃灭菌 15～20 min。

2）高渗糖液体增菌培养基

（1）成分：新鲜纯精牛肉 500 g，蛋白胨 10 g，氯化钠 3 g，蔗糖 150 g，蒸馏水 1000 ml。

（2）制法：同上述高盐培养基，唯高压蒸汽灭菌时采用 115℃、20 min，以免蔗糖分解。

B. L 型细菌增菌培养基

（1）配方 1：牛肉浸液 1000 ml，氯化钠 30～40 g，蛋白胨（优质）20 g，pH 7.4～7.6。

（2）配方 2：牛肉浸液 1000 ml，氯化钠 30 g，蔗糖 150 g，蛋白胨（优质）20 g，pH 7.4～7.6。

（3）制备：将各成分称量混合加热溶解后，校正 pH，分装培养瓶，每瓶 15 ml，121℃、15 min 灭菌备用。

（4）用途：用于血液、脑脊液等体液标本中 L 型细菌的增殖培养。

注：①接种时，用无菌操作采集标本，立即接种，标本与培养基之比例为 1∶10，置 35℃培养 3～7 天，逐日观察。②接种后，如发现培养液产生混浊、溶血、絮状沉淀或瓶壁上附有黏性颗粒等细菌生长现象，立即分离至 L 型细菌分离平板上进行鉴定。③用 L 型细菌做生长实验，培养 24～72 h，生长良好。④培养基置 4℃冰箱内，1～2 周用完。

33. L 型细菌分离琼脂

用途：用于常见 L 型细菌的分离培养。

A. Kaqan 分离平板

（1）成分：牛肉浸液 800 ml，氯化钠 50 g，蛋白胨 20 g，琼脂粉 8.0 g，血浆（人、马、羊）200 ml。调节 pH 至 7.5±0.1。

（2）制法：将上述成分（除血浆外）称量混合加热溶解，校正 pH，分装每瓶 80 ml，121℃灭菌 15 min，冷藏备用。临用时加热溶解后，冷却到 56℃加入血浆 20 ml 摇匀倾注平板，放在密封塑料袋中，置冰箱备用。

注：血浆要预先灭菌处理，并经 56℃水浴灭活 30 min。

B. 蚌埠 85-7 分离平板

（1）成分：牛肉浸液 1000 ml，氯化钠 40 g，蛋白胨 30 g，明胶 30 g，琼脂粉 5～8 g。

（2）制法：将上述成分混合，加热溶解，校正 pH 至 7.4～7.6，分装后，经 121℃灭菌 15 min 后倾注平板，置 4℃冰箱备用。

注：①接种约 0.1 ml 血、脑脊液、尿等标本或增菌培养物滴种于平板，用 L 型玻棒均匀涂开，置 35℃温箱内启盖片刻，除去平板表面水分。在平板的边缘贴一片专用诱导纸片。覆盖后置 35℃、10% CO_2 环境下 3～5 天，逐日观察。如有可疑 L 型菌落，用低倍镜证实。在诱导区与非诱导区同时见到 L 型菌落，说明标本内确有 L 型细菌存在。若只在诱导区存在 L 型菌落，而非诱导区没有，揭示标本内有 L 型细菌变异的趋向。②质量控制：用 L 型菌落作 10^{-7} 稀释，取 0.1 ml 接种，经培养可获得单个菌落和纯培养；或进行细菌诱导实验，在该平板上能诱导金葡菌 Coweng I 标准菌株出现 L 型菌落和 G 型菌落。③该平板置 4℃冰箱内保存，2 周用完。

三、常用试剂和溶液的配制

（一）常用指示剂和细菌生化反应试剂的配制

1. 0.02%酚红　pH 6.8（黄）～8.4（红）

称取酚红 0.1 g 置乳钵中，滴加 0.01 mol/L NaOH 溶液 28.2 ml，边加边研，再加蒸馏水至 500 ml。

2. 1%酚红

称取酚红 1 g，溶于 28.2 ml 0.1 mol/L NaOH 溶液中，加 60%乙醇至 100 ml。

3. 0.02%甲基红　pH 4.4（红）～6.0（黄）

称取甲基红 0.02 g，溶于 95%乙醇 60 ml 中，再加水至 100 ml。

4. V-P 实验试剂

甲液：5% α-萘酚乙醇（无水）；

乙液：40% KOH 或 40% NaOH 溶液。

5. 靛基质试剂

将对二甲基氨基苯甲醛 5 g 溶于 95%乙醇 150 ml，再徐徐加入浓盐酸 50 ml，置棕色瓶内保存备用。

6.1%中性红　pH 5.2（红）～8.0（黄）

称取中性红 1g，加蒸馏水研磨溶解，再加水至 100 ml。

7.1.6%溴甲酚紫　pH 5.2（黄）～6.0（紫）

称取溴甲酚紫 1.6 g，溶于 100 ml 95%乙醇中。

8. 0.04%溴麝香草酚蓝　pH 6.0（黄）～7.6（蓝）

称取溴麝香草酚蓝 0.4 g，研磨溶解于 0.01 mol/L NaOH 溶液 6.4 ml 中，再加水 93.6 ml。

9.1%溴麝香草酚蓝

称取溴麝香草酚蓝 1 g，溶于 100 ml 95%乙醇中。

（二）缓冲溶液的配制

缓冲液是一类在特定的 pH 范围内耐受可逆质子化作用的物质，它在容许的极限内可维持氢离子浓度，保证生化反应的充分进行。理想的生物学缓冲液应具备以下条件：①pK_a 值为 6.0～8.0；②对多种化学试剂和酶是惰性的；③高度极性，既完全溶于水溶液，又未必会扩散进生物膜影响胞内 pH；④非毒性的；⑤廉价；⑥不易受盐和温度效应的影响；⑦不吸收可见光或紫外光。

1. 磷酸缓冲液

pH	甲液 x/ml	乙液 y/ml	pH	甲液 x/ml	乙液 y/ml
5.7	93.5	6.5	6.9	45.0	55.0
5.8	92.0	8.0	7.0	39.0	61.0
5.9	90.0	10.0	7.1	33.0	67.0
6.0	87.7	12.3	7.2	28.0	72.0
6.1	85.0	15.0	7.3	23.0	77.0
6.2	81.5	18.5	7.4	19.0	81.0
6.3	77.5	22.5	7.5	16.0	84.0
6.4	73.5	26.5	7.6	13.0	87.0
6.5	68.5	31.5	7.7	10.5	89.5
6.6	62.5	37.5	7.8	8.5	91.5
6.7	56.5	43.5	7.9	7.0	93.0
6.8	51.0	49.0	8.0	5.3	94.7

配制方法：

甲液（0.2 mol/L NaH$_2$PO$_4$·H$_2$O）：1000 ml 中含 27.6 g NaH$_2$PO$_4$·H$_2$O。

乙液（0.2 mol/L NaH$_2$PO$_4$·2H$_2$O）：1000 ml 中含 35.61 g NaH$_2$PO$_4$·2H$_2$O。

根据要求的 pH，按上表所示，吸取 x ml 甲液和 y ml 乙液，混匀即得。

2. 乙酸缓冲液

pH	甲液 x/ml	乙液 y/ml	pH	甲液 x/ml	乙液 y/ml
3.6	46.3	3.7	4.8	20.0	30.0
3.8	44.0	6.0	5.0	14.8	35.2
4.0	41.0	9.0	5.2	10.5	39.5
4.2	36.8	13.2	5.4	8.8	41.2
4.4	30.5	19.5	5.6	4.8	45.2
4.6	25.5	24.5			

配制方法：

甲液（0.2 mol/L 乙酸）：12 ml 冰乙酸用蒸馏水稀释到 1000 ml。

乙液（0.2 mol/L 乙酸钠）：27.22 g NaAc·3H$_2$O 溶于 1000 ml 蒸馏水中。

根据要求的 pH，按上表所示，吸取 x ml 甲液和 y ml 乙液，混匀即得。

3. 1 mol/L Tris 缓冲液

将 121.1 g Tris（三羟甲基氨基甲烷）溶于 800 ml 蒸馏水中，用浓盐酸调整 pH 至所需值。

所需 pH	约加浓 HCl 体积/ml
7.4	70
7.6	60
8.0	40

待溶液冷却至室温，再调节 pH，并将溶液体积定容至 1 L，分装后高压灭菌，保存备用。Tris 缓冲液的 pH 会随温度而变化，所以配制缓冲液时，须考虑反应温度。

4. 0.5 mol/L EDTA（pH 8.0）缓冲液

称取 186.1 g EDTA-Na$_2$·2H$_2$O（二水乙二胺四乙酸二钠盐），先加 70 ml 双蒸水、7 ml 10 mol/L NaOH 溶液，加热搅拌溶解后，再用 10 ml 10 mol/L NaOH 溶液调 pH 至 8.0，加双蒸水定容至 100 ml，高压灭菌。

5. TE 缓冲液

pH 7.4：10 mmol/L Tris-HCl（pH 7.4），1 mmol/L EDTA（pH 8.0）

pH 7.6：10 mmol/L Tris-HCl（pH 7.6），1 mmol/L EDTA（pH 8.0）

pH 8.0：10 mmol/L Tris-HCl（pH 8.0），1 mmol/L EDTA（pH 8.0）

6. 20×SSC（3 mol/L NaCl，0.3 mol/L 枸橼酸钠）

称取 175.3 g NaCl、88.2 g 枸橼酸钠，溶于 800 ml 双蒸水中，用 10 mol/L NaOH 溶液调 pH 至 7.0，再定容至 1 L，分装，高压灭菌。

7. X-gal（5-溴-4-氯-3-吲哚-β-D-半乳糖苷）

用二甲基甲酰胺溶解 X-gal，配制成 20 mg/ml 的储存液，保存于玻璃或聚丙烯管中，需用铝箔封好，避光保存于–20℃冰箱中，该液无需过滤除菌。

8. IPTG（异丙基硫代-β-D-半乳糖苷，相对分子质量为 238.3）

取 2 g IPTG 溶解于 8 ml 蒸馏水中，定容至 10 ml，0.22 μm 滤膜过滤除菌，分装、储存于–20℃冰箱。

9. 1 mol/L MgCl$_2$

203.3 g MgCl$_2$·6H$_2$O 溶于 800 ml 水中，定容至 1 L，分装，高压灭菌备用。

注：MgCl$_2$ 极易潮解，宜选购小包装试剂。

10. 1 mol/L CaCl$_2$

54 g CaCl$_2$·6H$_2$O 溶于 200 ml 水中，0.22 μm 滤膜过滤除菌，分装成 10 ml 小份，储存于–20℃冰箱备用。

说明：制备感受态细胞时，取出一小份解冻并用纯水稀释至 100 ml，用 0.45μm 滤膜过滤，然后骤冷至 0℃。

11. 3 mol/L NaAc（乙酸钠，pH 5.2 和 pH 7.0）

在 800 ml 水中溶解 408.1 g NaAc·3H$_2$O，用冰乙酸调整 pH 至 5.2 或用稀乙酸调节 pH 至 7.0，加水定容至 1000 ml，分装后高压灭菌。

12. 5 mol/L NaCl

292.2 g NaCl 溶于 800 ml 水中，定容至 1000 ml，分装后高压灭菌。

13. 10%十二烷基硫酸钠（SDS）

在 900 ml 水中溶解 100 g 电泳级 SDS，加热至 68℃助溶，用浓盐酸调节 pH 至 7.2，加水定容至 1000 ml，分装备用。

注意：SDS 的微细晶粒易于扩散，称量时要戴面罩，称量完毕后要清除残留在工作区和天平上的 SDS，10%SDS 无须灭菌。

14. 溴化乙锭（10 mg/ml）

在 100 ml 水中加入 1 g 溴化乙锭，磁力搅拌数小时，以确保其完全溶解，然后用铝箔包裹容器或转至棕色瓶中，室温保存。

注意：溴化乙锭是强诱变剂并有中度毒性，使用含这种染料的溶液时务必戴上手套，称量染料时要戴口罩。

15. 磷酸盐缓冲溶液（PBS）

含 137 mmol/L NaCl、2.7 mmol/L KCl、10 mmol/L Na_2HPO_4、2 mmol/L KH_2PO_4。用 800 ml 蒸馏水分别溶解 NaCl 8 g、KCl 0.2 g、Na_2HPO_4 1.44 g 和 KH_2PO_4 0.24 g。用盐酸调节溶液的 pH 至 7.4，加水定容至 1000 ml。分装后以 15 磅（1.05 kg/cm^2）高压灭菌 20 min，保存于室温。

四、洗涤液的配制与使用

（一）实验室常用器材的处理

微生物学实验主要包括细菌学实验和细胞培养工作。细菌学实验所用器材多为玻璃器皿，细胞培养所用器材常为塑料制品，使用前后需进行彻底的清洗、消毒灭菌。常用器材的处理包括清洗、包装、消毒灭菌三个步骤。

清洗

（1）玻璃器材的处理

清洗玻璃器皿要求干净透明、无油迹，且不能残留任何毒性物质。一般玻璃器皿的清洗分为四个步骤。

① 浸泡：新的玻璃器皿表面常呈碱性，并带有许多灰尘，使用前必须彻底清洗。使用前先要用自来水初步刷洗，而后在 5%稀盐酸溶液中浸泡过夜。使用后的玻璃器皿，应立即浸入清水中（器皿需完全浸入水中，使水进入器皿内而无气泡空气遗留）。

② 刷洗：将浸泡后的玻璃器皿，用毛刷和洗涤剂进行刷洗，以去除器皿内外表面的杂质。刷洗时要注意防止损坏器皿内外表面的光洁度，宜选用软毛毛刷；刷洗时用力不要过猛，不能留有死角，要特别注意瓶角等部位；刷洗后要将洗涤剂冲洗干净，烘干或自然干燥。

③ 清洁液浸泡：清洁液由浓硫酸、重铬酸钾及蒸馏水按一定比例配制而成，具有较强的氧化作用，去污能力强，对玻璃器皿无腐蚀作用。经清洁液浸泡后，玻璃器皿残留的未刷洗掉的微量杂质可被完全清除。清洁液本身具有较强的腐蚀作用（玻璃除外），在配制和使用时须小心，注意安全。浸泡器皿时，要防止烧伤，宜将器皿轻轻浸入，使之内部完全充满清洁液，不留气泡。浸泡时间至少为 6 h 以上，最好浸泡过夜。

④ 冲洗：器皿经浸泡后必须用流水冲洗。将每个器皿皆用流水灌满、倒掉，重复 10 次以上，直至清洁液全部被冲净。再用蒸馏水漂洗 2～3 次，最后用三蒸水漂洗一次，烤箱内烘干。

（2）橡胶类物品的处理

细胞培养实验中使用的胶塞、培养瓶盖子等不能以清洁液浸泡。新的胶塞因带有滑石粉，应先用自来水冲洗干净，再进行常规消毒。用后的胶塞、盖子应及时浸泡在清水中，洗涤剂刷洗，然后置于洗涤剂水或 2% NaOH 液煮沸 10～20 min，自来水冲洗干净；再以 2% HCl 液浸泡 30 min，自来水冲洗；最后用蒸馏水漂洗 3 次，三蒸水漂洗 1 次，晾干。

（3）金属器械处理

先用洗涤剂水反复刷洗，自来水冲洗；再用 75%乙醇擦洗；最后蒸馏水漂洗 3 次，三蒸水漂洗 1 次，自然干燥。

（4）塑料及有机玻璃器皿的处理

细胞培养使用的塑料器皿主要有培养板、培养皿及培养瓶等。用后需立即浸泡防止干涸；流水冲洗（不用刷洗）后晾干；再用 2% NaOH 液浸泡 12 h，自来水冲洗；然后用 2% HCl 液浸泡 30 min，自来水冲洗；最后用蒸馏水漂洗 3 次，三蒸水漂洗 1 次，自然干燥包装。

（二）实验室用品的消毒灭菌

1. 实验室环境的消毒

（1）空气：实验室空气的消毒，最理想的是采用过滤系统，并与恒温设备结合使用。也可用紫外线照射消毒，紫外线灯在实验室内安装不能高于 2.5 m，要使各处能有 0.06 μW/cm^2 的能量照射。还可定期用高锰酸钾加甲醛熏蒸消毒。

（2）地面：实验室的地面，通常用 3%～5%来苏尔或 0.1%新洁尔灭溶液消毒。

（3）操作台和桌椅：可用 0.1%新洁尔灭溶液擦洗或紫外线照射消毒。

2. 培养器皿的消毒

常用干热或湿热消毒。湿热消毒效果比干热更好，故对于耐高温的塑料制品，可采用高压蒸汽灭菌，如玻璃器皿、金属器械、橡胶制品、布料等；不能耐高温的塑料制品，可用消毒剂浸泡或 ^{60}Co 照射灭菌。

3. 培养用液体的消毒

盐溶液及一些不会因高温破坏其成分的溶液，常采用高压蒸汽灭菌；血清、酶、合成培养液及含有蛋白质具有生物活性的试剂，遇热不稳定，不能高压蒸汽灭菌，必须采用过滤除菌的方法去除细菌等微生物。

五、常用消毒液和清洁液的配制法

（一）常用消毒液的配制

1. 乙醇（ethanol）

乙醇是一种广泛应用的消毒液，消毒效果可靠，且对其他消毒剂如戊二醛、碘伏、氯己定（洗必泰）等有增效或协同作用。常用浓度是 70%～75%乙醇，可用于操作者的手与手术野的皮肤消毒。由于乙醇不能杀死芽孢，一般的器材器械等物品不宜用乙醇浸泡消毒。

配制方法：95%乙醇 737 ml 或无水乙醇 700 ml，加水至 1000 ml。

注：用 95%乙醇配制其他浓度乙醇的简便方法是，欲配多大浓度的乙醇，可把这个浓度作为毫升数来量取 95%乙醇，再加蒸馏水至 95 ml。

2. 碘伏（iodophor）

碘伏为广谱杀菌剂，杀菌速率快，可杀死细菌、真菌、病毒及芽胞等。医用碘伏是聚烯吡咯烷酮-碘（PVP-I），以 1% PVP-I 涂抹皮肤消毒 2～3 次，消毒效果较好，可不脱碘处理。该浓度也可用于手术器械的浸泡或擦拭消毒，以及用于地面、台面或物体表面的擦拭或喷雾消毒。

3. 碘酊（又名碘酒）

皮肤经碘酊消毒后，须用 75%乙醇脱碘 2～3 次。

配制方法：碘 20 g，碘化钾或碘化钠 15 g，95%乙醇 500 ml，溶解后加水至 1000 ml。

4. 新洁尔灭

新洁尔灭常用浓度为 0.1%，可用于器械、皮肤、操作台表面等的消毒。

配制方法：新洁尔灭 1 ml，加水至 1000 ml。

5. 过氧乙酸

过氧乙酸消毒能力很强，在 0.5%浓度下，10 min 可将芽胞杀死。

配制方法：过氧乙酸 5 ml，加水至 1000 ml。

6. 甲醛（methyl aldehyde）

甲醛为广谱灭菌剂，其水溶液和气体对各种细菌、芽胞及真菌等微生物均有杀灭作用。

通过产生气体灭菌的方法有以下几种。

（1）甲醛水溶液蒸发法：将 40%甲醛水溶液（福尔马林）倒入蒸发皿中，加热蒸发。甲醛（福尔马林）的用量为 25 ml/m^2 房间，作用时间为 12～24 h。

（2）氧化法：先将高锰酸钾放入一开口较大的容器中，再倒入甲醛，即氧化产生气体。房间内甲醛用量为 40ml/m^2，高锰酸钾用量 30g/m^2，作用时间为 12～24 h。

（3）浸泡消毒：4%～8%甲醛水溶液及 8%甲醛乙醇溶液（用 70%乙醇配制）可用作器械或物品的液体浸泡灭菌，作用时间 6～18 h。

注：由于甲醛气体穿透性差，故在熏蒸前应充分暴露物体表面，打开橱门，摊开或挂起物品。熏蒸时室内温度应在 18℃以上，相对湿度为 70%。甲醛气体对人体有害，应在气体散尽后再进入室内进行工作。

7. 洗必泰（氯己定，hibitance）

即 1,6-双(正-对氯苯双胍)乙烷，为广谱杀菌剂，主要用于皮肤及创面消毒。0.02%水溶液可用于操作者的手部消毒（浸泡 3 min）及动物创面的洗涤消毒；0.5%乙醇溶液（70%乙醇配制）用于擦手消毒和动物取材时的皮肤消毒。

8. 戊二醛（glutaraldehyde）

戊二醛具有水溶液稳定、对金属腐蚀性小、低毒安全等优点。灭菌常用浓度是 2%

碱性戊二醛溶液。

配制方法为：在 2%（*V/V*）戊二醛水溶液中加入 0.3%（*m/V*）NaHCO$_3$，将 pH 调至 7.5～8.5，另加入 0.5%亚硝酸钠可防锈和增效。用此溶液浸泡金属器械、橡皮、塑料管、塞等 30 min 可灭菌。灭菌后的物品须用无菌水冲洗。戊二醛溶液不会腐蚀和损坏上述物品，其溶液的表面张力低，容易穿透和洗去。

（二）常用清洁液的配制

清洁液由浓硫酸、重铬酸钾及蒸馏水配制，具强氧化性，去污能力强。

附表-2　三种不同强度清洁液的配制

	弱液	次强液	强液
重铬酸钾/g	100	120	63
浓硫酸/ml	100	200	1000
蒸馏水/ml	1000	1000	200

新配制的清洁液为棕红色，经多次使用、水分增多或遇有有机溶剂时为绿色，表明已失效，应废弃重配。配制过程中，要先将重铬酸钾完全溶解于水中（可加热助溶），然后缓慢加入浓硫酸。容器宜用陶瓷或塑料器皿，加入浓硫酸时要缓慢，以免产生过多热量，导致容器破裂，发生危险。浸泡器皿时要注意防止烧伤，一般最好浸泡过夜。

（陈志瑾）

菌 种 保 藏

一、传代培养保藏法

某些微生物当遇到冷冻或干燥等处理时，会很快死亡，在这种情况下，微生物多采用传代培养保藏法。传代培养就是要定期地进行菌种转接、培养后再保存，它是最基本的微生物菌种保藏法，如酸奶等常用生产菌种的保存。传代培养保藏时，培养基的浓度不宜过高，营养成分不宜过于丰富，尤其是碳水化合物的浓度应在可能的范围内尽量降低。培养温度通常以稍低于最适生长温度为好。若为产酸菌种，则应在培养基中添加少量碳酸钙。一般地，大多数菌种的保藏温度以 5℃为好，而厌氧菌、霍乱弧菌及部分病原真菌等微生物菌种则可以使用 37℃进行保藏，蕈类等大型食用菌的菌种则可以室温直接保藏。

传代培养保藏法虽然简便，但其缺点也很明显，包括：①菌种管棉塞经常容易发霉；②菌株的遗传性状容易发生变异；③反复传代时，菌株的病原性、形成生理活性物质的能力及形成孢子的能力等均有降低；④需要定期转种，工作量大；⑤杂菌的污染机会较多。

（一）斜面低温保藏法

将菌种接种在适宜的固体斜面培养基上，待细菌充分生长后，棉塞部分用油纸包扎好，移至 2～8℃的冰箱保藏。

此法为实验室和工厂菌种室常用的保藏法，优点是操作简单、使用方便、不需要特殊设备，能随时检查所保藏的菌株是否死亡、变异与污染杂菌等。缺点是容易变异，因为培养基的物理化学特性不是严格恒定的，屡次传代会使微生物的代谢改变，从而影响微生物的性状。该法的保藏时间依微生物的种类而有不同，霉菌、放线菌及有芽胞的细菌一般保藏 2～4 个月需要移种一次，酵母 2 个月移种一次，细菌最好是每月移种 1 次。

（二）半固体穿刺保藏法

将细菌穿刺接种于琼脂半固体或者血清琼脂半固体内，经 37℃培养 18～24 h，再以无菌操作加入灭菌液体石蜡约 1 cm 厚度，移放于 4℃冰箱保存。琼脂半固体适用于肠道杆菌及葡萄球菌等一般菌种保藏，一般保藏 3～6 个月。血清琼脂半固体适用于链球菌、肺炎链球菌及脑膜炎奈瑟菌等的保藏。

二、液体石蜡覆盖保藏法

1. 将液体石蜡分装于三角烧瓶内，塞上棉塞，并用牛皮纸包扎，1.05 kg/cm^2，121.3℃灭菌 30 min，然后放在 40℃温箱中，使水汽蒸发掉，备用。

2. 将需要保藏的菌种，在最适宜的斜面培养基中培养，使得到健壮的菌体或孢子。

3. 用灭菌吸管吸取灭菌的液体石蜡，注入已长好菌的斜面上，其用量以高出斜面顶端 1 cm 为准，使菌种与空气隔绝，若不够此高度，则常会引起斜面抽干现象。

4. 将试管直立，置低温或室温下保藏（有的微生物在室温下比冰箱中保藏的时间还要长）。

该法实用而效果好，较前一种方法保藏菌种的时间更长，适用于霉菌、酵母菌、放线菌及需氧细菌等的保藏。使用液体石蜡可防止干燥，并通过限制氧的供给而达到削弱微生物代谢作用的目的。该方法具有方法简便的优点，同时也适用于不宜冷冻干燥的微生物（如产孢能力低的丝状菌）的保藏；缺点是保藏时必须直立放置，所占位置较大，同时也不便携带。霉菌、放线菌、芽胞细菌可保藏 2 年以上不死，酵母菌可保藏 1～2 年，一般无芽胞细菌也可保藏 1 年左右，甚至用一般方法很难保藏的脑膜炎奈瑟菌，在 37℃温箱内，亦可保藏 3 个月之久。而某些细菌如固氮菌、乳酸杆菌、明串珠菌、分枝杆菌、红螺菌及沙门菌等，以及一些真菌如卷霉菌、小克银汉霉、毛霉、根霉等不宜采用此法进行保藏。

三、载体保藏法

载体保藏法即将微生物吸附在适当载体上进行干燥保藏的方法。常用的方法包括以下几种。

（一）沙土保藏法

1. 取河沙加入 10%盐酸，加热煮沸 30 min，以除去其中的有机质。

2. 倒去酸水，用自来水冲洗至中性。

3. 烘干，用 40 目筛子过筛，以去掉粗颗粒，备用。

4. 另取非耕作层的不含腐殖质的瘦黄土或者红土，加自来水浸泡洗涤数次，直至中性。

5. 烘干，研碎，用 100 目筛子过筛，以去除粗颗粒。

6. 按一份黄土、三份沙的比例（也可根据需要用别的比例），掺和均匀，装入 10 mm×100 mm 的小试管或者安瓿管中，每管装 1 g 左右，塞上棉塞，高压灭菌，烘干。

7. 抽样进行无菌检查，每 10 支抽 1 支，将沙土倒入肉汤培养基中，温箱孵育 48 h，若仍有杂菌，则需全部重新灭菌，再做无菌实验，直至证明无菌方可使用。

8. 选择培养成熟的（一般指孢子层生长丰满的，营养细胞用此法效果不好）优良菌种，以无菌水洗一次，制成孢子悬液。

9. 于每支沙土管中加入 0.5 ml（一般以刚好浸润沙土为宜）孢子悬液，以接种针拌匀。

10. 放入真空干燥器内，用真空泵抽干水分，务必在 12 h 内抽干，时间越短越好。

11. 每 10 支抽取一支，用接种环取出少量沙粒，接种于斜面培养基上进行培养，观察生长状况及有无杂菌生长，如出现杂菌生长或者菌落数很少甚至不能生长，则说明制作的沙土管有问题，需要进一步抽样检查。

12. 若经检查没有问题，则熔封管口，放冰箱或者室内干燥处保藏。每半年检查一次活力和杂菌情况。

13. 需要使用菌种时，可以取少量沙土置液体培养基中在温箱中孵育培养。

此法多用于能产生孢子的微生物如霉菌、放线菌，因此在抗生素工业生产中应用较广，效果也较好，可保藏 2 年左右，但应用于营养细胞效果不佳。

（二）纸片（滤纸）保藏法

将灭菌纸片浸入培养液或菌悬液中，常压或减压干燥后，置于装有干燥剂的容器内进行保藏。

1. 将滤纸剪成 0.5 cm×1.2 cm 的小纸条，装入 0.6 cm×8 cm 的安瓿管中，每管 1～2 张。塞上棉塞，1.05 kg/cm^2、121.3℃高压灭菌 30 min。

2. 将需要保藏的菌种，在适宜的斜面培养基上培养，使充分生长。

3. 取灭菌脱脂牛乳 1～2 ml 滴加在灭菌培养皿或者试管内，取数环菌苔在牛乳内混匀，制成混悬液。

4. 用灭菌镊子自安瓿管中取滤纸条浸入悬液内，充分接触，再放回至安瓿管中，塞上棉塞。

5. 将安瓿管放入内有五氧化二磷作吸水剂的干燥管中，真空抽干。

6. 将棉花塞入管内，熔封安瓿管口，低温保存。

7. 需要使用菌种时，可用镊子敲掉安瓿管口玻璃，取出滤纸片，放入液体培养基内，置温箱中孵育即可。

细菌、酵母菌、丝状真菌均可用此法保藏。前两者可以保藏 2 年左右，有些丝状真菌甚至可以保藏 14～17 年。此法较液氮、冷冻干燥法简便，不需要特殊装备。

（三）硅胶保藏法

以 6～16 目的无色硅胶代替砂子，干热灭菌后，加入菌液。加菌液时，由于硅胶的吸附热常使温度升高，因而需设法加以冷却（如可在冰上操作等）。

（四）磁珠保藏法

将菌液浸入素烧磁珠（或多孔玻璃珠）后再进行干燥保藏的一种方法。在螺旋口试管中装入 1/2 管高的硅胶（或无水 $CaSO_4$），上铺玻璃棉，再放上 10～20 粒磁珠，经干热灭菌后，接入菌悬液，最后冷藏、室温保藏或减压干燥后密封保藏。本法对酵母菌很有效，特别适用于根瘤菌，可保藏长达 2 年半时间。

（五）麸皮保藏法

在麸皮内加入 60% 的水，经灭菌后接种培养，干燥保藏，可保藏 3～5 年。

四、悬液保藏法

悬液保藏法是将微生物混悬于适当溶液中进行保藏的方法，常用的有以下两种。

1. 蒸馏水保藏法：适用于霉菌、酵母菌及绝大部分放线菌，将其菌体悬浮于蒸馏水中即可在室温下保藏数年。本法应注意避免水分的蒸发。

2. 糖液保藏法：适用于酵母菌，如将其菌体悬浮于 10%的蔗糖溶液中，然后于冷暗处保藏，可长达 10 年。除此之外，也可使用缓冲液或食盐水等进行保藏。

五、寄主保藏法

将微生物侵入其寄主后加以保藏的方法。此法用于目前尚不能在人工培养基上生长的微生物，如病毒、立克次氏体、螺旋体等，它们必须在生活的动物、昆虫、鸡胚内感染并传代，因此相当于一般微生物的传代培养保藏法。

六、冷冻保藏法

冷冻保藏法适用于抗冻力强的微生物。这些微生物可在其菌体细胞外遭受冻结的情况下而不受损伤，对其他大多数微生物而言，无论在细胞外冻结还是在细胞内冻结，都会对菌体造成损伤，因此当采用这种保藏方法时，应注意以下几点：①要选择适于冷冻干燥的菌龄细胞；②要选择适宜的培养基，因为某些微生物对冷冻的抵抗力，常随培养基成分的变化而显示出巨大差异；③要选择合适的菌液浓度，通常菌液浓度越高，生存率越高，保藏期也越长；④最好在菌液内不添加电解质（如食盐等）；⑤可在菌液内添加甘油等保护剂，以防止在冷冻过程中出现菌体大量死亡的现象。同样，也可添加各种糖类、去纤维血液和脱脂牛乳等具有良好保护效果的溶剂，但对有些微生物而言，不加保护剂时更有效；⑥原则上应尽快进行冷冻处理，但当加入保护剂时，可静置一段时间后再进行处理；⑦就动物细胞而言，应在 –20℃范围内以 1℃/min 左右的速率缓慢降温，此后必须尽快降到储藏温度；而对绝大多数微生物而言，则不必如此；⑧若进行长期保藏，则储藏温度越低越好；⑨取用冷冻保藏的菌种时，应采取速融措施，即在 35～40℃温水中轻轻振荡使之迅速融解。但对厌氧菌来说，则应选择静置融化的措施。当冷冻菌融化后，应尽量避免再次冷冻，否则菌体的存活率将显著下降。常用的冷冻保藏法如下。

（一）液氮冷冻保藏法

1. 对用于液氮冷冻保藏的安瓿管的选择，要求能耐受温度突然变化而不致破裂，因此，需要采用硼硅酸盐玻璃制造的安瓿管，安瓿管的规格通常使用 75 mm×10 mm 大小，或能容 1.2 ml 液体的。

2. 在保藏细菌、酵母菌或霉菌孢子等容易分散的细胞时，需在空安瓿中预先加入保护剂，如 10%的甘油蒸馏水溶液或 10%二甲基亚砜蒸馏水溶液，加入量以能浸没后续加入的菌落圆块为限，而后再用 1.05 kg/cm²、121.3℃常规灭菌 30 min。

3. 将菌种用 10%的甘油蒸馏水溶液制成菌悬液，装入已灭菌的安瓿管中；霉菌菌丝体则可用灭菌打孔器，从平板内切取菌落圆块，放入含有保护剂的安瓿管内，然后用火焰熔封。在 4℃下，将熔封安瓿管在适当的色素溶液中浸泡 2～30 min 后，观察有无色素进入安瓿管，检查熔封有无漏洞。

4. 将已封口的安瓿管以每分钟下降 1℃的慢速冻结至–30℃。若细胞急剧冷冻，则在细胞内会形成冰的结晶，可导致存活率降低。

5. 将冻结至–30℃的安瓿管立即放入液氮冷冻保藏器的小圆筒内，然后再将小圆筒放入液氮保藏器内。液氮保藏器的气相为–150℃，液态氮内为–196℃。

6. 使用菌种时，将安瓿管取出，立即放入 38～40℃的水浴中进行急剧解冻，直到全部融化为止。再打开安瓿管，将内容物移入适宜的培养基上培养。

此法是适用范围最广的微生物保藏法，除适宜于一般微生物的保藏外，对一些用冷冻干燥法都难以保藏的微生物如支原体、衣原体、难以形成孢子的霉菌、噬菌体及动物细胞均可长期保藏，而且性状不变异。

（二）冷冻干燥保藏法

1. 准备安瓿管：用于冷冻干燥菌种保藏的安瓿管宜采用中性玻璃制造，形状可用长颈球形底的，亦称泪滴形安瓿管，大小要求外径 6～7.5 mm、长 105 mm，球部直径 9～11 mm，壁厚 0.6～1.2 mm。也可用没有球部的管状安瓿管。塞好棉塞，1.05 kg/cm^2、121.3℃灭菌 30 min，备用。

2. 准备菌种：用冷冻干燥法保藏的菌种，其保藏期可达数年至十数年，为了在许多年后不出差错，故所用菌种要特别注意其纯度，即不能有杂菌污染，然后在最适宜培养基中用最适温度培养，获得良好的培养物。细菌和酵母的菌龄要求超过对数生长期，若用对数生长期的菌种进行保藏，其存活率反而降低。一般细菌要求 24～48 h 的培养物；酵母需培养 3 天，形成孢子的微生物则宜保藏孢子；放线菌与丝状真菌则培养 7～10 天。菌液浓度以高为好，如细菌应达到 10^9～10^{10}/ml。

3. 制备菌悬液与分装：以细菌斜面为例，用脱脂牛乳 2 ml 左右放入斜面试管中，制成浓菌液，每支安瓿管中分装 0.2 ml。

4. 冷冻：将分装好的安瓿管放低温冰箱中冷冻，无低温冰箱可用冷冻剂加干冰（固体CO_2）乙醇液或干冰丙酮液，温度可达–70℃。将安瓿管插入冷冻剂，只需冷冻 4～5 min，即可使悬液结冰。

5. 真空干燥：为在真空干燥时使样品保持冻结形态，需准备冷冻槽，槽内放碎冰块与食盐，混合均匀，可冷至–15℃。安瓿管放入冷冻槽中的干燥瓶内。抽气一般若在 30 min 内能达到 93.3 Pa（0.7 mmHg）真空度时，则干燥物不致熔化，以后再继续抽气，几个小时内，肉眼可观察到被干燥物已趋于干燥，一般抽到真空度 26.7 Pa（0.2 mmHg），保持压力 6～8 h 即可。

6. 封口：抽真空干燥后，取出安瓿管，接在封口用的玻璃管上，可用 L 形五通管继续抽气，约 10 min 即可达到 26.7 Pa（0.02 mmHg）。于真空状态下，以酒精喷灯的细火焰在安瓿管颈中央进行封口。封口以后，保存于冰箱或室温暗处。

此法为菌种保藏方法中最有效的方法之一，对一般生活力强的微生物及其孢子和无芽胞菌都适用，即使对一些很难保藏的致病菌，如脑膜炎奈瑟菌与淋病奈瑟菌等亦能保藏。该法适用于菌种长期保藏，一般可保存数年至十余年，但设备和操作都比较复杂。

（三）甘油管保藏法

在 2ml 菌种保藏管中，将等体积的菌悬液和 40%的甘油充分混匀后，置于–80℃冰箱中保藏。

此法适用于多数实验室常用的工程菌株保藏，保藏时间 1～3 年不等；取用时也较前面几种方法简单、快捷。需要注意的是，最好每年对所保藏的菌种复苏一次以观察细菌存活和污染状况，如果出现细菌复苏量大幅度下降，需要及时进行再保种。

（熊　坤）

实验动物管理

动物实验是微生物学实验基本技术之一。其主要用途是分离、鉴定病原微生物，测定毒力（致病力）、制备抗原和各类免疫血清，鉴定生物制品及探讨发病机制等。动物实验的优点是发病和死亡指标明确，接种方法简便，是良好的实验模型，但管理较为繁杂，存在动物本身内源性病原体的干扰等。

（一）实验动物的选择

选择实验动物应注意以下几点。

1. 易感性：是选择实验动物的首要条件。如小白鼠对肺炎链球菌易感，豚鼠对结核分枝杆菌易感，制备抗生素血清则多用家兔，研究变态反应则宜用豚鼠。

2. 动物健康：体质健康、发育正常、体重适宜；最好使用由专门的动物实验中心繁殖的动物，由市场购买的动物至少需要经过一周的隔离观察，证明无隐性感染方可使用；某些特殊实验需要选用专门喂养的无菌动物；实验动物应容易获得，便于喂养和管理。

3. 动物大小：同一实验应选用大小一致的动物，通常以年龄或体重为标准。

4. 性别：某些实验最好选用同一性别的动物，特别是用于免疫的动物和需要观察较长时间的实验动物。

5. 动物品系：某些实验要求使用纯系动物，最常用的如 BALB/c 等纯系小鼠，用于免疫学、杂交瘤及病毒感染等研究。

（二）实验动物的管理

1. 实验室常用的动物：家兔、小白鼠、大白鼠、豚鼠、地鼠、绵羊、鸡等，根据实验目的选择适宜的动物。

2. 隔离：实验动物必须与正常动物分开饲养，并应有防蚊、防蝇、防逃等设备。

3. 饲养：实验动物要精心饲养，每日早、晚喂食一次，供水充足。动物室内应保持清洁和空气流畅。

4. 标记：实验动物应标以记号，饲养实验动物的笼子要有标签，注明实验名称、记号、注射材料、部位、数量及日期等。

5. 观察：接种后的动物的局部及全身反应等均要进行记录，如食欲不振、竖毛、不活泼、体温变化等。

常用动物的体温正常值（肛温）：家兔 38.3～39.6℃，豚鼠 38.6～39.4℃，小白鼠 37.4～38℃。

（三）实验动物的微生物控制

动物实验是微生物学的基本技术之一，对实验动物的微生物控制是实验动物质量控制及确保动物实验结果可靠的重要环节，对实验动物微生物控制需要实验动物管理人员及实验动物使用者的共同参与。

1. 动物质量与环境条件的保障：选择合格健康的动物，提供清洁卫生的环境，实现对温、湿度等科学管理，合理控制饲养密度。

2. 动物实验过程中的微生物控制：严格按照有关规定进行操作，以确保实验结果的可靠及操作者的安全。

3. 感染性疾病对实验的影响：动物感染病原菌后，可引起发病，即使不立即发病，也会降低动物的实验质量，若在此时进行实验，可促使动物发病，影响实验结果的可靠性。

4. 实验动物感染的注意事项。

（1）涉及病原菌的动物实验应在一、二级超净台内进行。操作前后必须洗手、消毒，操作台面需消毒及紫外灯照射。

（2）实验动物接种时应注意气溶胶的产生，注意接种物是否有外溢现象，以防污染。

（3）实验室内的昆虫也是病原体的传播媒介，可能造成实验动物的感染，因此杀灭昆虫也是保证实验室环境卫生的重要工作之一，同时也要经常清洗、消毒地板，注意对饲料残渣的处理。

（4）饲养实验动物的笼具需要经常更换，并对使用过的笼具及污物做消毒灭菌处理。

（5）进入感染实验室一定要进行防护，要戴口罩、帽子、手套等。

抓取实验动物时一定要小心，不能粗暴，以防止被实验动物咬伤、抓伤；一旦被咬伤，应立即用纯净流水冲洗伤口，用消毒药局部应急处理后尽快前往医院处置。

（四）实验动物的接种

1. 一般注意事项。

（1）接种部位消毒：常用消毒剂为碘酒、75%乙醇。若接种部位需除毛，可采用剪毛、剃毛或化学脱毛等方法进行除毛。采用化学脱毛发法脱毛时，将化学脱毛剂（硫酸钡 2 份、氧化锌 3 份、淀粉 3 分加水成糊状）涂于皮毛上，经 3～4 min 后，用温水洗净擦干，毛即脱落。

（2）注射器与针头吻合严密：对此应认真检查，否则易引起意外事故。注射器需灭菌后备用或使用一次性注射器。

（3）防止接种物向空气中扩散：吸取接种材料时，吸取量应比使用量稍多，吸入后，应立即倒转注射器，使针头向上，并在针头上插一小块酒精棉球，使空气泡上升并慢慢推动内管排除气泡，将此棉球块灭菌处理。注射器使用完毕后，应先在事先装有水的煮沸器内吸水冲洗一次，再用镊子将针头取下，拔出注射器内管，一并放入煮沸器内煮沸灭菌。取出后仔细洗净，擦干后保存。

2. 接种途径和方法。

（1）皮下注射法：注射部位，家兔和豚鼠多选取腹股沟部、腹壁中线或背部；小白鼠选择尾根部或背部皮下。剪毛后以碘酒及乙醇消毒局部皮肤，把注射部位的皮肤提起，将针头长度的 1/2 刺入皮下，缓慢注入接种材料。局部呈片状凸起表示已注入皮下，进针处压一酒精棉球再拔出针头，以防材料外溢。

（2）皮内注射法：注射部位应选择无毛处，家兔、豚鼠最好选用腹股沟部，将毛剃光。碘酒和乙醇消毒局部皮肤，针头（细）平刺入皮内，当针头全部确认已刺入即可。慢慢注入材料 0.1～0.2 ml，局部隆起形成小皮丘，其上毛孔很明显。将针头斜面旋转向下再拔出针头，以免材料外溢。

（3）腹腔内注射：先将针头平穿入腹腔皮下，再将针头立起刺入腹腔内，这样可防止拔针后材料外溢。在接种剂量上，家兔与豚鼠为 1～3 ml，小白鼠为 0.5～1 ml。

（4）静脉注射法：家兔做耳缘静脉接种，豚鼠一般选用后腿外侧接近足趾的静脉，小白鼠选用尾根部两侧静脉。

（5）小白鼠脑内注射法：先将小白鼠麻醉（也可不麻醉），接种者左手固定头部，切不可用力过大，以免造成窒息，右手持装有锋利针头的注射器，在眼耳连线中点将针头垂直刺入后，缓缓注入接种物。

（五）实验动物的采血

微生物学和免疫学实验常需要用到动物血液和血清，如绵羊红细胞是补体结合实验等不可缺少的材料，兔、羊血又是制备含血培养基的必需成分，豚鼠血清则是补体的主要来源。用动物的全血细胞时，应在容器中加入灭菌后烘干的玻璃球，在盛入新鲜的动物血液后不断摇动容器以除去血液中纤维蛋白，防止血液凝固；若用实验动物的血浆时，可加入抗凝剂以防凝血；若用动物血清时，将血液盛入干燥灭菌的离心管中，置 37℃ 温箱或水浴中促凝，凝后剥离血块，分离血清。

1. 家兔耳静脉采血法：用手指弹打兔耳使其充血，并用二甲苯及酒精擦拭兔耳使血管扩张隆起。用手压住静脉根部，针头刺入静脉抽血或以刀切开边缘静脉，即有血液流出，收取血样。取血后用酒精棉球压迫局部，予以止血。此法一般可采血 1～2 ml。

2. 家兔颈动脉采血法：将家兔仰卧固定，用乙醚麻醉，颈部剪毛后用碘酒和乙醇进行消毒。纵行沿正中线切开颈部长 4～5 cm 的皮肤，进一步剥离皮肤和皮下组织，找出颈动脉。仔细剥离迷走神经和颈动脉，将颈动脉上部结扎，下端用止血钳夹住，中央剪一小孔并对准试管口，放松止血钳，则血流喷流于试管中。

3. 家兔、豚鼠心脏采血法：适当固定动物，剪去其左前胸部的毛，由上往下数，第3 与第 4 肋骨之间，可触及心脏跳动的最强部位。以碘酒及乙醇消毒后，由心脏跳动最强部位刺入，如确已刺入心脏，可感觉针尖搏动，稍抽针筒，血液即可流出。如不见血液流出，可调节针头的深浅或方向再行刺入。抽血后迅速拔出针头，心脏取血可获得较大量的血样。

如需要抗凝血液时，应事先在注射器内加入适量抗凝剂，如枸橼酸钠或肝素，将其均匀浸润注射器内壁，烘干备用。

大白鼠、小白鼠心脏取血法适用于取血量较大时，方法与家兔心脏取血相同，但所用针头较短。

4. 大白鼠、小白鼠断尾取血法：固定动物，露出尾部，用二甲苯擦拭尾部皮肤或将鼠尾浸于 45～50℃ 的热水中数分钟，使其血管充分扩张，然后擦干，剪去尾尖数毫米，让血自行流出，也可从尾根向尾尖轻轻挤压，促进血液流出，同时收集血样，取血后用棉球压迫止血。该方法取血量较少。

5. 大白鼠、小白鼠眼球后静脉丛取血法：实验者用左手抓持动物，拇指、中指从背侧稍用力捏住头颈部皮肤，阻断静脉回流，食指压迫动物头部以固定，右手将一特制的毛细吸管自内眦部（眼睑和眼球之间）插入，并沿眼眶壁向眼底方向旋转插进，直至有静脉血自动流入毛细吸管，收取血样，拔出吸管。

6. 绵羊颈静脉采血法：将羊向一侧按倒，侧卧于地面上，剪去颈部毛，涂抹碘酒及乙醇进行消毒。在颈的近心端以手按住，使颈外静脉扩张，以左手拇指压住颈静脉，沿静脉刺入针头，如已进入静脉，则觉针头前进无阻，且有血液流出，流至所需量即可拔出针头。

7. 鸡的采血法。

（1）鸡冠采血：如只采取少量血液，可从鸡冠采血。先消毒鸡冠，用灭菌剪刀剪破鸡冠一突起末端即有血液流出并收集。

（2）鸡翼下静脉采血：若采多量血液，可翼下静脉采血。将鸡侧卧，掀开一翼，露出一条较粗的静脉，拔去局部羽毛，消毒后即可静脉采血。用 6 号或 7 号针头，一次抽血 2~5 ml，抽血完毕必须用消毒棉球压迫至确实止血为止。

（3）鸡心脏采血：使鸡侧卧，左侧向上露出胸部，去毛后，找出由鸡胸骨走向肩胛部的皮下大静脉，心脏约在该静脉分支下侧，或由肱骨头、股骨头、胸骨前端三点所形成三角形中心而稍偏前方处心脏位置。以食指摸到心跳后，用乙醇消毒，以碘酒标出针头刺入部位，用 20 ml 注射器配 8 号针头，由选定部位垂直刺入，通过胸骨，再将针头向里刺入，如刺入心脏，可感觉到心脏跳动，否则稍拔出，更换角度重新刺入，直至有此感觉，针头直刺心脏（注意勿刺入过深），采取所需量血液。一般取 20 ml 血不会造成鸡死亡。

（六）实验动物的处死方法

1. 颈椎脱臼法：颈椎脱臼常用于小白鼠，实验者左手持镊子或用拇指、食指固定鼠头后部，右手捏住鼠尾，用力向后上方牵拉，听到鼠颈部喀嚓声即颈椎脱位、脊髓断裂，鼠瞬间死亡。

2. 断头、毁脑法：断头、毁脑常用于蛙类。可用剪刀剪去头部，或用金属探针经枕骨大孔破坏脑和脊髓而致死。大鼠和小鼠也可用断头法处死，实验者需戴手套，两手分别抓住鼠头与鼠身，拉紧并暴露颈部，由助手持剪刀，从颈部剪断鼠头。

3. 空气栓塞法：实验者用 50~100 ml 注射器，向静脉血管中迅速注入空气，气体栓塞血管而使动物死亡。猫与家兔致死的空气量为 10~20 ml，狗为 70~150 ml。

4. 放血法。

（1）鼠可用摘除眼球，从眼眶动静脉大量放血而致死。

（2）家兔和猫可在麻醉状态下切开颈部，分离出颈总动脉，用止血钳或动脉夹夹闭两端，在其中间剪断血管后，缓慢打开止血钳或动脉夹，轻压胸部可迅速放出大量血液，动物立即死亡。

（3）狗在麻醉状态下，可横向切开股三角区，切断股动静脉，血液喷出，同时用自来水冲洗出血部位，防止血液凝固，几分钟后动物死亡。

（胡　珍）